餐桌健康密码：
石医生
标准餐盘
饮食指南

石永英 ◎ 主编

江西科学技术出版社

江西·南昌

图书在版编目（CIP）数据

餐桌健康密码：石医生标准餐盘饮食指南 / 石永英主编 . -- 南昌：江西科学技术出版社，2025.4.
ISBN 978-7-5390-9272-0

Ⅰ . R151.4-62

中国国家版本馆 CIP 数据核字第 20246TV439 号

餐桌健康密码：石医生标准餐盘饮食指南　　　　石永英　主编
CANZHUO JIANKANG MIMA：SHI YISHENG BIAOZHUN CANPAN YINSHI ZHINAN

出版 发行	江西科学技术出版社
社址	南昌市蓼洲街 2 号附 1 号
	邮编：330009　电话：（0791）86623491　　86639342（传真）
印刷	武汉市卓源印务有限公司
经销	全国新华书店
开本	710mm×1000mm　1/16
字数	226 千字
印张	16.75
版次	2025 年 4 月第 1 版
印次	2025 年 4 月第 1 次印刷
书号	ISBN 978-7-5390-9272-0
定价	88.00 元

国际互联网（Internet）地址：http://www.jxkjcbs.com　　选题序号：KX2024078　　赣版权登字：-03-2025-88

责任编辑：李智玉　毛晓庆　　　装帧设计：河南树青文化传播有限公司

版权所有，侵权必究

（赣科版图书凡属印装错误，可向承印厂调换）

编委会

名誉主编　陈广原

主　　编　石永英

副 主 编　黄娟妮　付　迪　王　敏
　　　　　卢俊江　伍致乐　侯　宁

编　　委　晏　平　崔江禹　龚晓蓉
　　　　　徐浩枫　郭敬朗　梁雪茵
　　　　　王玉筵　王紫依

营养顾问　付颖瑜

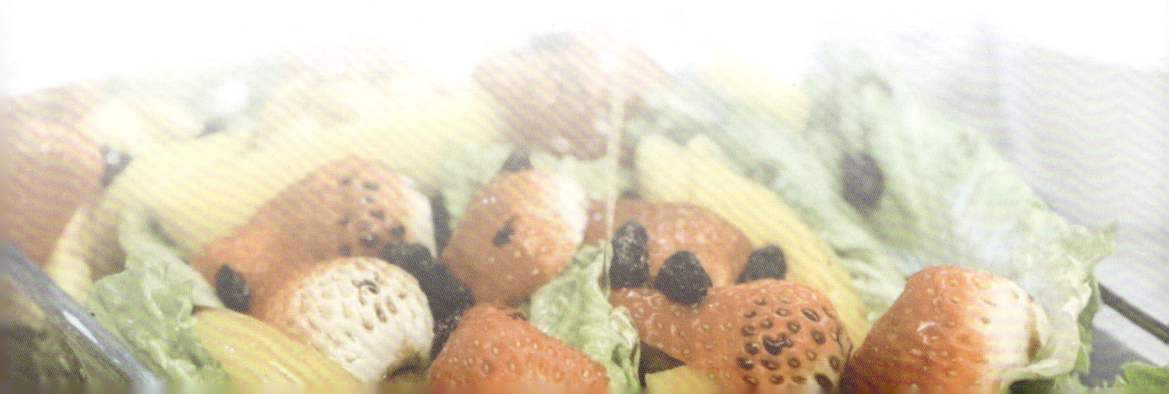

前 言

近年来，随着国民经济快速发展，我国居民膳食质量明显提高，百姓营养状况和体格发育明显改善，人均预期寿命不断延长。人们对饮食的要求不再停留在解决温饱问题上，而是有了更高的要求，对食物的营养成分及食物与人体健康的关系也越来越重视。但经济高速发展的同时也带来了一些弊端，首先由于快餐和高糖饮品消费增长，饮食结构的单一性日益加剧，不健康的生活方式广泛流行，超重和肥胖等情况逐渐增多，糖尿病、心血管疾病发病越来越年轻化；其次，高龄、衰弱的老年人比例也在逐渐增加，身体各系统功能显著衰退，营养不良及慢性疾病的发病率高。因此，我国仍面临营养不足与营养过剩的双重负担，与营养相关的慢性疾病仍然呈现上升趋势，严重威胁人民群众的生命健康。

健康的平衡膳食模式对预防和管理慢性疾病非常重要。合理搭配的多种食物组成的膳食，才能满足人体对能量和各种营养素的需求。通过采用平衡膳食的方式，我们可以控制体重，降低血糖水平，减少慢性疾病发生的多重危险因素，从而有效预防和减少慢性疾病的发生。

健康宣教对慢性疾病的防治具有重大意义。然而，目前社会上健康宣教内容以慢性疾病基础知识、用药指导、运动方式等为主，营养饮食指导等科普知识相对缺乏。《中国居民膳食指南》制作了中国居民膳食宝塔、中国居民平衡膳食餐盘两种视觉图形，阐释平衡膳食的主旨思想和食物组成结构，但"宝塔""餐盘"仅体现平衡膳食原则，没有详细描述不同食物热量、具体重量等，难以适应不同慢性疾病的个体化情况。本书以《中国居民膳食指南》中的"餐盘"作为基础，根据平衡膳食原则，从临床老年慢性疾病需求设计不同人群、不同慢性疾病患者膳食治疗中的食物营养搭配，展示各种食物的重量及热量，形成"标准餐盘"，使"餐盘"更具个性化，更好地为居民提供营养指导。

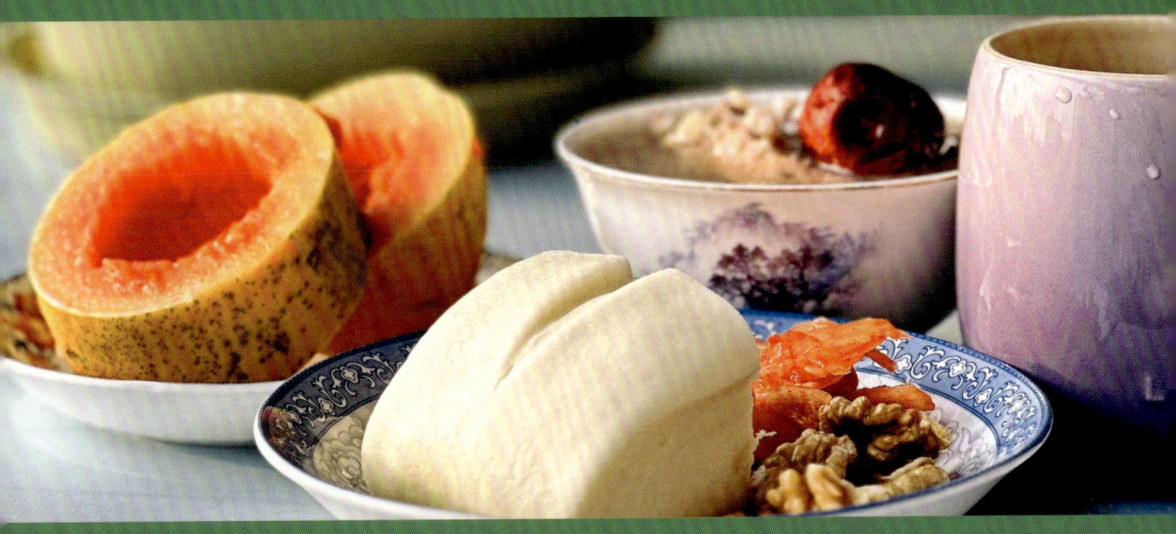

绪 论

在长期的临床工作中，内科临床医生需要进行慢性非传染性疾病，包括高血压、糖尿病、冠心病、慢性阻塞性肺疾病及肿瘤等常见多发疾病的早期筛查和健康管理宣教，具体内容包括生活方式的管理、慢性疾病的正规诊治及跟踪随访等综合管理。在生活方式的管理中，提及最多的就是饮食结构的调整，临床医生需要掌握一定的营养知识，同时患者掌握一定的营养知识也能成为自我管理的良好基础。

在日常工作和生活中，笔者逐渐形成了学习知识－管理自己－宣教患者的良性循环。体质量指数下降和基础心率下降的例子让笔者坚定了做"懂营养的内科医生"的信念。近期上班路上偶遇几位曾经超重的轮科医生瘦了，他们给笔者的反馈是，"老师，我按你的方法吃饭的啊"。标准餐盘，一个可执行的、有效的饮食管理方式，让一位临床医生走上了慢性疾病营养科普的道路。笔者的目标是：每个人都是自己的营养师。

民以食为天，大江南北各种菜系争鸣，饮食文化博大精深。笔者作为在北方出生、工作于广东的一员，深深感受到了物质生活丰富后饮食的多样化。吃多了，多数人又不爱运动，工作以后体形渐变，发型也渐变。笔者也难以抵挡家乡美食诱惑而"每逢佳节胖3斤"，长此以往，多吃的东西积累下来，以及生活方式的不合理，结合个人基因及代谢因素，容易形成各种慢性疾病。由此，慢性疾病管理中重要的一个环节就是饮食的管理。调整饮食结构，每餐搭配均衡，三餐能量分配合理是总的原则，也是健康宣教和管理的难点。

要改变饮食结构不合理的恶性循环，需从健康的饮食开始，其中，

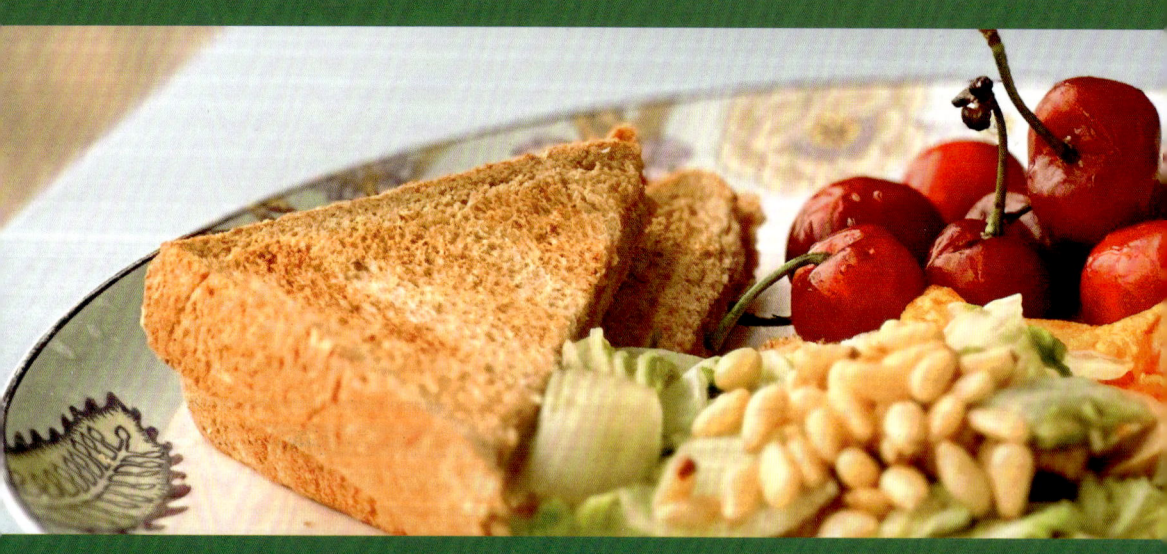

早餐最为重要。早餐要吃,还要吃得好、营养均衡。临床医生的健康营养宣教怎样让普通人**看得清**、**听得明**、**记得住**、**做得到**,也是实际工作中的难题。

标准餐盘,就是为大家解决这一实际操作问题的工具。本书是以笔者十余年糖尿病饮食宣教及管理经验为基础,结合内科各专业常见疾病日常饮食特点编撰而成的标准餐盘知识图集。

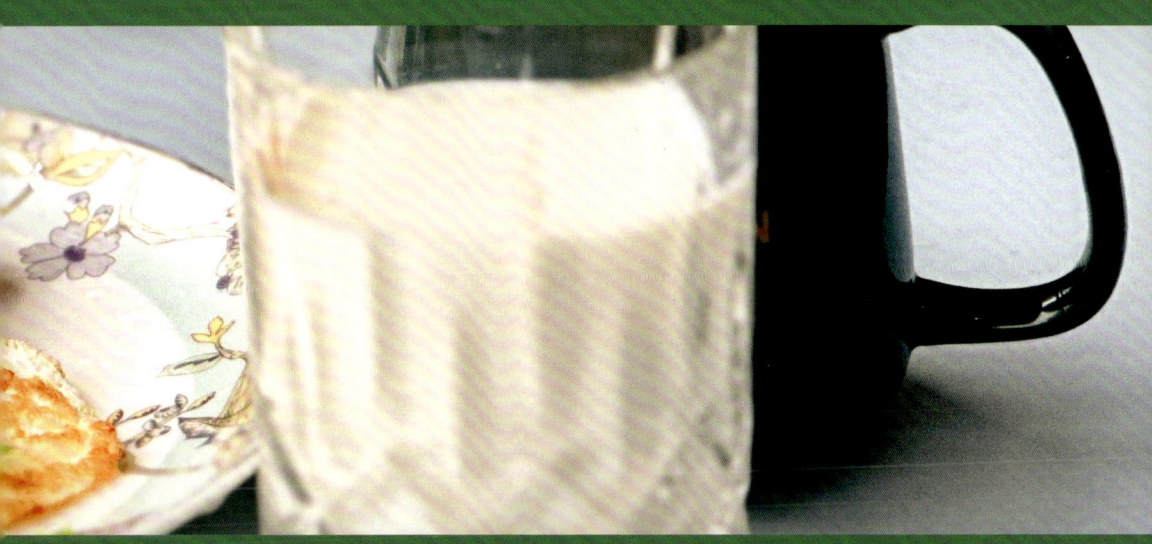

>> 标准餐盘背景知识

《中国居民膳食指南》、美国糖尿病协会和加拿大营养协会向全民推荐,一份标准的糖尿病餐应以直径15 cm的平底餐盘为总量准备,其中包括碳水化合物、蛋白质、纤维素、维生素以及微量元素等。具体可以理解为:

① 150 g左右的碳水化合物(主食),如一拳头大的主食、全麦面包、1个肉包子、50 g麦片等,能量100～200 kcal(1 kcal=4.18 kJ)。

② 200 mL牛奶和或1个鸡蛋量的蛋白质,包括肉、蛋、奶、乳制品、豆制品等,能量50～150 kcal。

③ 一份水果和一份蔬菜,如1个苹果、5颗草莓、5颗荔枝、半个大西红柿等,能量20～100 kcal。

④ 少量坚果等。

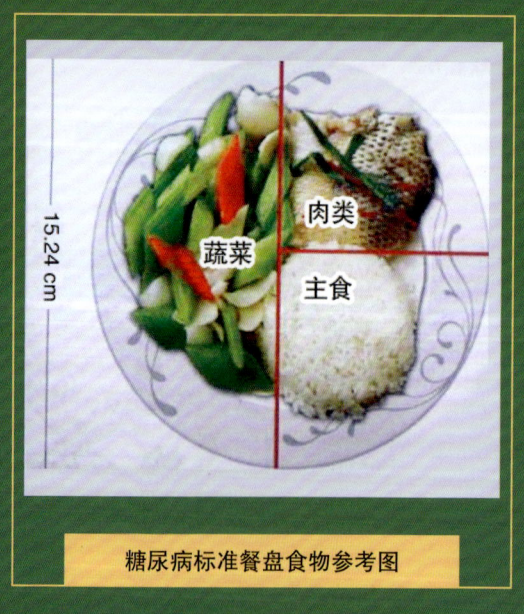

糖尿病标准餐盘食物参考图

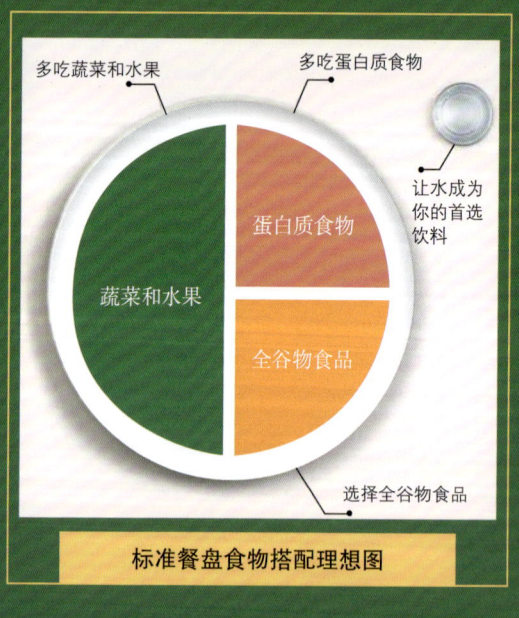

标准餐盘食物搭配理想图

简单总结，餐盘里要有：

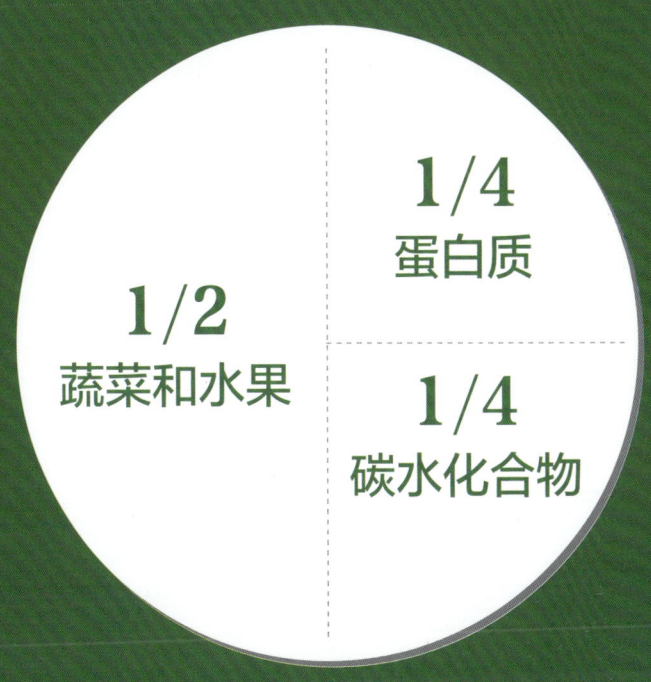

初步掌握餐盘知识和原则，执行糖尿病标准餐盘制作早餐的基本准备工作及实践经验。

▶ **硬件：盘子的选择**

在选择盘子时，要注意两个要点：其一是要平底，广口盘、深底盘等不适合；其二是盘底内直径为 15 cm，青壮年男性可适当考虑直径为 17~20 cm 的餐盘。

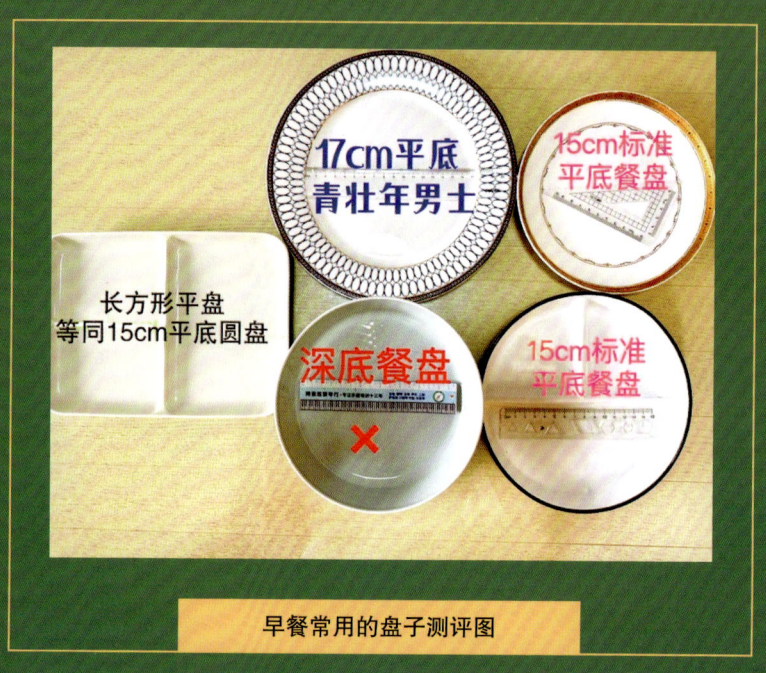

早餐常用的盘子测评图

▶ **软件**：各类食材

买菜，包含每月需要购入的食材、每周购买的食材、每天购买的食材。

食物品种这么多，该如何选择呢？

早餐主要有粮食、蔬菜，有鸡蛋、牛奶，在一周采购清单上备齐麦片、面包、鸡蛋、牛奶、坚果相对容易熟的蔬菜和没那么甜的水果。然后实际操作时，只需要把备好的主食加热，鸡蛋做熟，蔬菜、水果洗净（如果赶时间，可以在前一天晚上做好清洗工作），然后摆上盘就可以吃了。

　　血糖、血脂、血压正常时，配上一些水果，糖友可将部分水果替换为蔬菜。

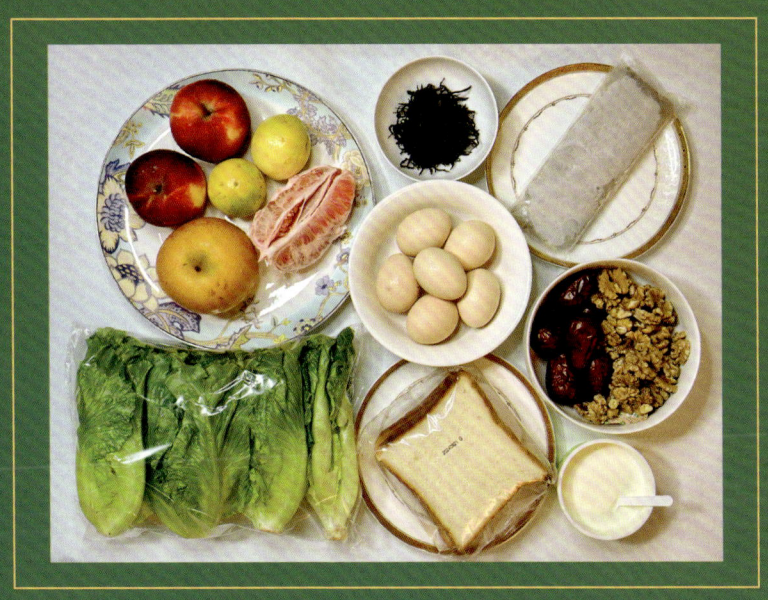

目录

Part 1 走近"标准餐盘" /1

什么是标准餐盘 /2
推广标准餐盘的意义 /4
不同的膳食结构 /6
不同国家膳食指南可视化图 /8
圆盘和方盘有什么区别 /14
一周早餐能量打卡 /15

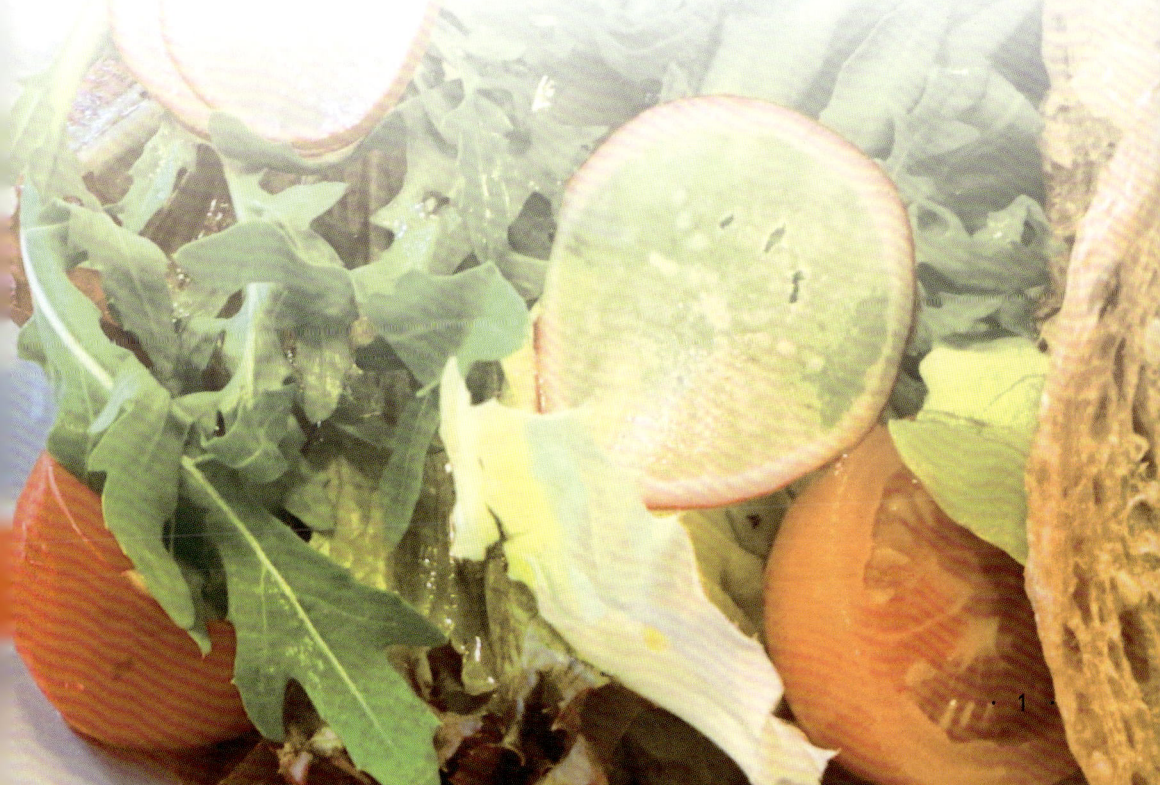

Part 2 营养是吃出来的 /29

认识人体必需的七大营养素　/30
不同食材的营养成分　/40
不同营养素有什么作用　/53

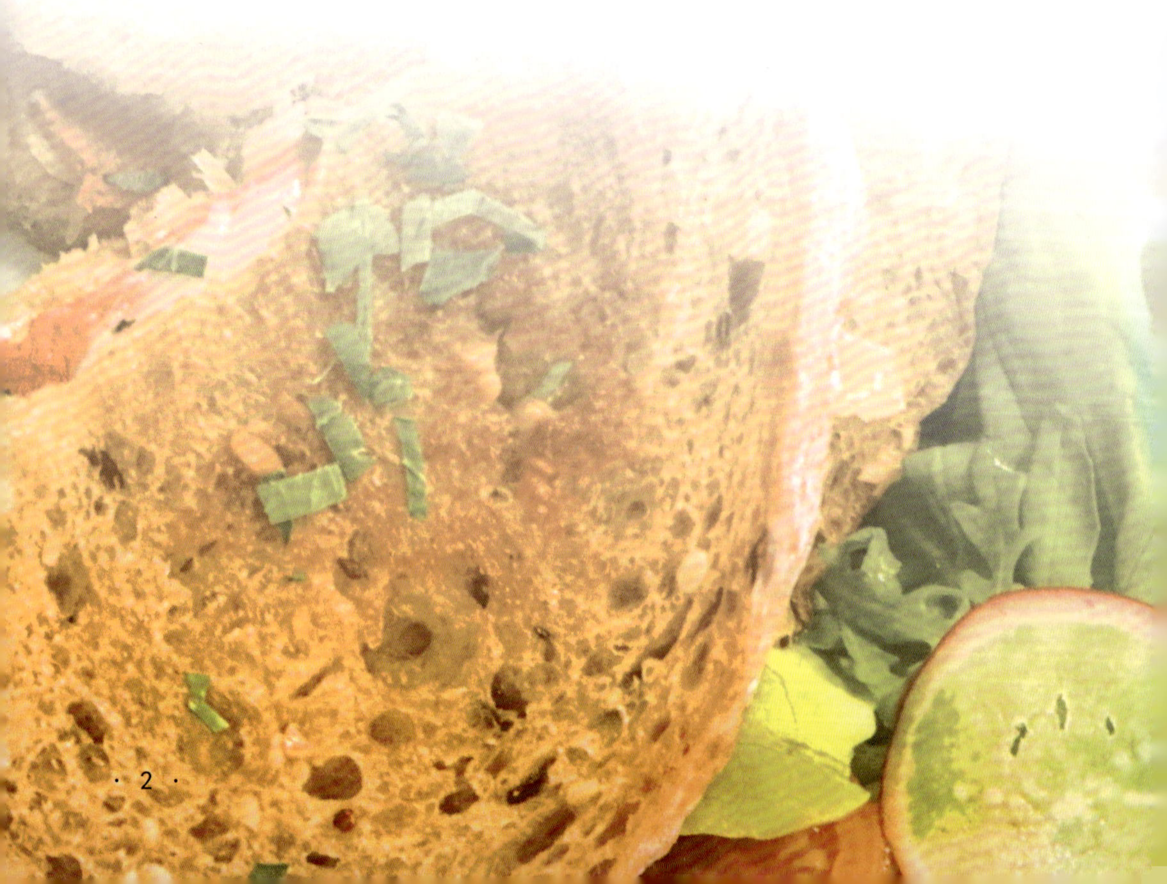

Part 3 标准餐盘到底怎么"吃" /71

健康人群的标准餐盘 /72

糖尿病患者该怎么吃 /97

高血压患者该怎么吃 /124

肥胖症患者该怎么吃 /133

冠心病患者该怎么吃 /142

骨质疏松症患者该怎么吃 /162

高尿酸血症患者该怎么吃 /174

慢性阻塞性肺疾病患者该怎么吃 /188

慢性胃炎患者该怎么吃 /202

Part 4 关于餐盘，我想说的是 /221

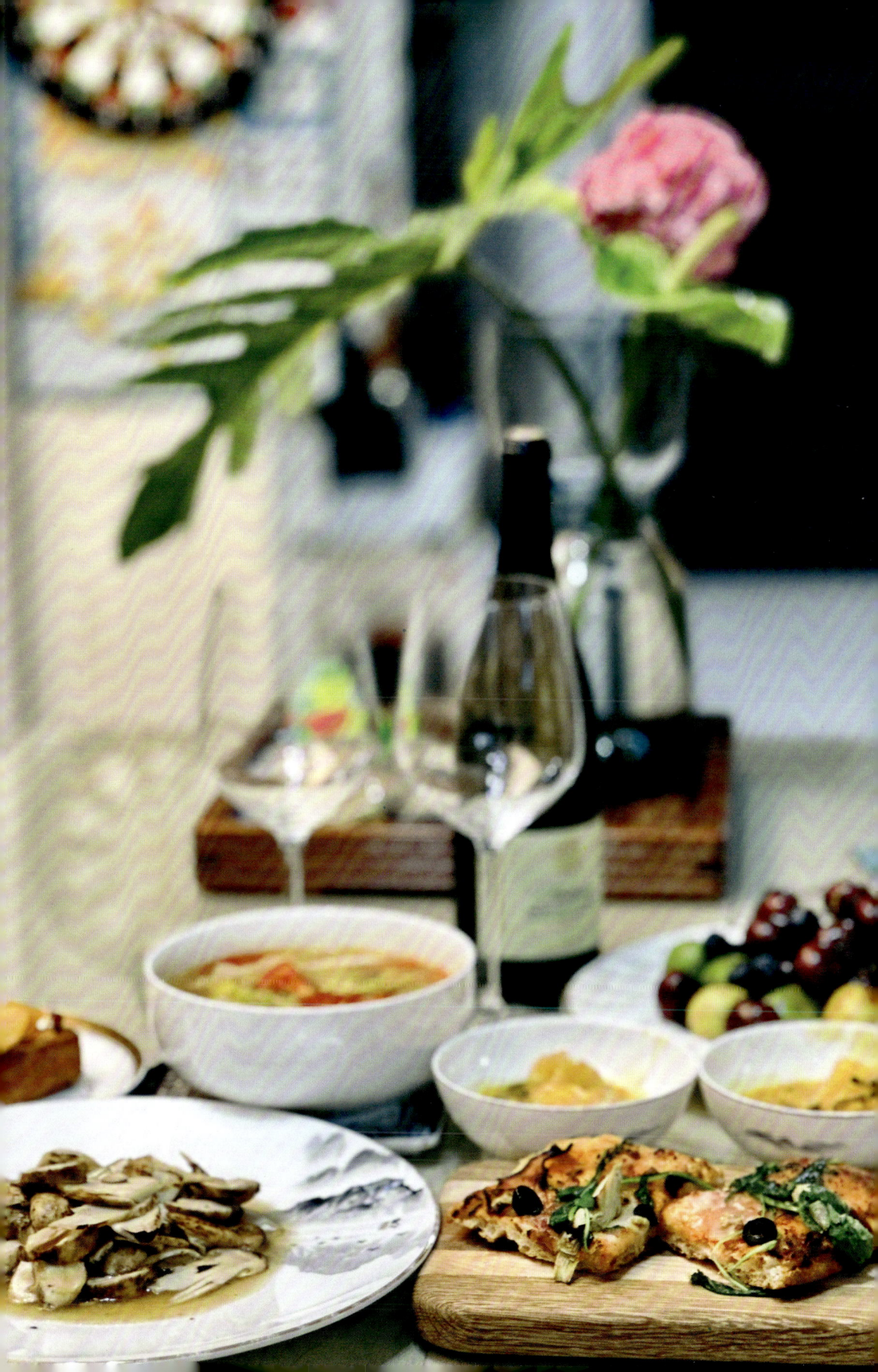

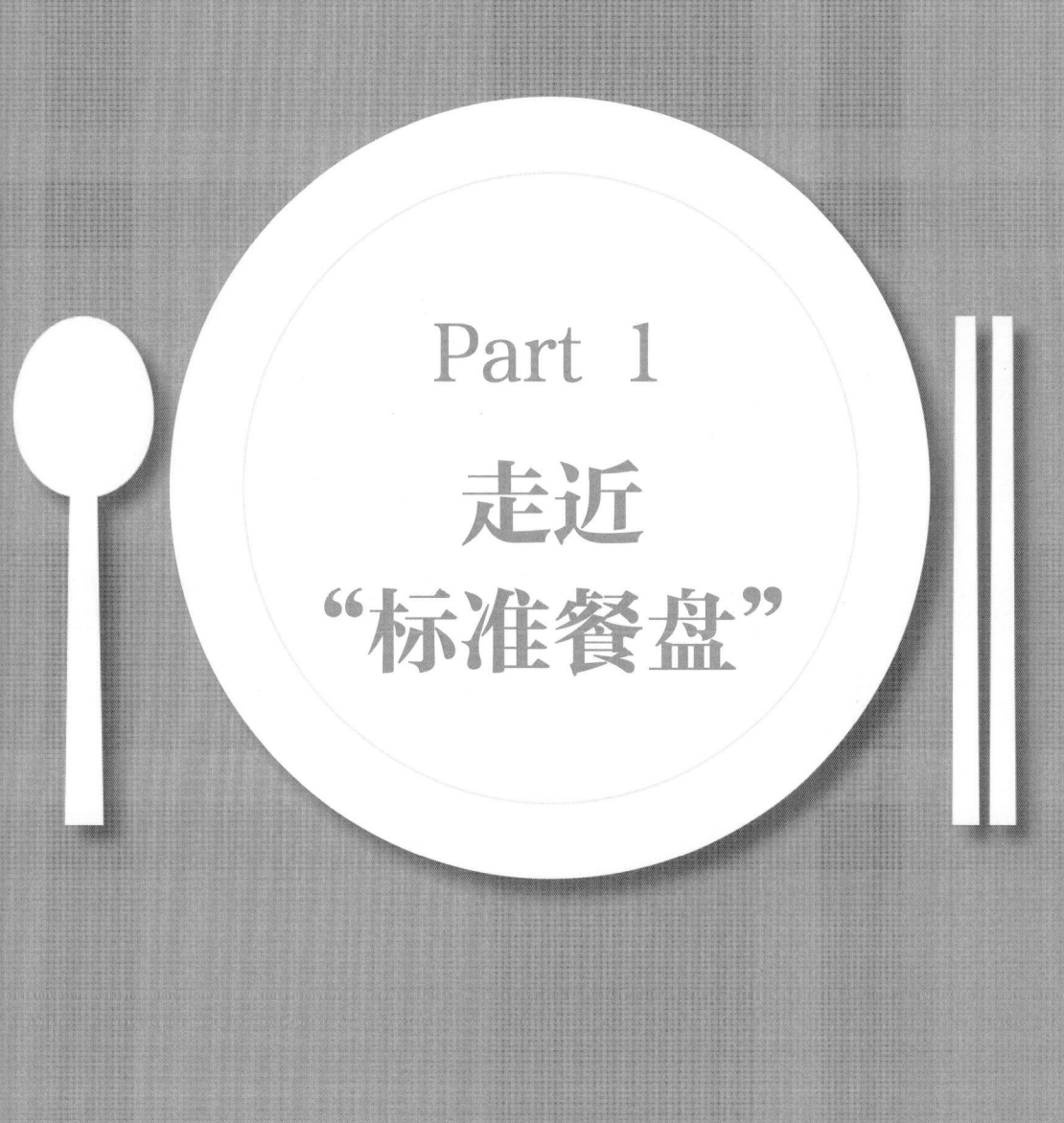

Part 1 走近"标准餐盘"

什么是标准餐盘

标准餐盘是一种科学、均衡的饮食方案，它把一日三餐的全部食物分配在一个餐盘里，保证每餐摄入的营养素种类和含量协调平衡，既能满足机体的营养需要，又能预防营养不良和减轻因营养问题导致相关疾病的危害。

基于人群的不同特点、生理状态、生活习惯和文化传统等，标准餐盘的构成包括主食、蔬菜、水果、乳制品、肉类、蛋类、豆类、坚果和油脂等，其中每种食物的摄入量和比例应按照膳食指南推荐的标准进行搭配。

参照国际、国内标准膳食餐盘示意图制作的标准餐盘食物示意图，分为方盘和圆盘两种形式，实际操作显示**圆盘和方盘能量接近**，可视为等同。

1/4 的主食：米饭、面条、包子、饺子、馒头、面包、玉米、淮山、发糕等。中式主食品种多样，应注意结构比例不超量。

1/4 的蛋白质：鸡蛋、乳制品、豆制品、鸡肉、鱼肉、牛肉等。

1/2 的蔬菜和水果：注意绿色蔬菜和当地当季新鲜水果等搭配。

最好的饮品是水，中式适当推荐淡茶。

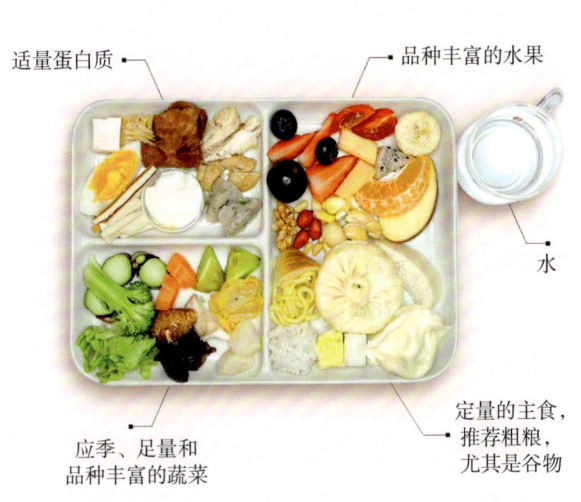

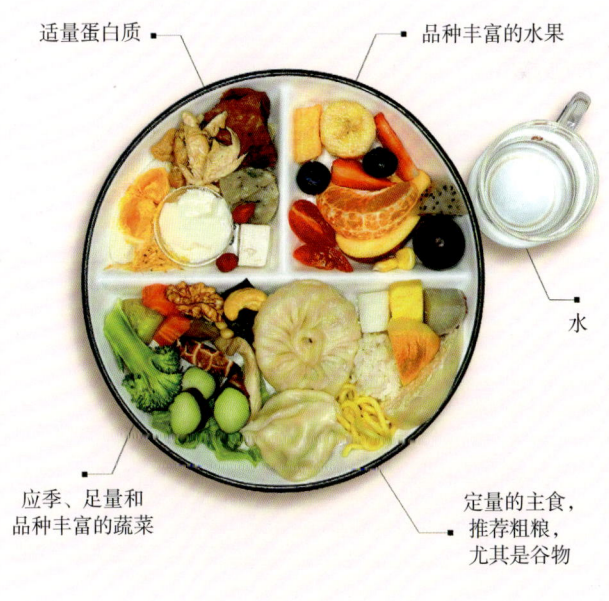

标准餐盘食物示意图

推广标准餐盘的意义

标准餐盘既能直观地展示食物内容，均衡搭配，又能控制总能量的摄入，一人一盘，杜绝浪费食物，执行简单且容易，具有良好的推广意义。

促进均衡饮食

标准餐盘强调食物的多样性和均衡性，鼓励人们摄入适量的碳水化合物、蛋白质、脂肪、维生素和矿物质，避免偏食，进而满足身体所需的全部营养。

预防慢性疾病

通过推广标准餐盘，人们能够更好地控制能量摄入，限制盐分和糖分摄入，减少肥胖、心血管疾病和糖尿病等慢性疾病发生的风险，并改善整体健康状况。

提高公众健康意识

标准餐盘的推广有助于提高公众对健康饮食的认知。通过媒体宣传、教育活动等渠道，广泛传播标准餐盘的概念和益处，使更多人能够了解并养成健康饮食习惯。

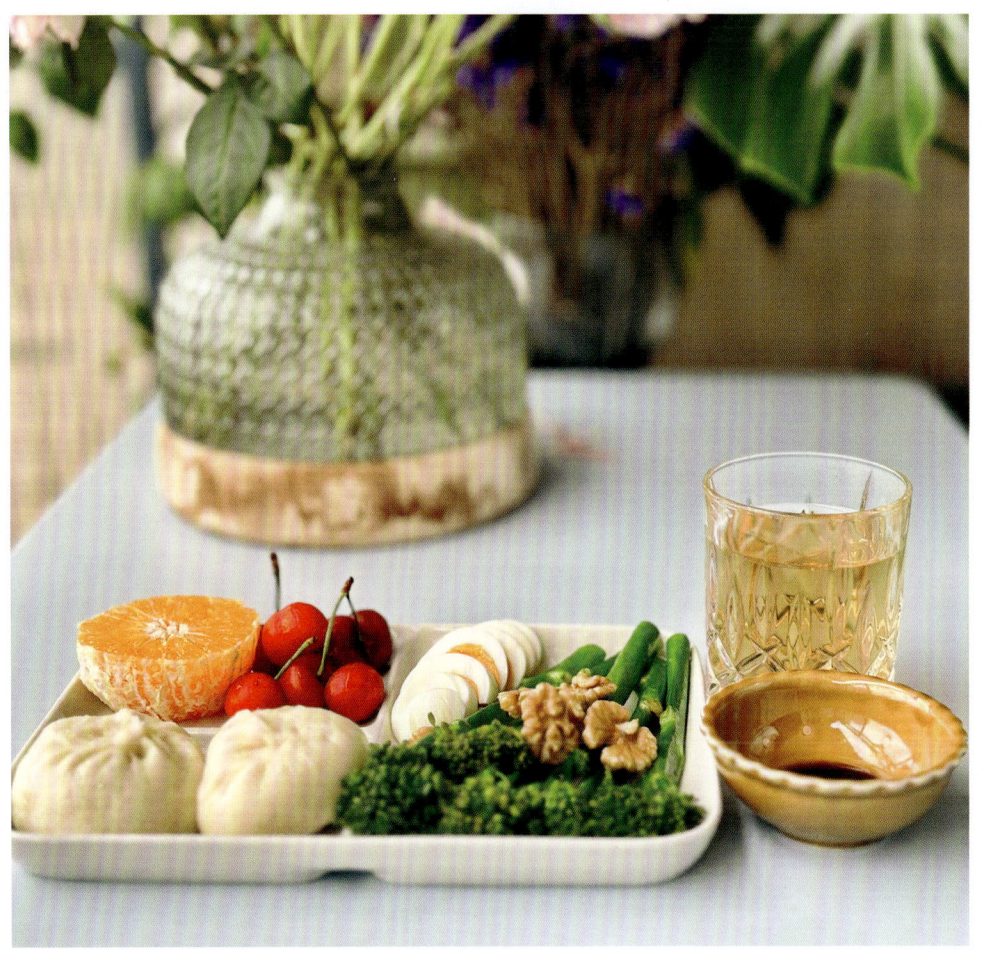

提供指导和参考

标准餐盘可以作为提供饮食指导和参考的工具。政府、保健机构和营养专家可以利用标准餐盘传达关于健康饮食的信息,向公众提供具有可行性的建议。

不同的膳食结构

由于地域、文化、资源和信仰等不同，世界上存在多种多样的膳食结构，目前世界各国的膳食结构大体可分为四种。

富裕模式

以动物性食物为主，其饮食构成特点：
①动物性食物多。
②植物性食物少。
③高脂肪、高能量、高蛋白、低纤维。

这是多数欧美发达国家典型的膳食结构，营养过剩是富裕模式国家人群面临的主要健康问题。

温饱模式

以植物性食物为主，其饮食构成特点：
①谷类食物多。
②动物性食物少。
③膳食能量基本满足需求。
④膳食纤维充足。
⑤动物性脂肪较少。

该膳食结构以植物性食物为主，动物性食物为辅。大多数发展中国家的膳食结构属此类型。温饱模式的特点是：谷类食物消费量大，动物性食物消费量小。该类型的膳食能量基本可满足人体需求，但蛋白质、脂肪摄入量均较低，主要因为来自动物性食物的营养素（如铁、钙、维生素A等）摄入不足。营养缺乏是这些国家人群面临的主要营养问题，但从另一角度看，以植物性食物为主的膳食结构，膳食纤维充足，动物性脂肪较低，有利于冠心病和高脂血症的预防。

日本模式

既有东方膳食特点，又取欧美国家膳食长处，人均年摄取植物性食物几乎与动物性食物相当，食物品种多样化，海产品摄入较多。其饮食构成特点：

①动物性食物与植物性食物比例适当。
②膳食能量能满足人体需求。
③宏量营养素供能比较合理。

该类型膳食的特点是：能量能够满足人体需求，又不至过剩；蛋白质、脂肪和碳水化合物的供能比例合理；来自植物性食物的膳食纤维和动物性食物的营养素（如铁、钙等）均比较充足，同时动物脂肪含量不高，有利于预防营养缺乏性疾病和营养过剩性疾病，促进身体健康。

地中海模式

泛指处于地中海沿岸的南欧各国的饮食风格，意大利、希腊可作为该种膳食结构的代表，即以蔬菜、水果、鱼类、五谷杂粮、豆类和橄榄油为主。其饮食构成特点：

①富含植物性食物。

②食物加工程度低,新鲜度高。
③橄榄油为主要食用油。
④每餐后吃新鲜水果。
⑤每天食用适量的乳制品。
⑥每周食用适量鱼、禽。
⑦每月食用适量红肉。
⑧习惯饮用葡萄酒。
⑨蔬菜和水果充足。

不同国家膳食指南可视化图

不同国家因文化、地域差异而出现各式各样的饮食文化,但不是所有国家的饮食文化都有益于大众,因此,许多国家根据自身文化、饮食情况制定膳食指南。膳食指南是将健康饮食科学证据转化为实践建议的膳食指导,帮助人们做出合理的食物选择和膳食安排。为了便于居民更加简单、直观地了解膳食指南的内容,并应用于日常生活,许多国家在发布膳食指南时会制定相应的图形版本,其被称为膳食指南可视化图形。目前,世界上膳食指南可视化图形主要有三类表达形式——金字塔、圆形和其他(三角形、自行车、陀螺等)。下面,我们展示和解读部分国家的膳食指南可视化图形,了解它们传达的膳食建议和健康理念。

中国

中国膳食餐盘是由中国营养学会和中国疾病预防控制中心联合发布的膳食指南可视化图形，根据《中国居民膳食指南》平衡膳食原则，描述了一个人一餐中食物的组成和大致比例。餐盘分成四部分，分别是谷薯类、动物性食物和富含蛋白质的大豆及其制品、蔬菜类和水果类。

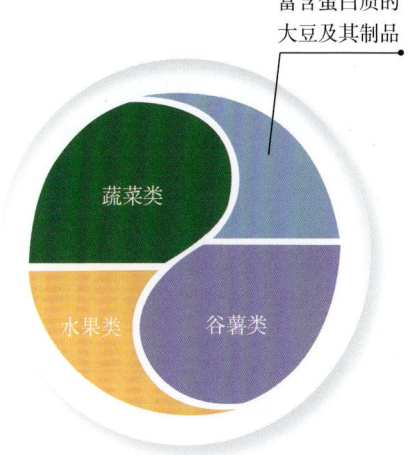

美国

美国膳食餐盘是由美国农业部和美国卫生与公众服务部联合发布的膳食指南可视化图形，命名为"MyPlate"。MyPlate强调了水果、蔬菜、谷物、蛋白质食品和乳制品等五类食物组，以一餐为例，建议蔬菜与水果占总量的1/2（其中蔬菜多于水果）；谷物占1/4，是由燕麦、糙米等做成的食物，限制白米、白面包的摄取；蛋白质占1/4，建议摄取鱼肉、鸡肉、豆类及坚果，限制红肉的摄取。乳制品建议摄取低脂或无脂的牛奶或酸奶。

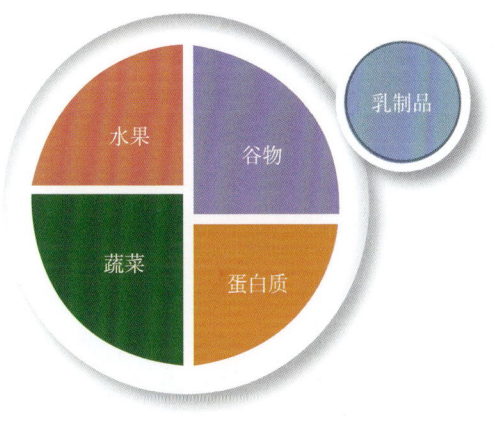

加拿大

加拿大膳食餐盘是由加拿大政府发布的膳食指南可视化图形,餐盘被分为简单的三部分。蔬菜和水果占据餐盘的一半面积,提示每日应大量摄入;剩下一半面积由鱼、肉、蛋、豆和奶等蛋白质食物和碳水化合物平分,并建议选择全谷物食品作为主食。同时建议选择水作为主要饮品。

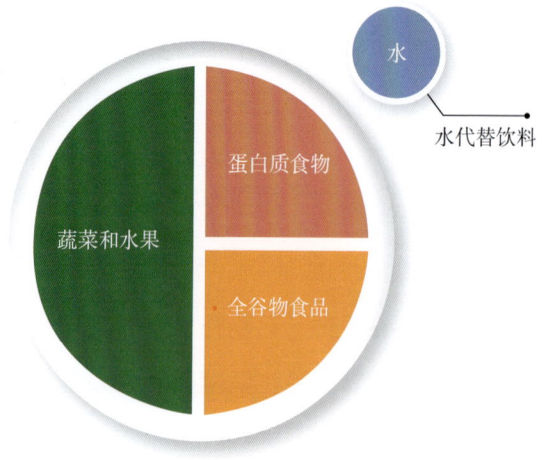

本书的标准餐盘原创中式食物图就是以此为参考的。

澳大利亚

澳大利亚膳食餐盘是由澳大利亚政府和澳大利亚营养学会联合发布的膳食指南可视化图形。澳大利亚采用的也是餐盘图案作为健康饮食指南,在盘子里直观地表示,每天建议的五个食物组的比例。盘子里包括的食物种类有:谷物食品,蔬菜和豆类,水果,瘦肉、家禽、鱼、蛋、豆腐、坚果和种子,低脂乳制品和/或替代品。在餐盘之外,还有大量饮水的建议,以及建议减少油的使用。酒精和高度加工(高糖、高脂肪和高钠的食物)只应偶尔少量食用。

日本

日本膳食餐盘是由日本政府发布的膳食指南可视化图形。日本膳食指南"旋转陀螺"的设计理念来自日本传统玩具。一个旋转的倒锥体，从上往下分的食物层，是根据每人每日食用量从多到少决定的。最上面是谷物类（米饭、面包、面条），其次是蔬菜类（包括沙拉、煮熟的蔬菜和汤），以及鱼、蛋和肉类，底部是乳制品和水果。

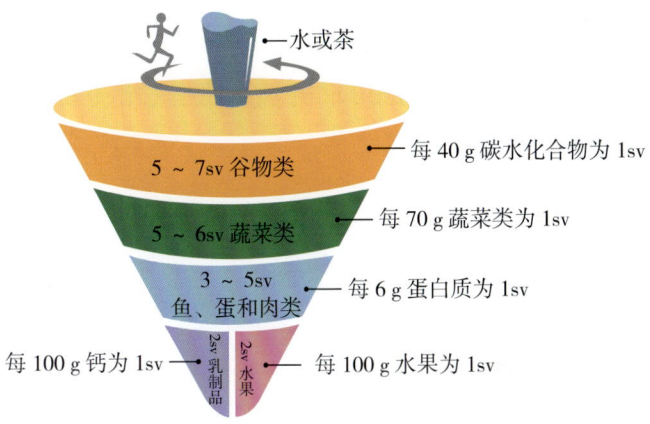

韩国

韩国膳食指南是韩国政府制定的一套饮食指南，其图形设计较为有趣，是一个人骑着自行车的图形，被称为"食物平衡轮"。一个人骑着一辆自行车，车的小前轮里有一杯水，体现饮水的重要性；车的大后轮被分成六个大小不同的扇区，分别代表谷物，肉、鱼、蛋和豆类，蔬菜，水果，乳制品及调味品。

希腊

希腊是地中海膳食模式的代表，是一种以蔬菜和水果、鱼类、五谷杂粮、豆类和橄榄油等植物性食物占主体的膳食模式，以金字塔形式作为膳食推荐，金字塔被分为11层，更加全面地展示了其推荐的食物。与其他国家不同的是，希腊的膳食金字塔指南中只有文字，没有食物图片。

指南推荐每日必吃：①全谷物（粗粮＋薯类）；②水果和蔬菜；③乳制品（酸奶、生奶或奶酪）；④健康油脂（橄榄油为主）；⑤1500～2000 mL的水。

每周至少吃两次：①鱼类或其他海鲜；②坚果类；③豆类；④蛋类；⑤白肉类。偶尔喝红酒，食用少量红肉。在金字塔的周围，还有象征体育锻炼的人形图像及适量饮酒的建议。

德国

德国膳食指南是由德国联邦食品与农业部（BMEL）制定的一套饮食指南，其可视化图形为膳食三维金字塔。塔身列举了各种食物，且不同的面代表了不同的食物，每个棱柱上标有红灯、绿灯、黄灯指示食物的营养价值，相较于塔尖，塔底推荐的食物更加健康。金字塔底部表示水果、蔬菜及谷薯类，锥体内表示水分，通过面积占比显示了不同食物所占比例。

塔底部主要是五种食物类别。

①主食：以谷物和谷物制品为主，如面包、米饭、面条和土豆等。

②蔬菜和水果：包括各种蔬菜和水果，尽量选择新鲜的、应季的。

③水：充足的水和无糖的饮料。

④乳制品：包括牛奶、酸奶、奶酪等，推荐选择低脂或脱脂的乳制品。

⑤蛋白质：包括肉类、鱼类、蛋类、豆类和坚果等。

英国

英国新的膳食指南由英国卫生部发布,仍以餐盘的形式出现,并重新命名为"Eatwell Guide",原名为"Eatwell Plate"。其指导公众做出健康食品选择决策,指南推荐:

①每天至少摄入5份水果和蔬菜。

②主食应以土豆、面包、米饭、面食或其他碳水化合物为主,最好是全麦。

③食用含糖及脂肪量较低的乳制品或其替代品。

④每天吃一些豆类,鱼、蛋及肉类等蛋白质(每周可吃两次鱼,其中一次应为含油高的,如三文鱼或鲭鱼)。

⑤选用不饱和油并尽量少用。

⑥尽量减少食用高油、高盐、高糖食品的频次和量。

⑦每天摄入6~8杯水。

圆盘和方盘有什么区别

圆盘和方盘，能量基本相同。

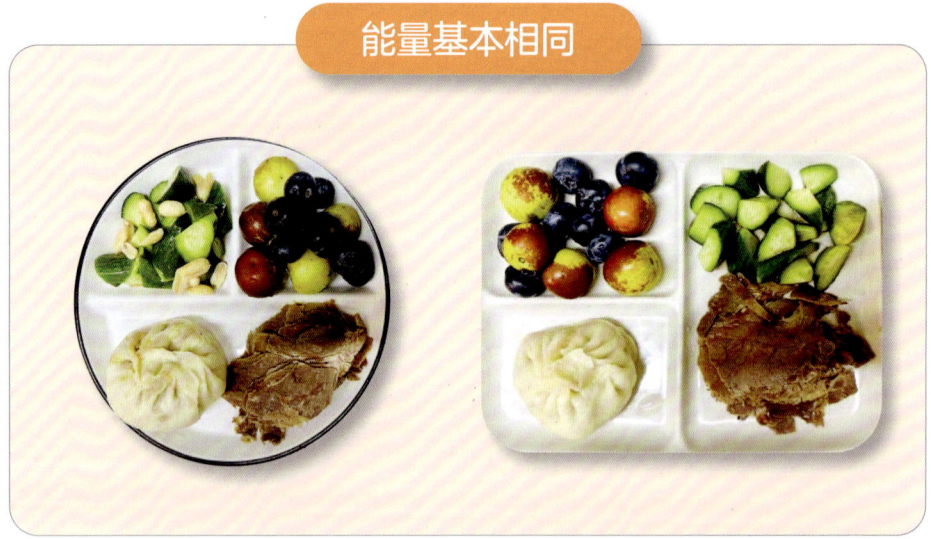

能量基本相同

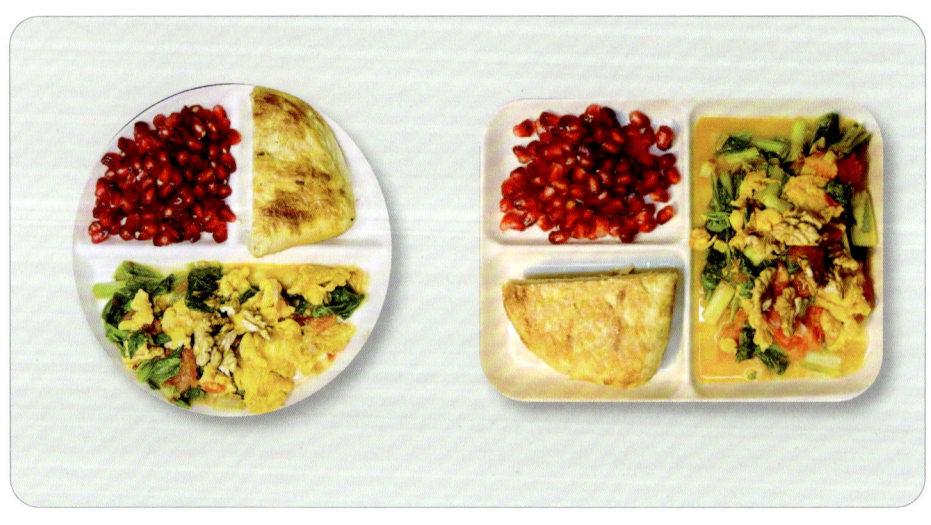

一周早餐能量打卡

	星期一：总能量 595 kcal		
碳水化合物	全麦面包	25 g	65 kcal
蛋白质	酸奶	100 mL	200 kcal
维生素	猕猴桃	50 g	30 kcal
	红枣	80 g	150 kcal
纤维素	菠菜	100 g	75 kcal
坚果	花生	20 g	60 kcal
饮品	茶	100 mL	15 kcal

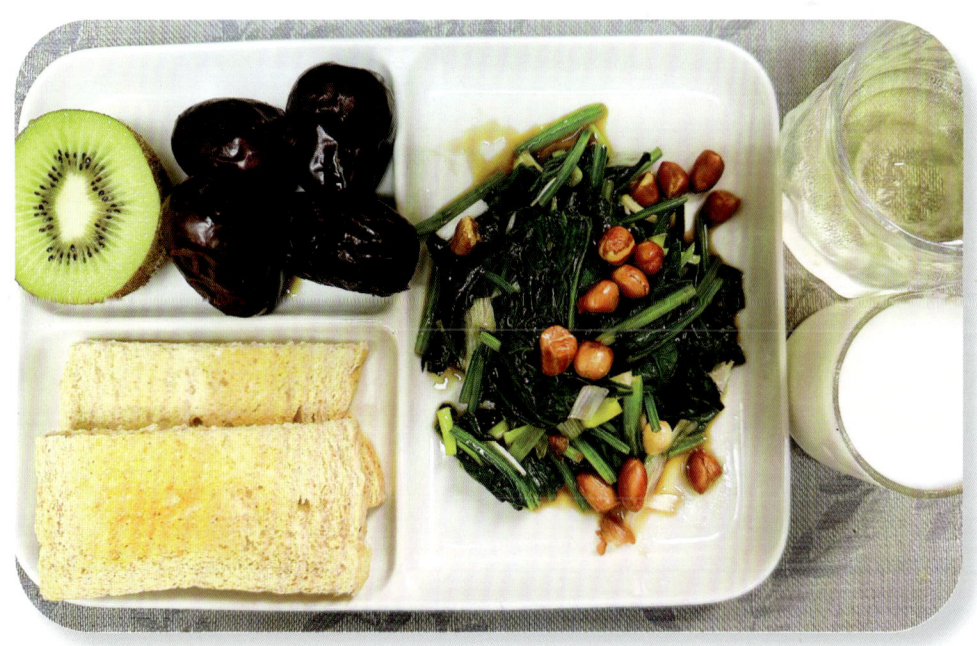

星期二：总能量 490 kcal			
碳水化合物	杂粮粥	100 g	65 kcal
蛋白质	鸡蛋	65 g	75 kcal
	酸奶	50 mL	100 kcal
维生素	猕猴桃	30 g	20 kcal
	鲜枣	40 g	75 kcal
纤维素	西红柿	75 g	30 kcal
	生菜	50 g	10 kcal
坚果	腰果	30 g	100 kcal
饮品	茶	100 mL	15 kcal

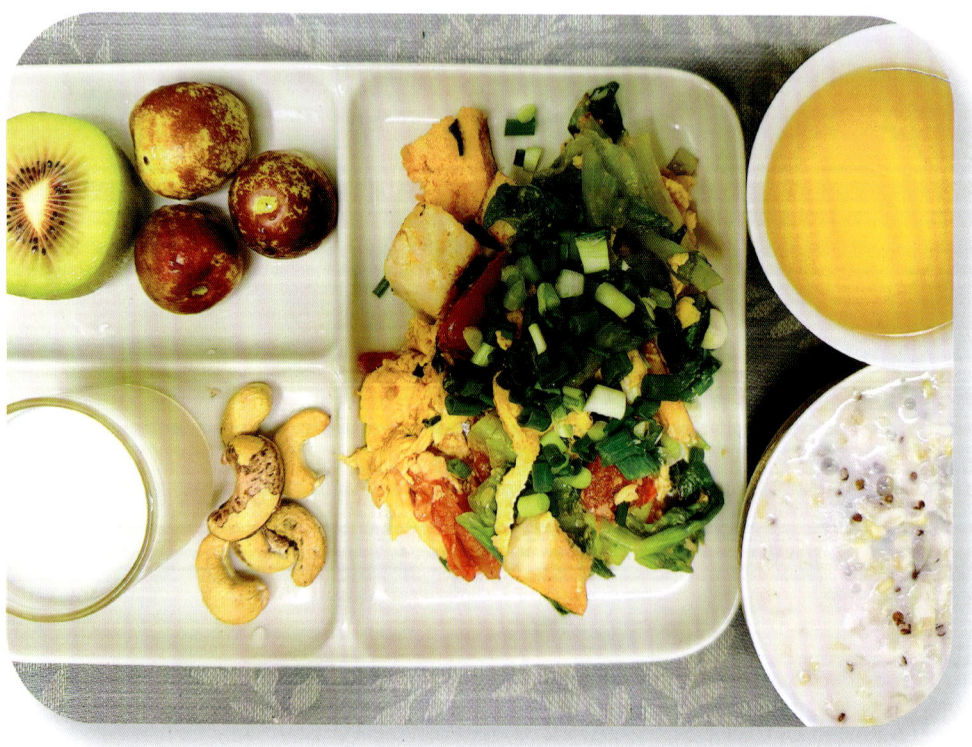

星期三：总能量 433 kcal			
碳水化合物	烧饼	80 g	160 kcal
蛋白质	鸡蛋	60 g	70 kcal
	酸奶	100 g	80 kcal
维生素	草莓	100 g	30 kcal
纤维素	芹菜	120 g	18 kcal
坚果	花生	10 g	60 kcal
饮品	乌龙茶	100 g	15 kcal

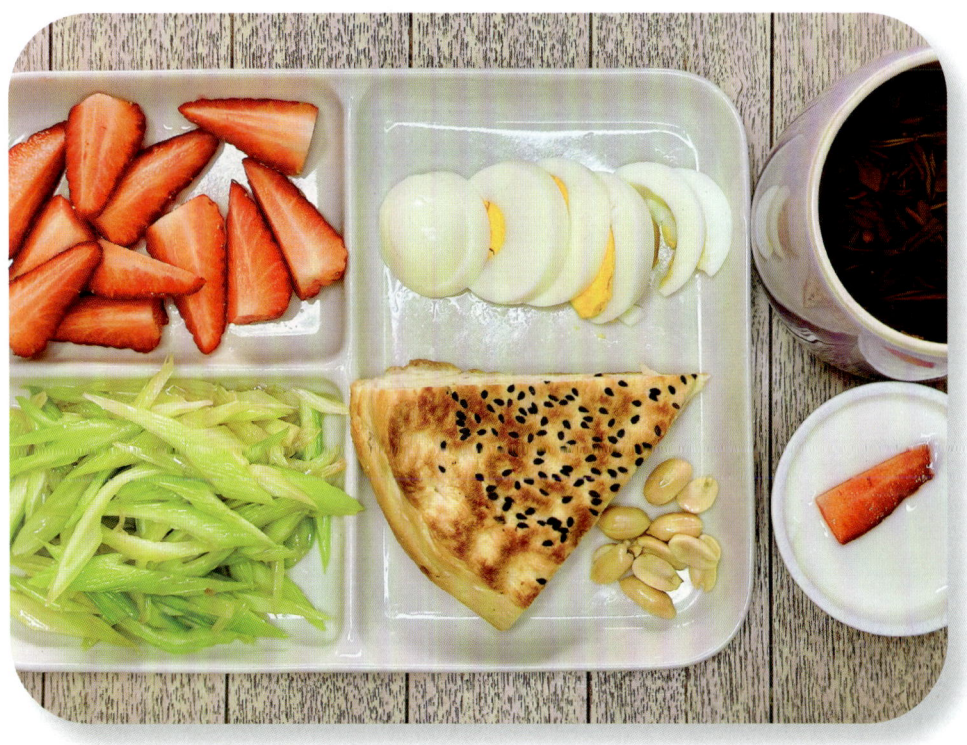

星期四：总能量 420 kcal			
碳水化合物	杂粮粥	120 g	85 kcal
蛋白质	鸡蛋	65 g	75 kcal
维生素	鲜枣	50 g	100 kcal
纤维素	生菜	80 g	30 kcal
坚果	腰果	20 g	60 kcal
饮品	红茶	100 mL	20 kcal
其他	阿胶膏	15 g	50 kcal

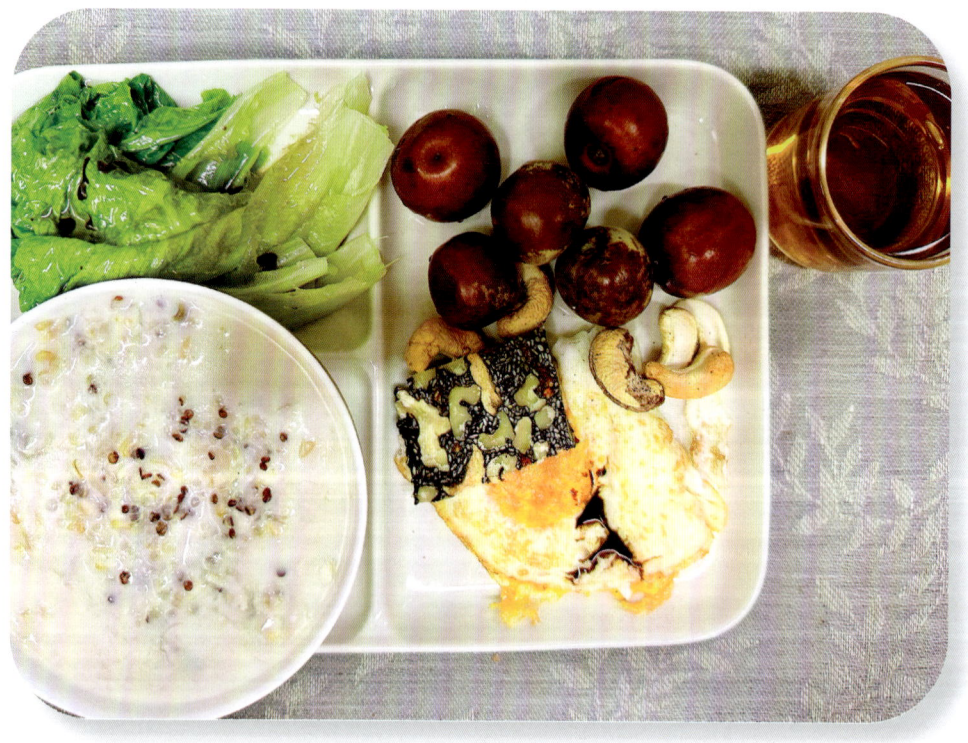

星期五：总能量 540 kcal			
碳水化合物	馕	50 g	150 kcal
蛋白质	酸奶	50 mL	100 kcal
	鸡蛋	65 g	75 kcal
维生素	猕猴桃	30 g	20 kcal
	蓝莓	30 g	15 kcal
纤维素	生菜	80 g	15 kcal
坚果	花生	30 g	100 kcal
饮品	乌龙茶	100 mL	15 kcal
其他	阿胶膏	15 g	50 kcal

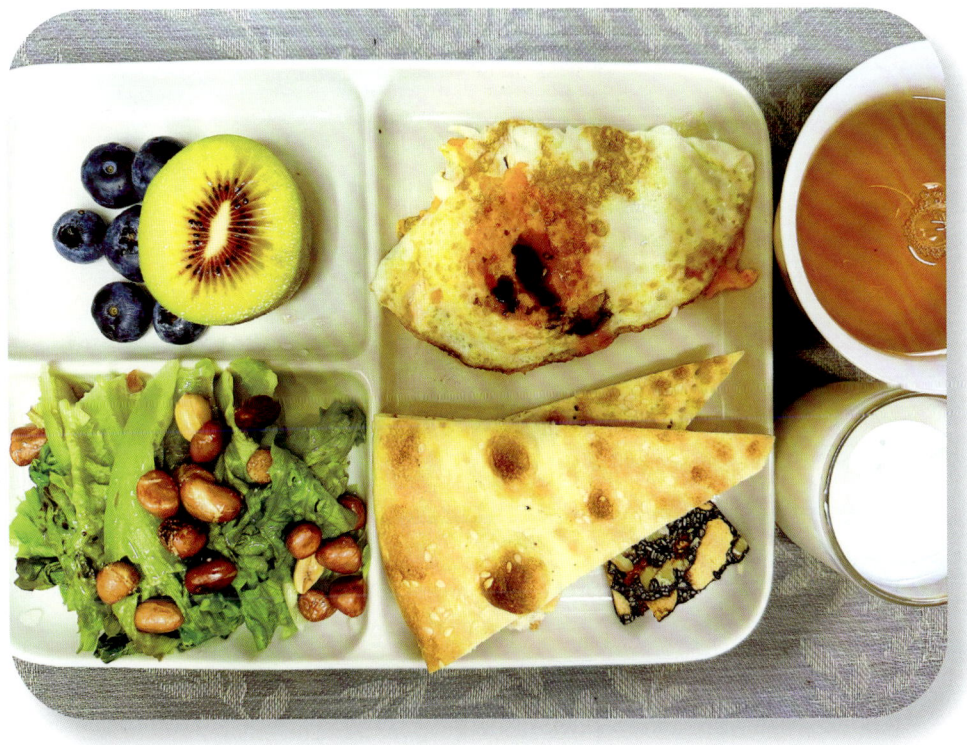

星期六：总能量 480 kcal			
碳水化合物	包子	60 g	150 kcal
	饺子	20 g	50 kcal
蛋白质	鸡蛋	65 g	70 kcal
维生素	猕猴桃	30 g	20 kcal
	蓝莓	40 g	20 kcal
纤维素	菠菜	80 g	20 kcal
坚果	花生	25 g	85 kcal
饮品	茶	100 mL	15 kcal
其他	阿胶膏	15 g	50 kcal

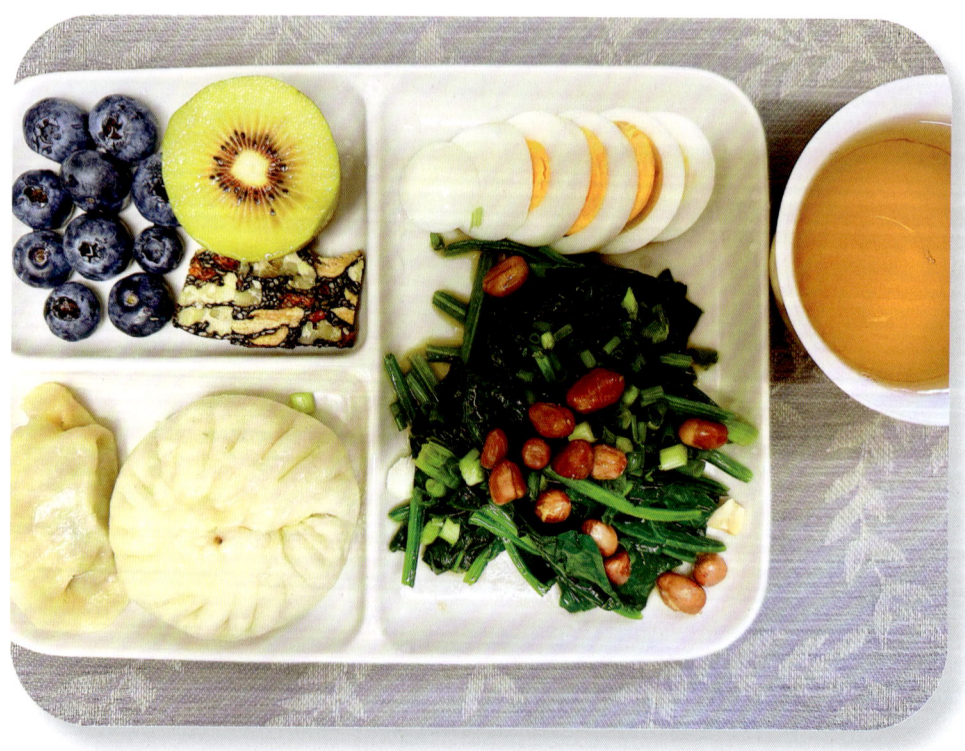

星期日：总能量 415 kcal				
碳水化合物	包子	60 g	150 kcal
蛋白质	鸡蛋	65 g	75 kcal
维生素	猕猴桃	50 g	30 kcal
	鲜枣	20 g	40 kcal
纤维素	油麦菜	100 g	20 kcal
坚果	花生	25 g	85 kcal
饮品	茶	100 mL	15 kcal

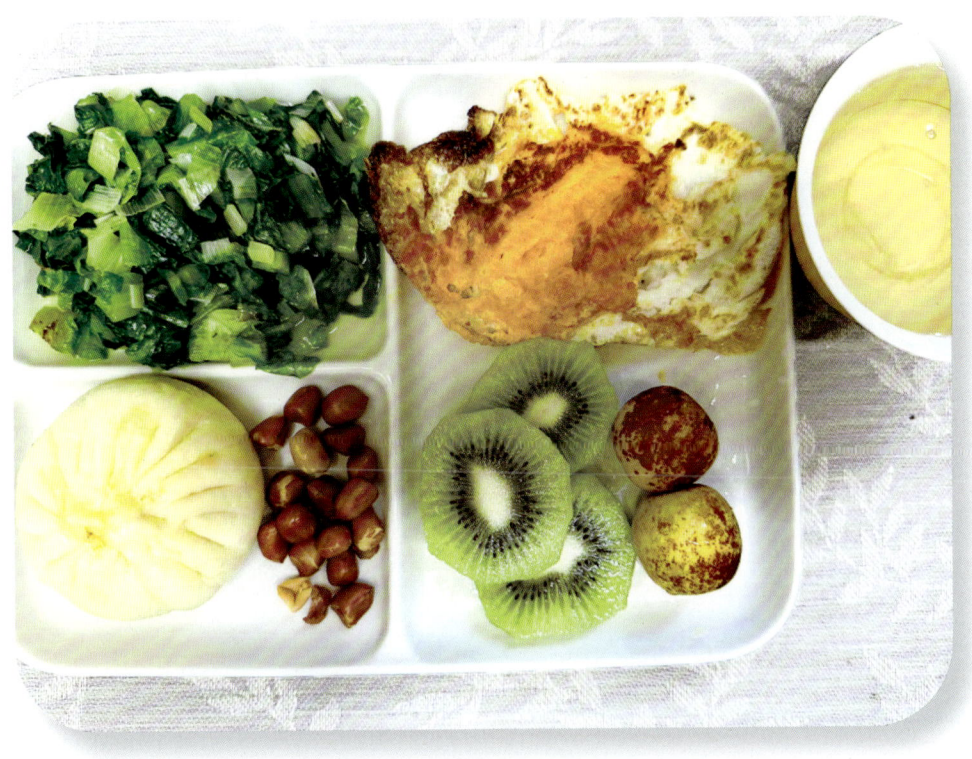

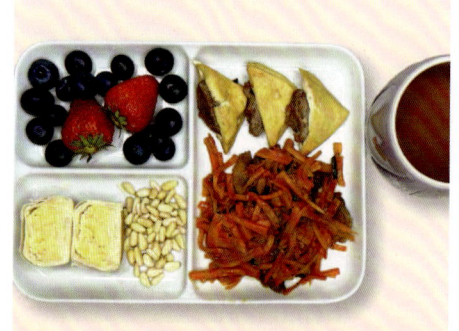
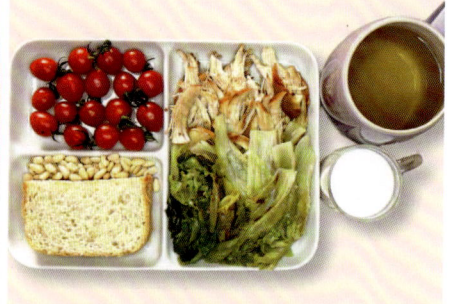

标准餐盘
打卡 ☑

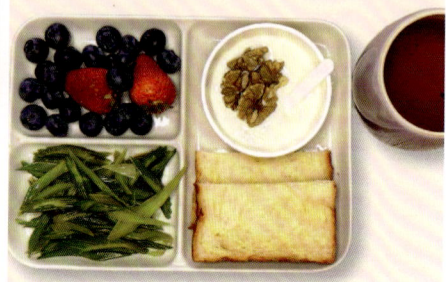
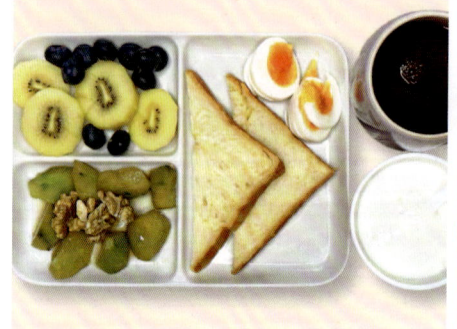
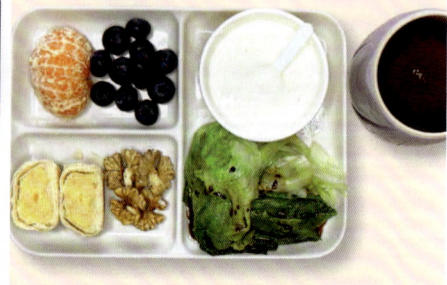
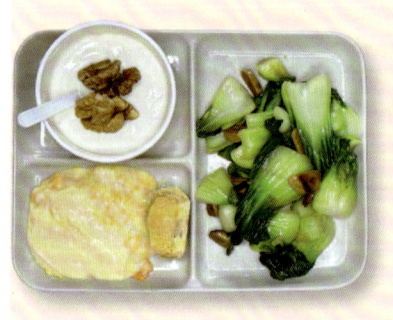
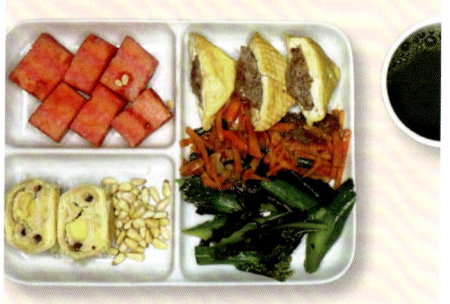

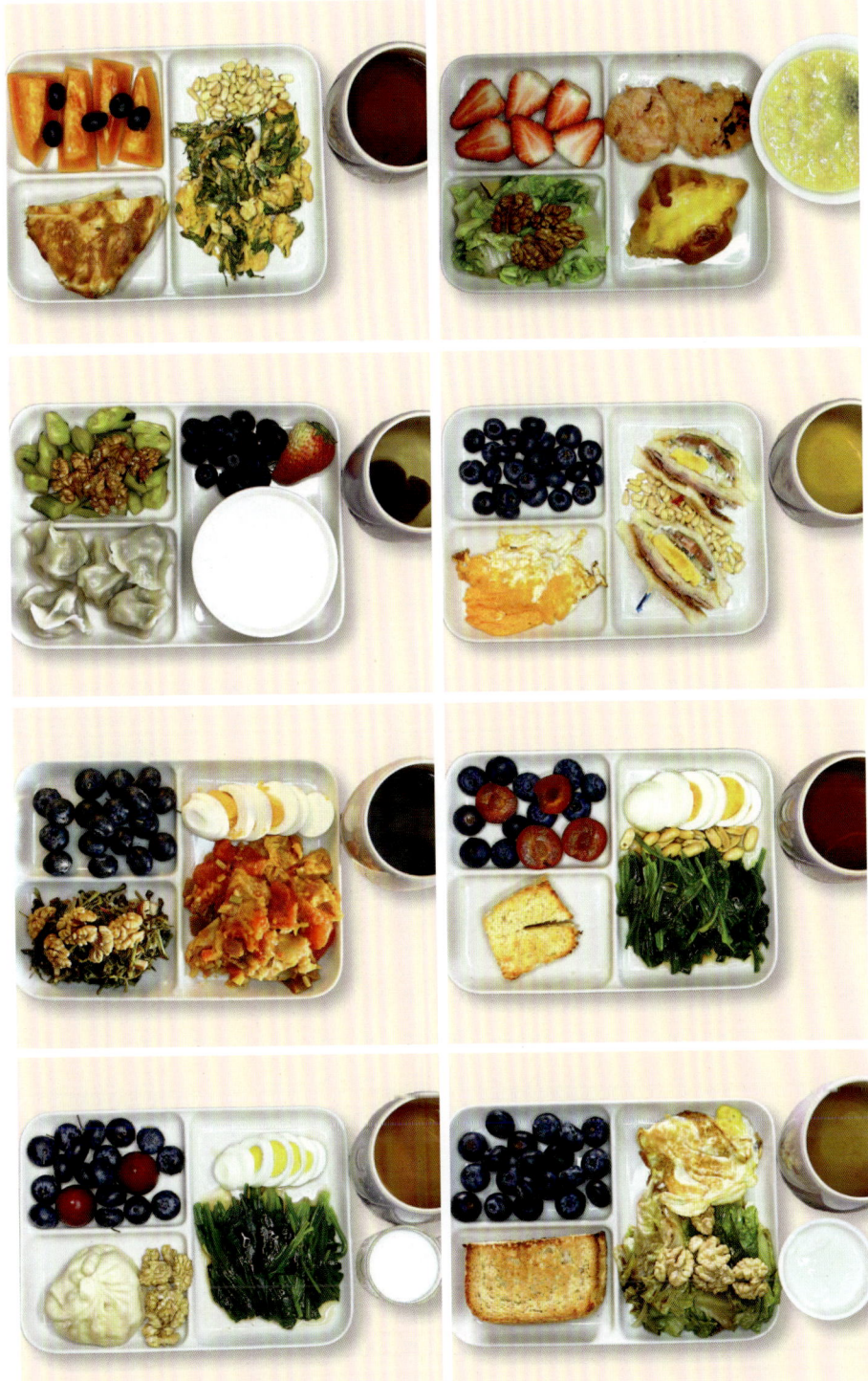

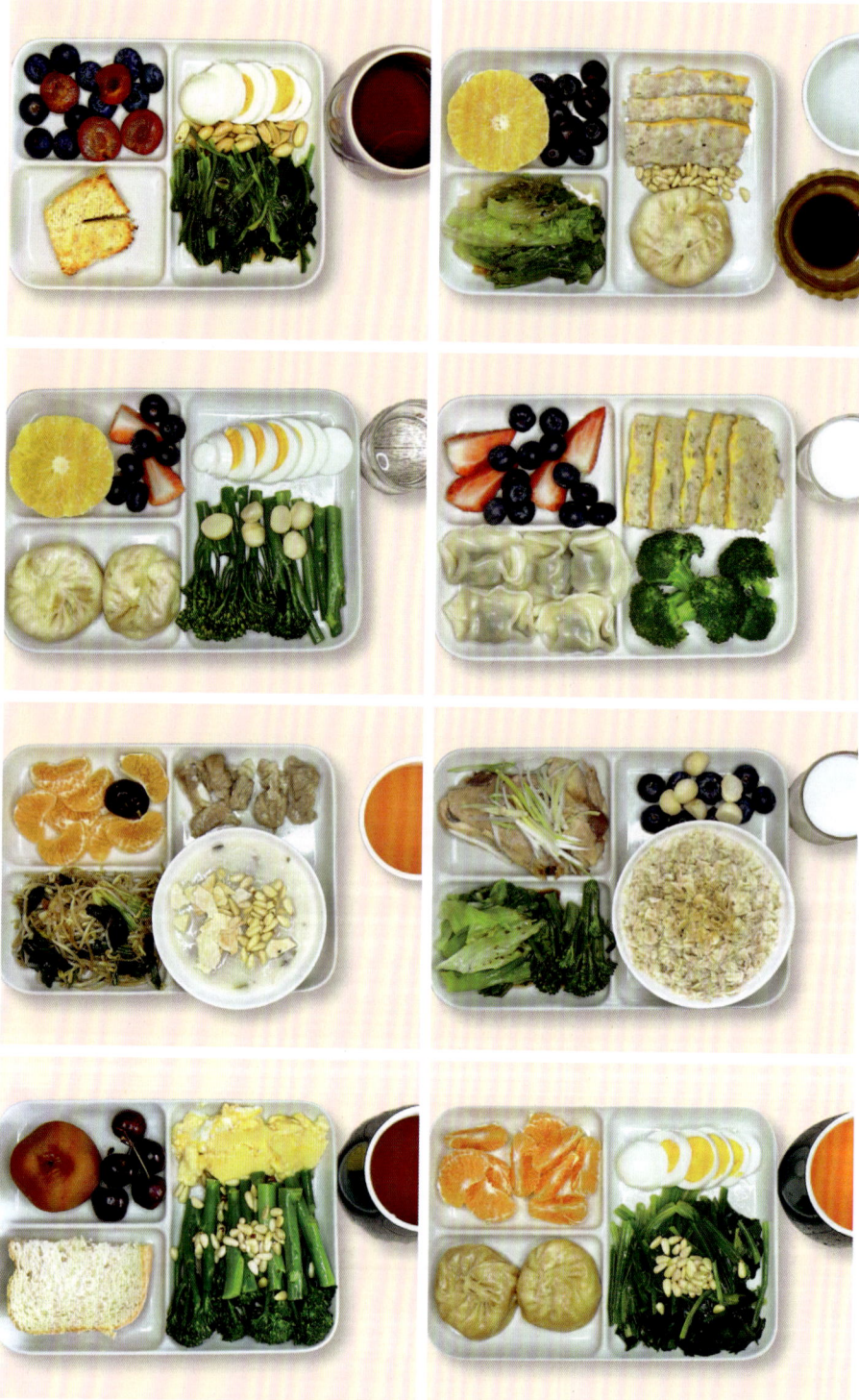

24

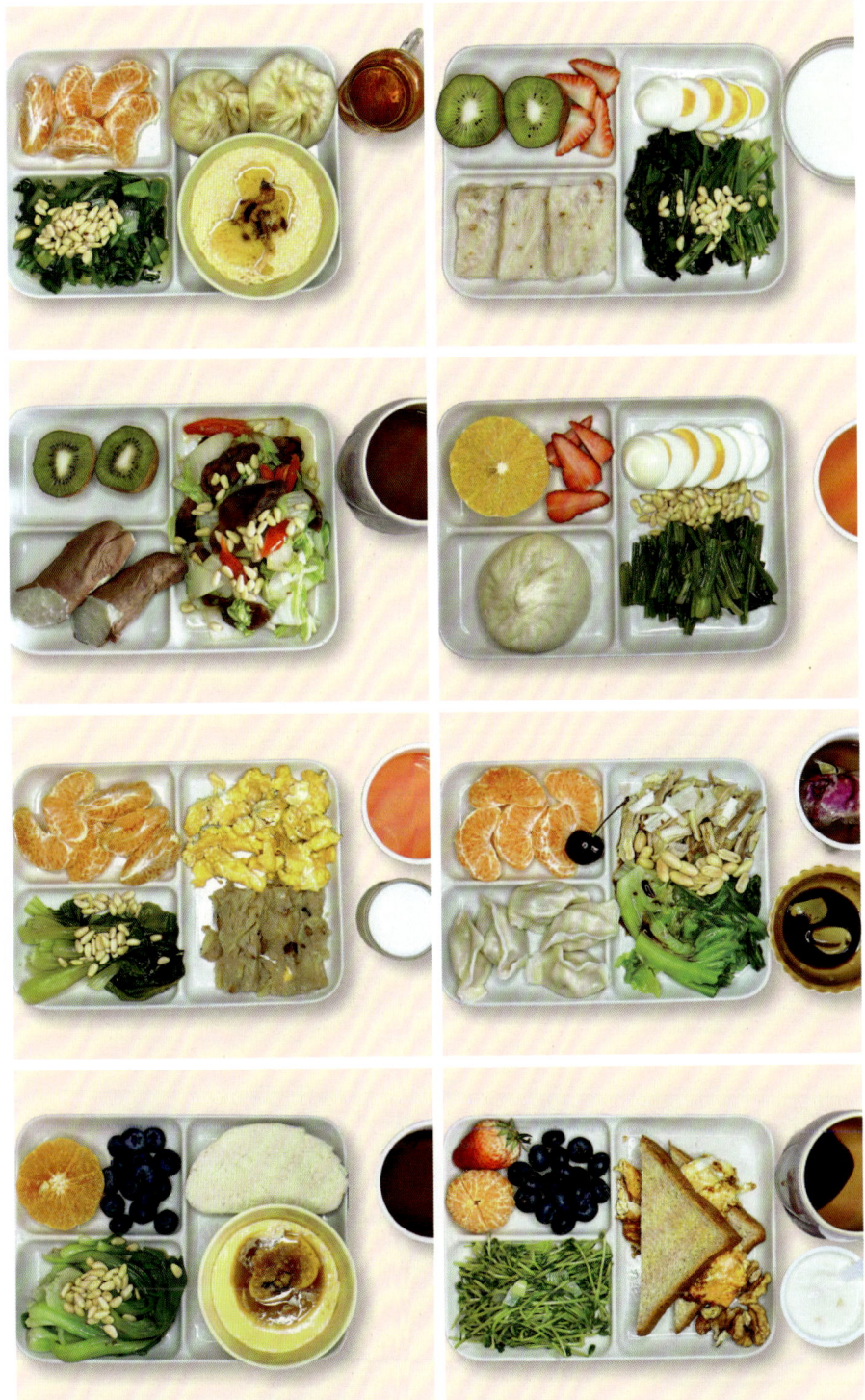

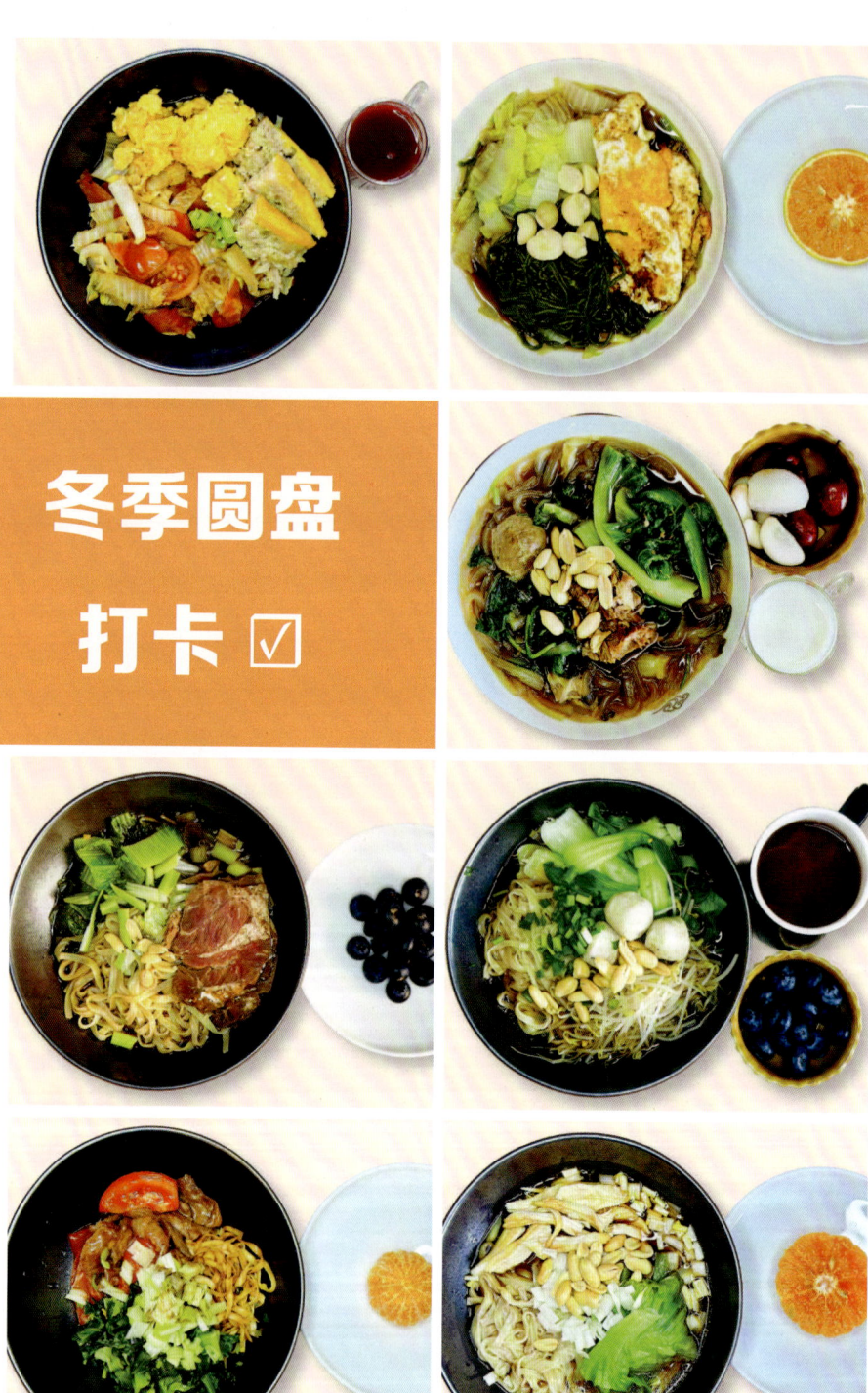

冬季圆盘打卡 ☑

Tips：标准餐盘一拳头测量

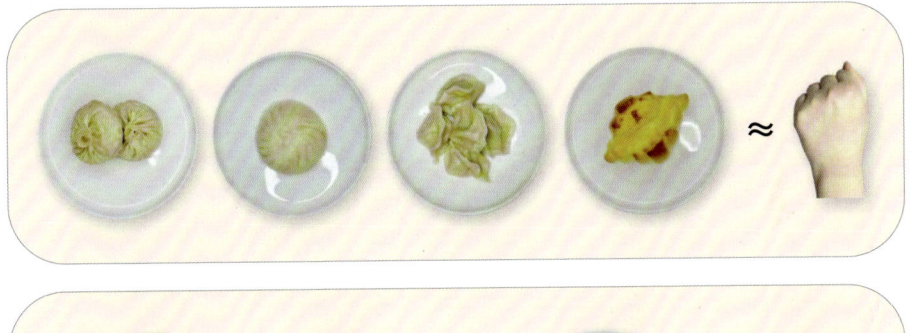

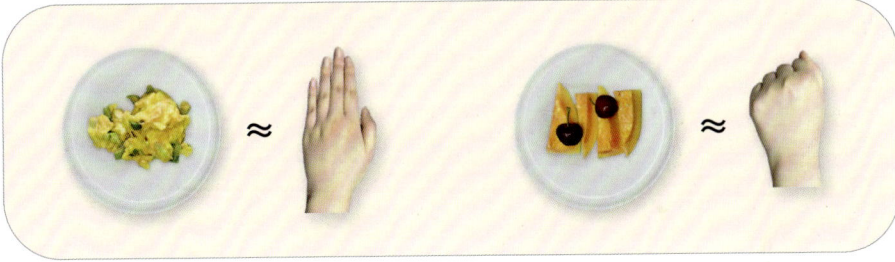

在标准餐盘的概念里，主食占盘子的1/4，约为自己一拳头大；蛋白质占盘子的1/4，约为自己一巴掌大；蔬菜和水果占盘子的1/2，均约为自己一拳头大。

02

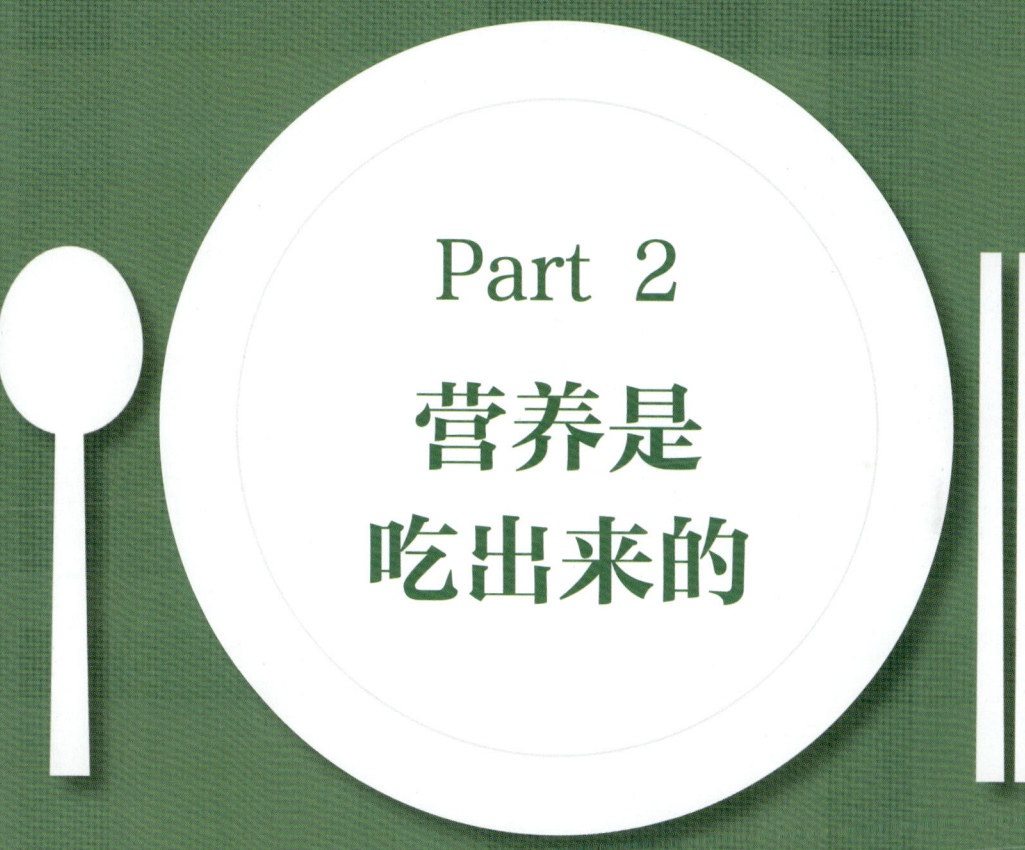

Part 2
营养是吃出来的

认识人体必需的七大营养素

人体必需的营养素,包括水、蛋白质、脂肪、碳水化合物、维生素、矿物质和膳食纤维,7种成分缺一不可!

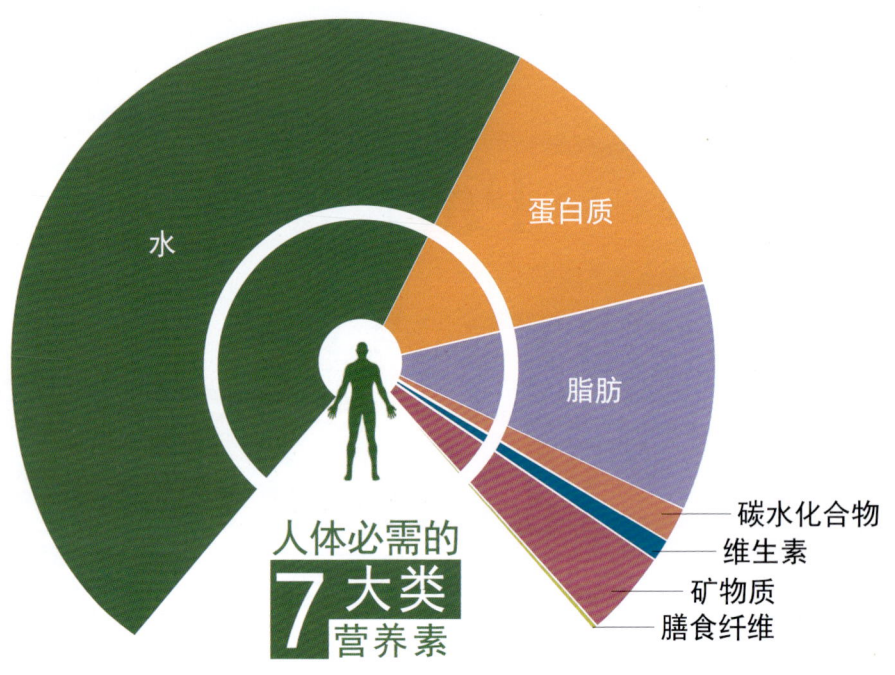

水:生命的源泉(约占人体的60%)。

蛋白质:生命的基石(占人体的16%~19%)。

脂肪:生命的燃料(约占人体的15%)。

碳水化合物:生命的驱动(占人体的1%~2%)。

维生素:生命的催化剂(约占人体的1%)。

矿物质:生命的构造(占人体的4%~5%)。

膳食纤维:生命的补充(约占人体的0.01%)。

水是生命的源泉，为人体输送营养物质并排出代谢物；蛋白质是生命的基石，构成细胞和组织；脂肪是生命的燃料，提供日常所需能量；碳水化合物是生命的驱动，是生命活动的主要能量来源；维生素是生命的催化剂，对维持生理功能至关重要；矿物质是生命的构造，是构成骨骼和酶的主要成分；膳食纤维是生命的补充。它们存在于我们的日常食物中，各种营养成分既各司其职，又相互作用，共同维持人体的正常功能和生命健康。

水——生命的源泉

在人和生物体的各种组织中，水的含量最大。人体的含水量占约体重的60%，婴儿超过70%。细胞内水分含量为体内总量的2/3，细胞外水分含量为体内总量的1/3，成人每日需水量在1 900～2 500 mL。人体内的水分，除了直接来自饮水外，大部分是随食物摄入的。

水在生物体内各个组织器官中的分布是不均匀的。在脊椎动物中，肌肉、肝、肾、脑等含水量为50%～70%。

水分在生物体内具有重要生理作用，主要表现在以下几方面。

水是细胞和体液的重要组成部分，能够调节体温及新陈代谢，参与体内各种生化反应。

水是许多物质如单糖、氨基酸、磷脂、水溶性维生素、矿物质及体内分泌激素的重要溶剂，发挥运送养料、排泄废物等作用。

水在内脏间及关节间起到润滑、缓冲和保护作用，同时调节血液黏稠度并协助代谢物排出等。

人体每日摄入的水量必须和排出的水量保持平衡。

蛋白质——生命的基石

食物中的蛋白质多种多样,且蛋白质属于复杂的大分子。1 g 蛋白质可以提供能量 4 kcal（17 kJ）。

蛋白质是构成组织和细胞的基本成分。人体蛋白质占体重的 16%~19%,每日大约有 3% 的蛋白质更新,因此,每日合理补充蛋白质是必要的。

蛋白质是生命活动的物质基础,它参与了几乎所有的生命活动过程。在细胞结构、生物催化、物质传输、运动、防御、调控,以及记忆、识别等各方面都起着极其重要的作用。

人体的所有组织和器官都以蛋白质为重要的构成成分,所以人体的生长过程可视为蛋白质不断累积的过程。

蛋白质和碳水化合物、脂肪共同组成人体三大产能营养素,当机体需要时,蛋白质可被代谢水解,释放能量。

人体内的酶类是具有特异性生物活性的蛋白质,能催化体内物质代谢。

人体内的某些激素如生长激素、胰岛素、甲状腺素等本身就是蛋白质,或由蛋白质参与构成,具有调节代谢反应的作用。

蛋白质参与机体的防御。机体抵抗外来侵害的防御机能主要依靠抗体,抗体也被称为免疫球蛋白,是蛋白质的一种。

蛋白质的一个重要功能是调节或控制细胞的生长、分化、遗传信息的表达,如生长因子、分化因子等。

蛋白质供给热量占总热能的 10%~15%。

蛋白质主要靠食物来供给,其来源可分为以下两大类:①植物性蛋白质,如粮谷类、干豆类、坚果类、薯类;②动物性蛋白质,如蛋类,奶类,禽、畜、鱼类。

长期不合理摄入蛋白质导致的问题

摄入过多

- 过多地摄入蛋白质食品,易在肠道中异常发酵、腐败,形成有害物质,导致腹胀、便秘等。
- 过多的蛋白质代谢产物从肾脏排泄时,增加了肾脏的负担。
- 长期高蛋白饮食,产生过多的蛋白质代谢产物——氨,会造成肝脏负担过重。
- 长期高蛋白饮食会造成含硫氨基酸的摄入过多,从而加速骨骼中钙质的流失,增加骨质疏松的风险。
- 过多的蛋白质摄入会增加热量摄入,如果不控制总能量的摄入,会导致体重增加。

摄入不足

- 蛋白质是肌肉组织的主要成分,长期摄入不足会导致肌肉萎缩,影响身体的运动能力。
- 蛋白质是免疫系统的重要组成部分,长期摄入不足会导致免疫力下降,容易感染疾病。
- 蛋白质是身体内许多重要酶和激素的成分,长期摄入不足会导致营养不良,影响身体的正常发育。
- 蛋白质是血红蛋白的重要成分,长期摄入不足会导致贫血。

脂肪——生命的燃料

脂肪是一种不溶于水而溶于有机溶剂的疏水化合物,在活细胞结构中具有极其重要的作用。膳食脂肪是供给人类所需能量的重要来源，每 1 g 脂肪可提供 9 kcal（37 kJ）的能量。

脂肪的主要作用：

- 脂肪为身体提供能量，可以储存热量，以供身体能量不足时使用；也可以起到减少蛋白质消耗的作用。
- 脂肪促进脂溶性维生素 A、D、E、K 的吸收。
- 脂肪是合成激素的基本原料，也是合成细胞膜的基本原料。
- 脂肪能保护内脏，缓冲外界压力，维持体温，滋润皮肤。
- 脂肪能改善食物风味，增加饱腹感。
- 脂肪能提供必需脂肪酸（α-亚麻酸、DHA、EPA、亚油酸）。

脂肪主要来源分为三大类：

动物性脂肪：猪、牛、羊、鸡、鸭、鱼、虾。

植物性脂肪：坚果、种子、植物油。

胆固醇：肾、肝、脑、卵黄、鱼卵等。

长期不合理摄入脂肪导致的问题

摄入过多

- 摄入过多的脂肪会导致体重增加，从而增加患肥胖症的风险。肥胖症不仅会影响外观，还会导致许多慢性疾病，如心血管疾病、糖尿病等。
- 摄入过多的不饱和脂肪酸（如 ω-6 脂肪酸）会导致血液中的胆固醇水平升高，从而增加患心血管疾病的风险。
- 摄入过多的饱和脂肪酸（如动物脂肪）会导致胰岛素抵抗，从而增加患糖尿病的风险。

- 摄入过多的脂肪易促使胆汁中胆固醇和胆色素的含量增加，体内脂代谢紊乱，胆汁浓缩，胆囊收缩功能降低，并出现胆石症。
- 长期摄入过多的脂肪会导致脂肪在肝脏中积累，从而引起脂肪肝和其他肝脏疾病。
- 摄入过多的脂肪会增加胃肠道负担，导致消化不良、腹泻等问题。

摄入不足

- 脂肪是构成细胞膜的重要成分，对于儿童和青少年的生长发育至关重要。如果脂肪摄入不足，会影响身体的正常发育。
- 脂肪可以保持皮肤的水分和弹性，如果脂肪摄入不足，会导致皮肤干燥、粗糙等问题。
- 脂肪中含有丰富的不饱和脂肪酸，这些脂肪酸对于骨骼健康非常重要。如果脂肪摄入不足，会导致骨质疏松症的发生。
- 脂肪起到固定体内器官位置的作用，脂肪摄入不足会导致体内器官下垂。
- 影响脂溶性维生素 A、D、E、K 的吸收。

碳水化合物——生命的驱动

碳水化合物普遍存在于谷物、水果、蔬菜及动物体内，是人类食物中的主要组成成分，是能量的来源，每 1 g 可提供 4 kcal（17 kJ）的能量。

食物中比较常见的碳水化合物有糖、淀粉和膳食纤维等。

碳水化合物的主要作用：

- 碳水化合物是身体主要的能量来源之一，它们被分解成葡萄糖后进入血液循环，供给身体各个组织和器官使用。

- 减少蛋白质消耗和抗生酮作用,为其他有机物代谢提供氧化途径。
- 参与构成重要的生命物质,参与受体结构、细胞间信息传递、解毒反应等。
- 一些特殊的碳水化合物(如膳食纤维)可以促进肠道蠕动,减少便秘和其他肠道问题。
- 维持血糖水平,影响血糖水平的升降,特别是快速消化的碳水化合物(如糖类)会导致血糖迅速升高,而慢速消化的碳水化合物(如全麦面包、燕麦片等)则可以使血糖缓慢上升,有助于维持血糖水平的稳定。

碳水化合物的供给量占总热能的55%~65%。

碳水化合物的主要食物来源:

植物性食物:是碳水化合物的主要来源,如粮谷类、薯类、豆类、水果、蔬菜等。

食用糖类:也是碳水化合物的重要来源,如白糖、糖果、甜糕点、含糖饮料和蜂蜜等。

不合理摄入碳水化合物导致的问题

摄入过多

- 高糖饮食会导致血糖迅速升高,刺激胰岛素分泌,使血糖转化为脂肪储存起来,从而导致体重增加或肥胖。
- 长期高糖饮食会导致血脂异常,增加心血管疾病的风险。
- 摄入过多的碳水化合物可能会导致其他营养素的不足,如蛋白质、脂肪、维生素和矿物质等。

摄入不足

- 碳水化合物是大脑和肌肉的主要能源。如果摄入不足,容易导致疲劳、乏力和注意力不集中。
- 长期不摄入足够的碳水化合物可能导致血糖下降,出现低血糖。
- 当身体不能从碳水化合物中获得足够的能量时,它可能会开始分解脂肪产生酮体,这可能导致酮症酸中毒。
- 由于能量供应不足,可能会出现情绪波动、焦虑、抑郁和认知功能下降。
- 碳水化合物对于维持某些免疫细胞的功能至关重要,因此摄入不足可能影响免疫系统的效能。

维生素——生命的催化剂

维生素是个庞大的家族,现阶段所知的维生素就有几十种,按溶解性可将其分为脂溶性维生素及水溶性维生素两大类。维生素大多存在于新鲜的蔬菜、水果、发酵食物中,是维持人体生命活动必不可少的一大类有机物质。这类物质的含量在食物中极少,不能为机体提供能量,也不是构成机体的结构物质,但却是必不可少的微量营养素,与机体内代谢密切相关。大多数维生素不能在人体内合成。

常见的维生素来源:

- 维生素 A:动物肝脏、鱼肝油、乳制品、蛋黄、胡萝卜、南瓜等。
- 维生素 B_1:糙米、全麦面包、豆类、瘦肉、鸡蛋等。
- 维生素 B_2:牛奶、酸奶、动物肝脏、蛋类、绿叶蔬菜等。
- 维生素 B_6:鸡肉、鱼类、瘦肉、豆类、坚果等。
- 维生素 B_{12}:动物肝脏、肉类、鱼类、蛋类等。

- 维生素 C：柑橘类水果、草莓、猕猴桃、西红柿、绿叶蔬菜等。
- 维生素 D：鱼肝油、蘑菇、蛋黄等。
- 维生素 E：植物油、坚果、绿叶蔬菜等。
- 维生素 K：绿叶蔬菜、肝脏、乳制品等。

大部分维生素必须从食物中获取，如若缺乏，会引起营养不良性疾病。

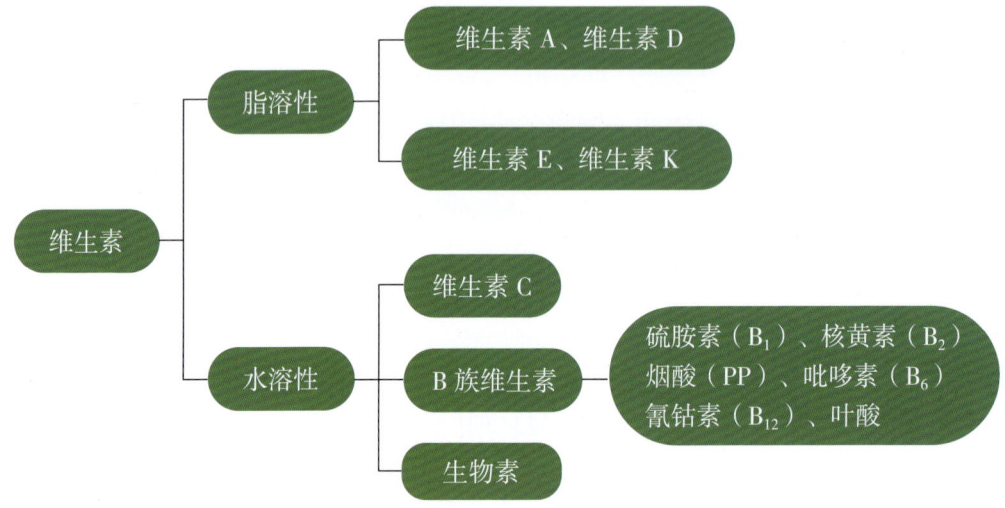

矿物质——生命的构造

矿物质是除碳、氢、氧、氮以外的其余元素。食物中含有很多含量不等的矿物质，其中有很多对于高等植物和动物来说是维持生长和代谢所必需的。矿物质又叫无机盐，含量大于体重 0.01% 者被称为常量元素，包括钙、磷、钠、钾、氯、镁、硫等；小于体重 0.01% 者被称为微量元素，主要有铁、锌、碘、硒、铜、氟等。

矿物质的特点：

- 矿物质不能在人体内合成，必须从食物中摄取。
- 矿物质在人体内分布极不均匀。
- 某些微量元素在人体的需求量很小，但其生理剂量与中毒剂量之间相差也很小，摄入过多，可产生中毒。

•人体中的矿物质会随着人体的新陈代谢如出汗、尿液、粪便等排出，所以需要从饮食中补充足够的矿物质。

矿物质的生理功能：

•参与组织和细胞的结构。

•调节细胞膜的通透性，维持正常渗透压和酸碱平衡。

•镁、钾等矿物质对于神经肌肉功能的正常运作至关重要，缺乏这些矿物质会导致肌肉痉挛、心律失常等问题。

•铁、锌等矿物质对于保持血液健康和免疫系统的正常功能非常重要，缺乏这些矿物质会导致贫血、免疫力下降等问题。

膳食纤维——生命的补充

膳食纤维是指 10 个或 10 个以上单体单位的碳水化合物聚合体，在人类的小肠不被内源性酶水解，但在人体的肠道内具有十分重要的生理功能，包括纤维素、半纤维素、木质素果胶等。

膳食纤维的生理作用主要有以下几方面：

•膳食纤维可以增加粪便体积、软度和肠道蠕动，帮助粪便排泄，减少便秘和其他肠道问题。

•长时间不摄入足够的膳食纤维可能导致便秘或其他消化问题。

•膳食纤维可以结合胆固醇并将其排出体外，从而降低血液中的胆固醇水平，预防心血管疾病。

•膳食纤维可以减缓食物在肠道中的消化吸收速度，从而降低血糖水平，预防糖尿病和其他代谢性疾病。

•膳食纤维可以吸收水分而膨胀，增强饱腹感，减少进食量，有助于控制体重。

- 膳食纤维可以为肠道菌群提供营养物质和生长环境，促进肠道菌群平衡，维持肠道健康。

膳食纤维的食物来源：

全谷类：糙米、麸皮、小米、荞麦。

蔬果类：绿叶蔬菜、四季豆、苹果、香蕉。

薯类：红薯。

菌藻类：紫菜、海带、蘑菇。

不同食材的营养成分

谷类、薯类及杂豆类

谷类食物主要包括小麦、大米、玉米、小米及高粱等；薯类包括土豆、甘薯、木薯等；杂豆类包括红小豆、绿豆、芸豆和花豆等。我国居民膳食以大米和面粉为主，称之为主食，我国居民所称的"杂粮"通常包括除了大米、面粉以外的谷类和杂豆类。在我国居民膳食中，谷类食物占膳食的构成比例较大，《中国居民营养与慢性病状况报告》显示，中国居民的总体营养状况呈现出两个突出问题：营养不良和营养过剩。

在农村地区，营养不良依然是一个严重的问题。由于经济条件的限制以及不良的饮食习惯，农村居民的营养摄入往往不足。调查显示，农村地区的居民普遍缺乏优质蛋白质、维生素和微量元素。这种营养不良导致了一系列健康问题，尤其是儿童的生长发育问题。

另一方面，城市居民的饮食结构正在发生巨大的变化，营养过剩成为一个严重的挑战。高热量、高脂肪、高盐和高糖的食品摄入过多，导致了肥胖、高血压、高血脂和糖尿病等慢性疾病的急剧增加。数据显示，城市地区有超过30%的居民超重或肥胖，而慢性疾病的患病率也在不断攀升。

谷类的营养成分

◆蛋白质

谷类蛋白质含量一般在7.5%～15.0%。小麦的谷蛋白和醇溶蛋白具有吸水膨胀性，可形成具有可塑性和延展性的面筋质网状结构，适宜于制作成各种面点。

◆碳水化合物

谷类碳水化合物含量高，是碳水化合物最重要的来源，谷类主要为淀粉。另外，谷皮中含有丰富的膳食纤维，加工越精细，膳食纤维丢失越多，故全谷类食物是膳食纤维的重要来源。

◆脂肪

谷类脂肪含量普遍较低，为1%～4%，但燕麦脂肪为7%。小麦胚芽脂肪含量可达10.1%，而玉米胚芽中脂肪含量则更高，一般在17%以上，常用来加工玉米胚芽油。玉米胚芽油中不饱和脂肪酸含量达80%，主要为亚油酸和油酸，其中亚油酸占油脂总量的50%以上。

◆矿物质

谷类矿物质含量为1.5%～3.0%。矿物质中主要是磷和钙，多以植酸盐形式存在，消化吸收较差。其主要存在于谷皮和糊粉层中，加工过程中容易损失。

◆ 维生素

谷类是摄入 B 族维生素的重要来源，如维生素 B_1、维生素 B_2、烟酸、泛酸和维生素 B_6 等，但玉米中的烟酸为结合型，不易被人体吸收，经加碱加工后可转化为游离型烟酸。谷类的维生素主要存在于糊粉层和胚芽中，精加工的谷物其维生素大量损失。玉米和小米含少量胡萝卜素，玉米和小麦胚芽中含有较多的维生素 E。

薯类的营养成分

薯类包括土豆、芋头、山药、豆薯等，淀粉含量为 8%～29%，蛋白质和脂肪含量较低，含一定量的维生素和矿物质，并富含各种植物化学物。

土豆中酚类化合物含量较高，多为酚酸物质，包括水溶性绿原酸、咖啡酸、没食子酸和原儿茶酸。

山药块茎主要含山药多糖（包括黏液质及糖蛋白）、胆固醇、麦角固醇、油菜素甾醇、β-谷甾醇、多酚氧化酶、植酸及皂苷等多种活性成分，这些化学成分是山药营养价值和生物活性作用的物质基础。

杂豆类的营养成分

杂豆类主要有豌豆、蚕豆、绿豆、红豆、豇豆、红小豆和芸豆等。

杂豆类碳水化合物占 50%～60%，主要以淀粉形式存在。

杂豆类蛋白质占 20% 左右，含量低于大豆。《中国居民膳食指南》把杂豆类归到谷薯类，但杂豆类蛋白质的氨基酸模式比谷类好。

杂豆类脂肪含量也极少，为 1%～2%，其营养素含量与谷类更接近。

由于杂豆类淀粉含量较高，因此杂豆类多数可以制作成粉条、粉皮、凉皮等。这些产品中大部分蛋白质被去除，故其营养成分以碳水化合物为主，如粉条含淀粉 90% 以上。

大豆类

◆ 蛋白质

大豆的蛋白质含量为35%～40%。大豆中蛋白质赖氨酸含量较多，氨基酸模式较好，具有较高的营养价值，属于优质蛋白质。大豆与谷类食物混合食用，可较好地发挥蛋白质的互补作用。

◆ 脂肪

大豆中脂肪含量为15%～20%，以黄豆和黑豆较高，可用来榨油。大豆油是目前我国居民主要的烹调用油。

◆ 碳水化合物

大豆中碳水化合物含量为25%～30%，其中一半为可供利用的阿拉伯糖、半乳聚糖和蔗糖，淀粉含量较少；另一半为人体不能消化吸收的寡糖，存在于大豆细胞壁中，如棉子糖和水苏糖。

◆ 矿物质与维生素

大豆含有丰富的钙、铁、维生素B_1和维生素B_2，还富含维生素E。

蔬菜、水果类

蔬菜和水果种类繁多，富含人体所必需的维生素、矿物质，水分和酶类含量较多，含有一定量的碳水化合物，膳食纤维丰富，蛋白质、脂肪含量很少。由于蔬菜、水果中含有多种有机酸、芳香物质和色素等成分，使水果具有良好的感官性质，对于增进食欲、促进消化、赋予食物多样化具有重要意义。此外，蔬菜和水果富含多种植物化学物，具有多种对人体健康有益的生物学作用。

蔬菜的营养成分

◆ 蛋白质

大部分蔬菜的蛋白质含量很低，一般为 1% ~ 2%，鲜豆类平均为 4%。菌藻类中发菜、干香菇和蘑菇的蛋白质含量超过 20%，必需氨基酸含量较高且组成均衡，因此其营养价值较高。

◆ 脂肪

蔬菜的脂肪含量极低，大多数蔬菜的脂肪含量不超过 1%。

◆ 碳水化合物

不同种类蔬菜的碳水化合物含量差异较大，一般为 4% 左右，但藕、南瓜等含量较高。蔬菜所含碳水化合物包括单糖、双糖、淀粉及膳食纤维。含单糖和双糖较多的蔬菜有胡萝卜、西红柿、南瓜等。蔬菜所含纤维素、半纤维素等是膳食纤维的主要来源，其含量在 1% ~ 3%，叶菜类和茎类蔬菜中含有较多的纤维素和半纤维素，而南瓜、胡萝卜、西红柿等则含有一定量的果胶。近年来，膳食纤维对人体健康的有益作用已经得到广泛认可。另外，蘑菇和银耳等菌藻类中的多糖物质，具有提高人体免疫力和辅助抗肿瘤的作用。

◆ 矿物质

蔬菜中含量丰富的矿物质有钙、磷、铁、钾、钠、镁和铜等，其中以钾含量最多，其次为钙和镁，是我国居民膳食中矿物质的重要来源。绿叶蔬菜一般含钙、铁比较丰富，如菠菜、油菜、苋菜等。另外，蔬菜中的草酸不但影响本身所含钙和铁的吸收，而且影响其他同食食物中钙和铁的吸收。含草酸较高的蔬菜有菠菜、苋菜及鲜竹笋等。

◆ **维生素**

蔬菜中的维生素含量与品种、鲜嫩程度和颜色有关，一般叶部含量较根茎部高，嫩叶比枯老叶高，深色菜叶比浅色菜叶高。嫩茎、叶、花椰菜类蔬菜（如油菜、西蓝花）富含 β-胡萝卜素、维生素 C、维生素 B_2 和矿物质；胡萝卜素在绿色、黄色或红色蔬菜（如胡萝卜、南瓜和苋菜）中含量较高。维生素 B_2 和叶酸在绿叶菜中含量较高。总体来说，深色蔬菜中的维生素含量高于浅色蔬菜，建议日常摄入时深色蔬菜应占蔬菜总量的一半。

水果的营养成分

◆ **碳水化合物**

水果中所含碳水化合物为 6%～28%，水果含糖较蔬菜多且具甜味，主要是果糖、葡萄糖和蔗糖，还富含纤维素、半纤维素和果胶。不同种类和品种间也有较大差异，仁果类（如苹果、梨）以果糖为主，核果类（如桃、李、柑橘）以蔗糖为主，浆果类（如葡萄、草莓）则以葡萄糖和果糖为主。在水果成熟过程中，淀粉逐渐转化为可溶性糖，使水果的甜度增加。

◆ **矿物质**

水果中含有人体所需的各种矿物质，如钾、钠、钙、镁、磷、铁、锌、铜等，其中钾、钙、镁和磷含量较多。

◆ **维生素**

新鲜水果中含维生素 C 和胡萝卜素较多，而维生素 B_1、维生素 B_2 含量较少。鲜枣、草莓、柑橘、猕猴桃中维生素 C 含量较多，杧果和杏等含胡萝卜素较多。

畜禽、水产品

畜肉、禽肉和水产品属于动物性食物，能为人体提供优质蛋白质、脂肪、矿物质和部分维生素，还可加工成各种制品和菜肴，是人类重要的食物资源，成为人类膳食重要的组成部分。随着我国居民膳食结构的变化，该类食物的摄入量逐渐增加。

畜禽肉类营养成分

◆ 蛋白质

畜禽肉类中的蛋白质大部分存在于肌肉组织中，含量为 10% ~ 20%，属于优质蛋白质。因动物的品种、年龄、肥瘦程度及部位不同，蛋白质含量有较大差异，如猪肉蛋白质平均含量为 13.2%，牛肉、鸡肉为 20%，鸭肉为 16%。畜禽内脏如肝、心等蛋白质含量较高；皮肤和筋腱多为结缔组织，主要含胶原蛋白和弹性蛋白，由于缺乏色氨酸、蛋氨酸等必需氨基酸，因此蛋白质的利用率低，其营养价值也低。畜禽肉中含有能溶于水的含氮浸出物，使肉汤具有鲜味，成年动物含氮浸出物含量高于幼年动物。禽肉的质地比畜肉细嫩且含氮浸出物多，故禽肉炖汤的味道比畜肉鲜美。

◆ 脂肪

同样因牲畜的品种、年龄、肥瘦程度以及部位不同，畜禽肉中脂肪含量有较大差异，如猪肥肉脂肪含量高达 90%，猪前肘为 31.5%，猪里脊肉为 7.9%；牛五花肉为 5.4%，瘦牛肉为 2.3%。畜肉中猪肉脂肪含量的最高，其次是羊肉，牛肉和兔肉较低；在禽类中，鸭和鹅肉的脂肪含量较高，鸡和鸽子次之。畜禽内脏中，脑组织的脂肪含量最高。与畜肉相比，禽肉类脂肪含量较少，而且熔点低，易于消化吸收。

◆ 碳水化合物

畜禽肉中的碳水化合物以糖原形式存在于肌肉和肝脏中，含量极少。

◆ 矿物质

畜禽肉中的矿物质含量为 0.8% ~ 1.2%，瘦肉中的含量高于肥肉，内脏高于瘦肉。畜禽肉和动物血中铁含量丰富，且主要以血红素铁的形式存在，生物吸收利用率高，是膳食铁的良好来源。牛肾和猪肾中硒的含量较高，是其他食物的数十倍。此外，畜肉还含有较多的磷、硫、钾、钠、铜等。禽肉中也含钾、钙、钠、镁、磷、铁、锰、硒及硫等，其中硒的含量高于畜肉。

◆ 维生素

畜禽肉可提供多种维生素，其中以 B 族维生素和维生素 A 为主，而在内脏尤其是肝脏中，这两类维生素含量较高。维生素 A 的含量以牛肝和羊肝最高，维生素 B_2 则以猪肝含量最高。

水产品的营养成分

◆ 蛋白质

因鱼的种类、年龄、肥瘦程度及捕获季节等不同，鱼类中蛋白质的含量有所区别，一般为 15% ~ 25%。鱼类中含有人体必需的各种氨基酸，尤其富含亮氨酸和赖氨酸，属于优质蛋白。鱼类肌肉组织中肌纤维细短，间质蛋白少，水分含量多，组织柔软、细嫩，较畜禽肉更易消化，其营养价值与畜禽肉相近。鱼类结缔组织和软骨蛋白质中的胶原蛋白和黏蛋白丰富，煮沸后呈溶胶状，是鱼汤冷却后形成凝胶的主要物质。鱼类还含有较多的其他含氮物质，是鱼汤的呈味物质。其他水产品中，河蟹、对虾、章鱼的蛋白质含量约为 17%，软体动物的蛋白质含量约为 15%，酪氨酸和色氨酸的含量比牛肉和鱼肉高。

◆ **脂肪**

鱼类脂肪含量低，不同种类的鱼，脂肪含量差别较大，一般为 1%～10%，主要分布在皮下和内脏周围，肌肉组织中含量很少。鱼类脂肪中不饱和脂肪酸丰富（占 80%），熔点低，消化吸收率可达 95%。一些深海鱼类脂肪中长链多不饱和脂肪酸含量高，具有调节血脂、预防动脉粥样硬化、辅助抗肿瘤等作用。鱼类胆固醇含量一般约为 1 mg/g，但鱼子中含量较高，如鳕鱼子胆固醇含量为 10.7 mg/g。蟹、河虾等脂肪含量约 2%，软体动物的脂肪含量平均为 1%。

◆ **碳水化合物**

鱼类的碳水化合物含量低，仅为 1.5% 左右，主要以糖原形式存在。有些鱼不含碳水化合物，如草鱼、青鱼、鳜鱼、鲈鱼等。其他水产品中，海蜇、牡蛎和螺蛳等含量较高，为 6%～7%。

◆ **矿物质**

鱼类的矿物质含量为 1%～2%，含量最高的是磷，占总成分的 40%。钙、钠、氯、钾及镁含量也较丰富，鱼类中钙的含量较畜禽肉高，是良好的补钙来源。此外，鱼类含锌、铁、硒也较丰富，如白条鱼、鲤鱼、泥鳅、鲑鱼、鲈鱼、带鱼和沙丁鱼中锌含量均超过 0.02 mg/g。

河虾的钙含量高达 3.25 mg/g，河蚌中锰的含量高达 0.596 mg/g，鲍鱼、河蚌和田螺中铁含量较高，虾类锌含量也较高。软体动物中矿物质含量为 1.0%～1.5%，其中钙、钾、铁、锌、硒和锰含量丰富，如生蚝中锌含量高达 0.712 mg/g，蛏干为 0.136 mg/g，螺蛳为 0.102 mg/g，海蟹、牡蛎和海参等的硒含量都超过 0.5 μg/g。

◆ **维生素**

鱼类的肝脏是维生素 A 和维生素 D 的重要来源,也是维生素 B_2 的良好来源,维生素 E、维生素 B_1 和烟酸的含量也较高,但几乎不含维生素 C。黄鳝中维生素 B_2 含量为 0.98 mg,每 100 g 河蟹和每 100 克海蟹中维生素 B_2 的含量分别为 0.28 mg 和 0.39 mg。

软体动物维生素的含量与鱼类相似,但维生素 B_1 较低。另外,贝类食物中维生素 E 含量较高。

乳和乳制品

乳包括牛乳、羊乳和马乳等,其中人们食用最多的是牛乳。乳能满足初生幼仔迅速生长发育的全部需要,是营养素齐全、易消化吸收的一种优质食品,也是各年龄组健康人群及特殊人群(如婴幼儿、老年人、患病人群等)的理想食品。

乳的营养成分

◆ **蛋白质**

牛乳的蛋白质含量为 2.8%～3.3%,乳的蛋白质消化吸收率为 87%～89%,属于优质蛋白质。

◆ **脂类**

乳中脂肪含量一般为 3.0%～5.0%。乳脂肪呈高度乳化状态,以微粒分散在乳浆中,吸收率高达 97%。乳脂肪中脂肪酸组成复杂,油酸、亚油酸和亚麻酸分别占 30%、5.3% 和 2.1%,短链脂肪酸(如丁酸、乙酸、辛酸)含量也较高。这是乳脂肪风味良好且易于消化的原因。

◆ 碳水化合物

乳中碳水化合物主要为乳糖，含量为 3.4% ~ 7.4%，人乳中含乳糖最高，羊乳次之，牛乳最少。乳糖有调节胃酸、促进胃肠蠕动和消化液分泌的作用，还能促进钙的吸收和肠道乳酸杆菌繁殖，对维持肠道健康具有重要意义。

◆ 矿物质

乳中矿物质含量丰富，富含钙、磷、钾、镁、钠、硫、锌、锰等，每 100 mL 乳中钙含量为 104 mg，且吸收率高，是钙的良好来源。乳中铁含量很低，喂养婴儿时应注意铁的补充。

◆ 维生素

牛乳中维生素含量与饲养方式和季节变化有关，如放牧期牛乳中维生素 A、维生素 D、胡萝卜素和维生素 C 含量较冬、春季在棚内饲养明显增多。牛乳中维生素 D 含量较低，但夏季日照多时，其含量有一定的增加。牛乳是 B 族维生素的良好来源，特别是维生素 B_2 含量丰富。

蛋类

蛋类主要包括鸡蛋、鸭蛋、鹅蛋、鹌鹑蛋和鸽蛋等，食用最普遍、销量最大的是鸡蛋。

蛋的营养成分

◆ 蛋白质

蛋类蛋白质含量一般在 10% 以上。蛋清中较低，蛋黄中较高。鸡蛋蛋白的必需氨基酸组成与人体接近，是蛋白质生物学价值最高的食物，常被用作参考蛋白。

◆ 脂肪

蛋清脂肪含量极少，98%的脂肪集中在蛋黄中。蛋黄是磷脂的良好食物来源，蛋黄中的磷脂主要是卵磷脂和脑磷脂，除此之外还有神经鞘磷脂。卵磷脂具有降低血胆固醇的作用，并能促进脂溶性维生素的吸收。蛋类胆固醇含量较高，主要集中在蛋黄。适量摄入鸡蛋并不明显影响血清胆固醇水平，也不明显影响心血管疾病的发病风险。

◆ 碳水化合物

蛋类的碳水化合物含量较少，蛋清中主要是甘露糖和半乳糖，蛋黄中主要是葡萄糖，多与蛋白质结合的形式存在。

◆ 矿物质

蛋类的矿物质主要存在于蛋黄内，蛋清中含量极低，其中以磷、钙、钾、钠含量较多。此外，还含有丰富的铁、镁、锌、硒等矿物质。蛋黄中的铁含量虽然较高，但由于是非血红素铁，并与卵黄高磷蛋白结合，生物利用率仅为3%左右。

◆ 维生素

蛋类的维生素含量较为丰富，主要集中于蛋黄。蛋类的维生素含量受品种、季节和饲料的影响，以维生素A、维生素E、维生素B_2、维生素B_6和泛酸为主，也含有一定量的维生素D、维生素K等，维生素种类相对齐全。

坚果类

坚果是指富含油脂的种子类食物，如花生、瓜子、核桃、腰果、松子、杏仁、开心果等，其特点是高热量、高脂肪，所含脂肪中不饱和脂肪酸的含量较高，同时富含维生素E，对预防相关慢性疾病有益。

坚果的营养成分

◆ 蛋白质

坚果的蛋白质含量为12%～25%，但坚果中有些必需氨基酸含量相对较低，从而影响蛋白质的生物学价值。

◆ 脂肪

坚果中油脂含量为44%～70%，以不饱和脂肪酸为主。常见的核桃中脂肪含量最高超过60%，其中亚油酸为47%～73%，且富含亚麻酸和油酸。

◆ 碳水化合物

坚果的碳水化合物含量依不同种类而异，含量较高的如栗子为77.2%，其他较低，如核桃为9.6%，榛子为14.7%。

◆ 微量营养素

坚果中的矿物质比较丰富，含有大量的维生素E和硒等具有抗氧化作用的营养成分。如核桃、榛子、栗子等富含维生素E、B族维生素、钾、钙、锌和铁等矿物质元素，榛子的钾、钙、铁和锌等矿物质元素含量高于核桃、花生等，为矿物质的极佳膳食来源。另外，葵花子和花生仁中维生素B的含量是常见食物中含量较高的种类，每100 g葵花子的维生素B_6含量高达1.25 mg，每100 g核桃仁为0.73 mg。

不同营养素有什么作用

维生素

维生素的种类很多,通常可按溶解性质分为脂溶性和水溶性两大类。

脂溶性维生素:维生素 A、维生素 D、维生素 E、维生素 K。

水溶性维生素:B 族维生素(维生素 B_1、维生素 B_2、维生素 B_6、维生素 B_{12}、烟酸、泛酸、叶酸、生物素、胆碱)、维生素 C。

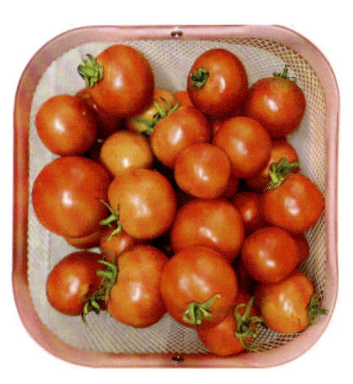

维生素也可根据其功能分类。如维生素 B_1、维生素 B_2、维生素 B_6、烟酸、泛酸及生物素在各种释放能量的细胞代谢反应中起辅酶作用;维生素 B_{12}、叶酸与细胞 DNA 的合成反应有关;维生素 A、维生素 C、维生素 E 及类胡萝卜素具有抗氧化性。

◆脂溶性维生素

脂溶性维生素广泛存在于各种食物中,其在体内的消化吸收机制与膳食脂肪相似。大部分脂溶性维生素被吸收后储存于肝脏中,而水溶性维生素在体内则很快被代谢。因此,脂溶性维生素缺乏症往往比水溶性维生素缺乏症的发展要缓慢得多。脂溶性维生素如摄入过多,可在体内蓄积,从而发生毒性反应。与水溶性维生素相比,其不易在常规烹饪中被破坏。

(1)**维生素 A(视黄醇)**:维生素 A 主要以两种形式存在于食物中:一

种是维生素A，另一种是维生素A原（胡萝卜素和类胡萝卜素）。维生素A为7种以上不同活性形式维生素的统称，其大部分存在于动物性食物中，如脂肪、乳制品及动物肝脏。

动物性食物为人类提供各种可在肠内转化为视黄醇的化合物，而植物性食物提供的大部分维生素A原是类胡萝卜素，主要存在于深黄色或深绿色的植物中。自然界已发现的将近600种类胡萝卜素中仅有50种可转化成维生素A。

一般来说，动物来源性食材补充维生素A的效果要显著高于植物来源性食物。

视黄醇可维持生殖功能，且是维生素A主要的转运和储存形式。视黄醛具有视觉活性，也是视黄醇氧化为维生素A酸的中间体。维生素A酸是细胞内的一种激素，可结合细胞间维生素A酸的受体蛋白，并形成可结合DNA的复合物，从而作为基因表达的一种调节因子来控制mRNA的合成。因此，维生素A酸可影响细胞的分化、生长及胚胎发育，这也就间接地解释了过量的维生素A具有致畸毒性的原因。

维生素A最主要的功能就是在暗光下维持正常的视觉，从而预防夜盲症。视黄醇的功能是作为视紫红质的一个组成部分，当光线到达视网膜时，视紫红质被漂白为视黄质，这个反应激发的电脉冲通过视觉神经传至大脑，并作为视觉图像的一部分被识别，这一过程称为光适应。此时若进入暗处，因对光敏感的视紫红质消失，故看不见物体。但如体内有充足的维生素A，视紫红质就可重新生成，对光的敏感性得以恢复，从而使人能在一定亮度的暗处看见物体。视觉对黑暗的适应能力降低是维生素A缺乏的早期表现。

（2）**维生素D**：自然界中存在着多种形式的维生素D，其中对人最重要的两种维生素D分别是维生素D_2（钙化醇，来源于植物）和维生素D_3（胆钙化醇，来源于动物）。

维生素D属于激素的范畴，尽管它是人体的必需营养素，但也可同激素一样被人体合成，然后通过血液从其生成位点转运至各作用位点。

在已知的天然食物中，很少含有维生素 D。而在经过加工的食物中，如人造黄油，其含量也很低。对于经常日光浴的人来说，饮食中不需额外补充维生素 D，皮肤中维生素 D_3 的合成量是由阳光强度、暴露在日光下的时间长短及皮肤中的黑色素决定的，而长期处于阴冷环境下的婴儿可能存在维生素 D 缺乏的危险。维生素 D 缺乏会使骨骼不能正常钙化而导致生长延迟和骨骼畸形。那些衣服紧裹、排斥阳光的人，以及某些不爱出门活动的老年人可能存在维生素 D 缺乏的危险。

维生素 D 可结合甲状旁腺激素（PTH），从而调节体内的钙、磷平衡。其可通过三个途径提高血液中的钙、磷水平：①刺激小肠对钙、磷的吸收；②刺激肾脏对钙、磷的重吸收；③钙、磷从骨骼中回收进入血液。

钙三醇的生成严格地受体内所需钙水平的调控，主要控制因子为钙三醇的水平、血液中的 PTH、钙及磷的水平。研究证实，维生素 D 存在于大部分细胞内，几乎在所有细胞中均发挥作用，这可能就是维生素 D 缺乏会导致畸形的最佳解释。此外，若儿童的维生素 D 不足，其易感性明显增加，这表明维生素 D 具有调节免疫的功能。

（3）维生素 E： 维生素 E 至少以 8 种不同的形式（生育酚或三烯生育酚）存在于自然界中。生育酚是存在于种子和鱼油中的油状化合物，其由两个相连的碳环和一个碳侧链组成。碳侧链的长度和位置将不同的生育酚区分开来（α-生育酚、β-生育酚、γ-生育酚、δ-生育酚）。而三烯生育酚是指侧链中含有三个双键的化合物。

维生素 E 含量最丰富的食物是植物油，第二大来源是坚果。此外，几乎所有的蔬菜和肉类均含有少量的维生素 E。维生素 E 最基本的功能特性是抗氧化性（通过维生素 E 本身极易被氧化的性质来阻止或抑制其他物质被氧化）。

（4）维生素 K： 自然界中存在两种形式的维生素 K：一种是存在于绿色植物中的维生素 K_1（叶绿醌）；另一种是由肠道细菌合成并少量存在于动物组织中的维生素 K_2（亚硫酸氢钠甲萘醌）。另外，也有人工合成的维生素 K_3

（甲萘醌）。

人体所需的维生素 K 中，有将近一半的量可直接由肠道的细菌提供，另一半可从食物中摄取。维生素 K 广泛存在于各种食物中，其中含量较多的有绿叶蔬菜、大豆和麦麸。水果及大部分动物性食物中维生素 K 的含量很少。由于不同肠道细菌产生维生素 K 的数量不同，所以到目前为止仍无法确定维生素 K 的推荐摄入量。

一般情况下，人体不会缺乏维生素 K，且对维生素 K 的需求量很低。种类多样的饮食通常可提供每天 300～500μg 的维生素 K。

◆ 水溶性维生素

（1）硫胺素（维生素 B_1）： 硫胺素（维生素 B_1）广泛分布于各种动物性食物和植物性食物中，通常含量较低。酵母和酵母提取物是硫胺素最丰富的食物来源，但人类对其食用量很少。谷类产品在精制过程中会流失大量的硫胺素，所以应鼓励人们食用全谷食物，以满足机体对硫胺素的日常需求量。

因硫胺素是水溶性维生素，故其在人体内的储存量很有限，这就造成了人体对该维生素的需求具有持续性。与脂溶性维生素相比，硫胺素短期缺乏就会导致相应的缺乏症。

硫胺素在人体中最基本的功能是作为辅酶，参与糖类的分解代谢。此外，还有保护神经系统、促进胃肠道蠕动、增进食欲的作用。通常肠道中的细菌可合成硫胺素，但极少能被人体吸收。

在我国，硫胺素缺乏症患者的比例高于西方国家，这是由于我国很多人长期以精制大米和精制小麦面粉为主食、长期酒精摄入过量及长期少量进食。

（2）核黄素（维生素 B_2）： 核黄素广泛存在于各种动物性食物和植物性食物中，但其含量均较低。在我国，核黄素最重要的食物来源是谷类产品、动物内脏、坚果、乳及乳制品。当这类食物被小肠吸收后，核黄素必须转化成活性形式。它是新陈代谢细胞中的必需成分，但与硫胺素一样，在体内的储存量很少。

（3）**烟酸（维生素 B$_3$）**：目前已鉴定出两种形式的维生素 B$_3$，即烟酸（烟碱酸）和烟酰胺（烟碱）。烟酸的最佳食物来源为富含蛋白质的食物，如动物内脏、肉类、禽类、豆类及花生。除了直接从食物中摄取外，烟酸在人体内还可由色氨酸经过一定的转化而形成。

烟酸与核黄素在细胞代谢中的作用关系密切，临床上经常出现患者同时患有这两种维生素缺乏症的情况。烟酸缺乏症（糙皮病）可伴腹泻、皮炎、痴呆，甚至死亡。

（4）**维生素 B$_6$**：在天然食物中维生素 B$_6$ 有三种形式，即吡哆醇、吡哆醛和吡哆胺，其广泛存在于动物性食物和植物性食物中。豆类、坚果、土豆和香蕉含有丰富的吡哆醇，而猪肉、鱼是吡哆醛和吡哆胺最丰富的食物来源。维生素 B$_6$ 的生物利用率随食物种类的不同而不同，食物的储藏和加工过程会对其造成损失。

人体对维生素 B$_6$ 的需求量与蛋白质的摄入量有关。当人体消化蛋白质增多时，维生素 B$_6$ 的需求量也随之增加。通常人体对维生素 B$_6$ 的需求量很小，因此其缺乏症也很少见。维生素 B$_6$ 缺乏症类似于糙皮病，且可间接导致烟酸缺乏症，因为色氨酸转化为烟酸的过程及叶酸代谢的过程均需维生素 B$_6$。

维生素 B$_6$ 主要储存于肌肉组织中，这一点与其他水溶性维生素不同。大量摄入维生素 B$_6$ 是不安全的，维生素 B$_6$ 的推荐摄入量上限为每天 100 mg，当维生素 B$_6$ 的摄入量超过每天 200 mg（包括一些补充剂）时，人会患一种称为"感觉性神经病"（神经纤维感觉传导受损）的疾病。

（5）**泛酸**：泛酸或泛酸盐主要以辅酶 A 及其衍生物的形式广泛存在于各种食物中，动物肝脏、肾脏和蛋类（尤其是蛋黄）是其最丰富的食物来源。

目前，关于泛酸缺乏症的病例尚无相关的报道，也未检索到 WHO 关于泛酸的推荐摄入量。然而，多样化饮食通常能提供每天 5～10 mg 的泛酸，可完全满足人体需求。另外，关于肠道菌可合成泛酸的含量多少，目前还不清楚。

（6）**生物素**：生物素有 8 种异构体，但只有一种具有维生素活性。其广泛存在于各种食物中，最佳的食物来源有蛋黄、啤酒酵母、大豆、动物肝脏、肉类，果蔬中也有少量分布。肠道细菌可合成相当数量的生物素，因而很难确定人体对生物素的饮食需求量。多样化的饮食每天可提供 50～100 mg 的生物素，通常可满足人体需要。

（7）**叶酸**：叶酸是许多具有叶酸（蝶酰谷氨酸或 PGA）生物活性的化合物的统称。叶酸的维生素源，必须在体内转化为具有生物活性的叶酸才可被利用。不同形式叶酸的生物活性、稳定性及生物利用率差异很大。在动物性食物中（如肝脏），大部分叶酸很容易被十二指肠和空肠吸收；在植物性食物中，大部分叶酸必须在叶酸共轭酶（肠道细菌产生）的作用下水解后才能被吸收。

叶酸缺乏可影响细胞的分裂及蛋白质的合成。如叶酸不足，则 DNA 的合成减缓，细胞不能正常分裂，红细胞和胃肠道细胞的更新受阻，因此叶酸缺乏症起初是以贫血和胃肠道反应为主要特征的。此外，舌炎也是叶酸缺乏突出的症状，表现为舌质红、舌乳头萎缩、表面光滑，俗称"牛肉舌"，伴有疼痛。叶酸缺乏（伴维生素 B_6 和维生素 B_{12} 缺乏）也可能导致血液中同型半胱氨酸浓度增加（同型半胱氨酸血症），从而引起血管毒性，增加患血栓症的风险。叶酸缺乏还可导致胎儿神经管缺陷（NTD）。

（8）**维生素 B_{12}**：食物中的维生素 B_{12} 主要有三种形式，即甲钴胺、腺苷钴胺和羟钴胺。人体内的维生素 B_{12} 几乎完全是由动物性食物提供的，动物内脏、蛋类、海产品、乳制品及发酵食品均是维生素 B_{12} 很好的食源。自然界中存在的维生素 B_{12} 是由微生物合成的，而肠道细菌能够产生多少可被人体利用的维生素 B_{12}，到目前为止还不十分清楚。

小肠吸收维生素 B_{12} 的过程中，需要一种称为内因子的分子参与。它是由胃分泌的，可促进维生素 B_{12} 转运至回肠的内皮细胞中，这一过程同时还需钙离子的参与。人体对维生素 B_{12} 的储存能力很强，其在体内能够被有效地循环利用，所以正常代谢需求量很少。因此，维生素 B_{12} 缺乏症可能将推迟至 10 年后显现，2 年内发病的很少见。

因为叶酸的活化需要维生素 B_{12}，所以维生素 B_{12} 缺乏往往伴随着因叶酸缺乏而引起的贫血，单独补充维生素 B_{12} 或叶酸均可治疗这种贫血症。如在维生素 B_{12} 缺乏的情况下仅补充叶酸，其维生素 B_{12} 缺乏症的贫血症状可能会消除，但神经症状还将持续。由此可见，叶酸缺乏症可掩盖维生素 B_{12} 缺乏症，因此，谷物供应的大量叶酸可能会导致一些人（中老年人）发生维生素 B_{12} 缺乏症的风险升高。

（9）**抗坏血酸（维生素 C）**：维生素 C 有两种存在形式：L- 抗坏血酸（大部分维生素 C 的存在形式）和 L- 脱氢抗坏血酸。其最佳的食物来源是常见的水果和蔬菜。抗坏血酸很不稳定，在高温、碱性和暴露于空气的条件下很容易被破坏。其极易溶于水，在水果和蔬菜的前处理和烹饪过程中损失很大。

在我国，维生素 C 缺乏的可能性很小，因此坏血病（维生素 C 缺乏症）可以说是一种稀有疾病。人们通过饮食，尤其是多食用维生素 C 含量丰富的食物，如番木瓜、橙子、红辣椒、猕猴桃等，每天可获取高达 1g 以上的维生素 C。在过去的 20 年间，人们逐渐认识到抗氧化剂（如维生素 A、维生素 C、维生素 E）在维持健康和预防疾病中的作用。维生素 C 有清除引起细胞损伤的氧自由基和将生育酚羟自由基重新合成维生素 E 的作用。研究证实，大量摄入维生素 C 可降低患某些癌症（如胃癌）、白内障的风险。维生素 C 很容易与亚硝酸（火腿、意大利腊肠等腌肉的防腐剂）发生反应，清除胃中的亚硝酸盐，阻止其转化为致癌物亚硝胺。还有研究表明，维生素 C 缺乏与冠心病导致的死亡率升高有关。

膳食纤维

定义

经过多年的研究，膳食纤维的定义于在 2008 年 11 月 4 日南非举行的联合国粮农组织（FAO）/世界卫生组织（WHO）营养与食品法典委员会特殊膳食（CCNFSDU）第30届会议上经与会专家一致通过，即膳食纤维是指10个或10个以上单体单位的碳水化合物聚合体，在人类的小肠中不被内源性酶水

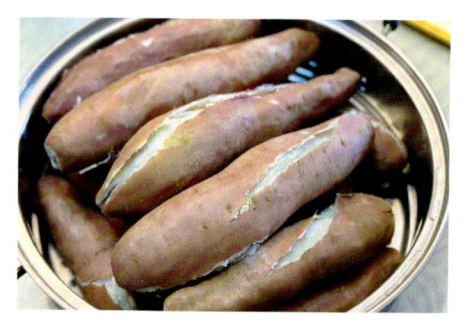

解。作为食品中自然存在的可食用的碳水化合物聚合体，它是从食品原料中用物理、酶或化学手段获得的。普遍接受的科学证据证明，它对人体健康有利。

此定义明确了膳食纤维的几个不同特点，与其生物来源（植物）、化学组成（主要是碳水化合物）、生理作用（对肠道、血液系统）及作为微生物生长的底物有关，特别是定植于大肠中的细菌。此定义省略了膳食纤维的另一重要特性——其对食物的物理性状的贡献。

膳食纤维具有轻泻、降低血液胆固醇以及降低血糖等作用。不被消化的盒子形状的植物组织细胞可抑制通过小肠的过程中细胞内容物的释放。许多植物性食物的组织虽经咀嚼后被破坏，但仍具有完整的细胞结构，它们可降低含有糖、淀粉和其他营养素的细胞质的释放速率。当食用整个苹果时，葡萄糖被吸收进入血液的速率是直接摄入苹果汁的1/10，而整个苹果的摄入有利于得到更好的饱腹感。相似的结果出现在对整粒淀粉质谷物的消化实验中。降低葡萄糖的释放和吸收可产生更多有益的代谢反应，如对胰岛素来说，可更好地控制血糖水平。

膳食纤维与疾病预防

大量直接、间接的证据，包括急性动物实验以及大样本的人体流行病学调查均表明，膳食纤维对疾病具有预防作用。

◆ **心血管疾病**

高血脂水平，尤其是高胆固醇，是冠心病的危险因子。临床研究结果显示，某些膳食纤维（燕麦麸、果胶）加至饮食中，可促进胆固醇随粪便排出，从而降低血液中胆固醇水平。在消化过程中，胆固醇作为胆汁的成分分泌进入小肠，但在整个消化道又可随着膳食脂肪的吸收而被重吸收。某些膳食纤维可与胆固醇结合形成复合物而阻止其重吸收，最终将其排出体外。但是，将小麦麸和整粒的小麦产品加入饮食后，却不产生降低血液胆固醇的作用。

对饮食和心血管疾病的研究结果表明，高膳食纤维摄入量与心血管疾病风险的降低呈正相关。然而，对于提供膳食纤维的不同类型食物，只有谷类与心血管疾病的风险降低有关。小麦纤维是西方饮食中膳食纤维的主体，而这与已观察到的临床研究结果相矛盾。对此现象的一个解释是包含整粒谷物成分的高纤维也富含维生素、矿物质、植物化学抗氧化剂及其他微量营养素，这些物质可单独发挥预防心血管疾病的作用。

◆ **糖尿病**

高纤维、高碳水化合物以及低脂饮食可改善糖尿病患者的血糖及对胰岛素的控制，其与数种交互作用机制有关。

对 2 型糖尿病患者与健康人群的临床研究结果证实，饮食中加入纯化的燕麦胶、碾磨的燕麦或煮过的整粒燕麦仁，可改善血糖和胰岛素反应。这可能是由于燕麦的膳食纤维极易溶解，在肠道形成黏性溶液，从而减少淀粉的消化及淀粉消化产物糖的吸收。大麦食品和大麦的膳食纤维可产生类似的作用，但小麦食品、小麦麸和其他不溶的膳食纤维无此作用。

同时，餐后血糖反应也受淀粉组成的影响。直链淀粉比例高的淀粉消化较慢，血糖反应较平缓，即 GI 值较低。而玉米和水稻，其栽培、加工及烹饪方式均会影响餐后血糖反应。研究显示，低淀粉、低纤维及高脂饮食与血液胰岛素水平呈正相关，是 2 型糖尿病发病的危险因子。高纤维饮食也可改善

1型糖尿病患者的代谢。

◆ 大肠疾病

膳食纤维对大肠疾病的作用和结肠从肠内容物重吸收水分的功能及其中的细菌密切相关。细菌是结肠内容物的主要成分。对于一个典型西方饮食的人，细菌占粪便干重的40%~50%。膳食纤维摄入量高，可增加粪便的重量，其机制为易于发酵的纤维促进了细菌的增殖，而未发酵的纤维（多数来源于全小麦或小麦麸的纤维）具有保水作用。结果是，粪便因含水量增加而变软，并使肠蠕动加快，从而更易排出。纤维的轻泻作用广为人知，可预防便秘及盲肠疾病，尤其是全粒谷类的纤维。

摄入高纤维饮食的人群，结肠癌发病率低，包括以下两方面的原因：

①结肠中的任何致癌物质可被高纤维稀释并很快随粪便排出，从而降低致癌物与结肠内壁细胞的接触。

②进入结肠的碳水化合物最终均作为细菌的能量源而被利用，发酵的终产物在结肠内腔释放，包括气体（二氧化碳、甲烷）、低分子脂肪酸（乙酸、丙酸和丁酸）。这些酸使结肠环境酸化，从而消除了其他细菌代谢物（如氨）的毒性。

其中的丁酸尤为重要，其不仅是结肠上皮细胞的代谢产物，还可抑制癌细胞的生长，同时促进正常细胞的生长与分化。

尽管大量实验结果表明膳食纤维具有保护作用，但大型前瞻性流行病学研究显示，膳食纤维既不能预防，也不能治疗因长期饮食不当导致的结肠癌。有人认为，这是由于膳食纤维含有较多的膳食保护成分，如抗氧化物及矿物质，并不独立发挥作用，而是与全粒谷类食物共同提供保护作用。

膳食纤维的摄入量和推荐量

WHO推荐的摄入量为每天16~24 g的非淀粉多糖（NSP）或每天27~40 g的总膳食纤维（TDF）。在不同经济发展程度的国家，其实际摄入量可能较推荐量低很多。

我国膳食纤维的推荐量为成年人 25 ~ 30 g/d。但我国居民成年男性的摄入量为 13 g/d，女性为 12.5 g/d。在英国，膳食纤维的推荐量是基于每日产生 150 g 粪便、显著降低结肠癌发病率的 NSP 的摄入量。要达到此标准，英国人须将每人每日的 NSP 的摄入量从 12 g 增至 18 g。该 NSP 的量与其他许多国家的推荐量相似，只是表述方法不同。

美国食品药品监督管理局建议 2000 kcal（8.4 MJ）的饮食中 TDF 的含量应为 25 g，2500 kcal（10.5 MJ）的饮食中应为 30 g，该推荐量适用于整个人群，并未对儿童和青少年做出特别的规定。美国国家儿童健康与人类发展研究所建议儿童的 TDF 摄入量为每千克体重 0.5 gTDF。

矿物质

◆镁

与钙和磷相似，体内大部分的镁（Mg）主要集中于骨骼中。成年人约含镁 25 g。镁在代谢中扮演着重要的角色，如在氧化代谢及神经肌肉活动中可提高激酶的活性。

我国推荐镁的参考摄入量随年龄的增长而有所增加，成年男性为 350 mg、成年女性为 270 mg，孕妇和乳母为 400 mg。镁广泛存在于各种食物中，如谷物、蔬菜、乳制品及软饮料等。由饮食引起的镁缺乏症很少，一般是由其他疾病导致的，如酒精中毒、糖尿病、吸收障碍与肾病等。镁中毒也很少见，通常是伴随其他疾病而发生的，应对症治疗。

◆钾

钾离子（K^+）是细胞内液的主要阳离子，其通过与钠离子（Na^+）和氯离子（Cl⁻）的反应来调控体内水的平衡，同时参与神经–肌肉的电生理过程。

有些国家，钾的推荐摄入量（大于 8 岁）为 50～140 mmol/d。一般食物中均含有钾，豆类、坚果及水果都是钾的良好来源，其中香蕉、西红柿和柑橘中钾的含量较高。这意味着膳食钾的缺乏很少见。低血钾症（hypokalemia）可能与多种因素有关，如腹泻、高胰岛素、营养不良、应用利尿剂或轻泻剂等。

◆ 锌

人体内含锌（Zn）量约为 2 g，其中 60% 存在于肌肉中，30% 存在于骨骼中，少量（但不可忽视）存在于皮肤、肝脏和大脑中。锌的主要功能是作为百余种酶的组分（辅酶），这些酶参与一系列重要的代谢过程，如碳水化合物的代谢、DNA 的合成、蛋白质的合成、蛋白质的消化、骨骼代谢、大脑受体及神经递质的合成等。人体内没有锌的储备库，但当膳食中锌的含量不足时，人体内含锌酶的活性及血浆中锌的水平仍可维持几个月，这可能是锌从组织中被转运出来进行分解代谢的结果。

膳食中锌的生物利用率受一系列内外因素的影响，与铁类似。重度缺锌的临床表现为生长迟滞、骨骼及性发育缓慢、皮肤损害、腹泻，以及行为异常等。一般锌缺乏很少见，通常伴随着其他疾病出现。对于经济发展较落后的国家及摄入肉制品较少的个体来说，轻度的锌缺乏较为常见，表现为生长缓慢、神经生理功能受损等，可通过补锌得到改善。在缺锌地区，在学龄儿童的膳食中添加锌及多种矿物质，10 周后其神经运动功能可得到良好改善。限制饮食的老年人也可出现锌缺乏，研究发现在膳食中添加锌可提高老年人的免疫功能。而儿童处在生长发育期，对锌的需求量很高，如完全食素则使他们缺锌的概率大大升高。缺锌常伴随着缺铁，此种情况大多发生于年轻女性、孕妇及乳母（见铁缺乏）。

我国推荐的锌参考摄入量：婴儿 6 个月前为 1.5 mg/d；6 个月至 1 岁

为 8 mg/d；1～3 岁为 9 mg/d，4～6 岁为 12 mg/d，7～10 岁为 13.5 mg/d；11～17 岁男性为 19 mg/d，女性为 15 mg/d；成年男性为 15 mg/d，女性为 11.5 mg/d；孕妇为 16.5 mg/d；乳母为 21.5 mg/d。

锌摄入过量可引起恶心、呕吐等胃肠道反应，这有助于预防锌的毒性。如果摄入量大于 50 mg/d，虽然一般不会出现急性中毒症状，但可干扰铜的吸收；如果摄入量增至 400～600 mg/d，可因缺铜引起贫血。

◆ 硒

硒在食物中的含量反映了其在土壤中的含量及在食物链中的蓄积。一些国家的食物分析显示，硒含量最丰富的食物为鱼和动物肝脏，但对体内摄入硒贡献最大的是谷物。我国硒的推荐摄入量为成人 50 μg/d，乳母 65 μg/d。其主要是根据体重制订的，故未成年人的需求量可能较成人相对低一些。

在我国的克山县和其他缺硒地区，膳食中硒的含量较低（11 μg/d），低血浆硒引起的心肌改变曾是该地区盛行的一种地方性疾病——克山病。自补硒治疗后，克山病的发病率逐渐降低，自 1982 年至今未再发生。但克山病在全球其他土壤硒水平较低或膳食摄入硒含量较低的地区（如新西兰、芬兰）却并不常见，这可能与缺硒的程度有关。

硒能提高人体免疫力，预防肿瘤。美国的一项对 1312 人进行的临床试验（双盲对照试验）表明，口服 200 μg/d 的硒可明显降低前列腺癌、结肠直肠癌及肺癌的发病率，但对皮肤癌的发病率无显著影响。

◆ 钙

人体约含有 1 kg 的钙（Ca），主要以磷酸钙晶体（羟磷灰石）的形式集中存在于骨骼中。人体的其他组织也含有很少量的钙，其生理作用是参与肌纤维的收缩过程等。

研究表明，大肠中未被消化的碳水化合物可促进对钙的吸收。钙的生物利用率是指在消化过程中被溶解的程度，它与食物种类和加工方法有关（如在生面团的发酵过程中，酵母降解了小麦粉中的肌醇六磷酸）。在食物消化过程中，胃酸可溶解食物中的无机钙，但进入小肠后，某些在胃中未被消化的物质使 pH 值升高，使一些无机钙重新沉淀下来。在整个肠道中，钙是通过上皮细胞之间缓慢的扩散作用而被吸收的。在最接近小肠的部位，钙还可通过细胞间的转运被吸收。这一过程是由代谢活性（活性转运）驱动的，维生素 D 可促进这一驱动机制，摄食量小的人群，钙的吸收比例相对较高；摄食量大的人群，其吸收比例相对较低。这是对饮食的一个适应性生理反应。

钙被吸收后，以可溶性钙的形式进入血浆、细胞外液和骨骼。骨骼中含有大量的不溶性钙，而血浆中含有 5～10 g 的可溶性钙（正常浓度为 2.25～2.60 mmol/L），其始终处于一个相对恒定的状态。在一些激素的调节下，血浆中的可溶性钙可被沉淀为不溶性钙，而骨骼中的不溶性钙可以渗出并成为可溶性钙。肾脏可排出大量的钙，但大部分又通过肾小管被重吸收。钙可在尿中以草酸盐或磷酸盐的形式沉淀，其中磷酸盐以晶体（结石）的形式在肾脏或输尿管中形成。不同的饮食和疾病会影响它们的形成。钙的每日排出量与钙的摄入量、维生素 D、营养状况、生殖状况及年龄有关。高钙饮食者的尿钙水平通常也较高。成年人可通过吸收足量的钙来平衡尿钙的损失量。孕妇、婴儿及儿童，必须多食富含钙的食物来维持钙的平衡（利用量超过损失量），以促进新组织的合成。在制订各年龄阶段的人群维持健康所需的饮食摄入量时，上述因素必须加以充分考虑。

在约 30 岁时，人的骨质达到峰值，之后骨密度逐渐下降。女性绝经后骨密度迅速下降，男性骨密度的下降则较为平缓。若骨质变脆，容易骨折，即临床上所说的骨质疏松症，钙及骨的其他成分，均受骨质疏松症的影响。引起骨质疏松的原因目前还不是很明确，但饮食中的钙并不能改变骨质损失的速率。据统计，约 70% 的骨质参数是由遗传决定的。其他因素对骨质疏松也有一定的影响，所以儿童和青少年应摄入足够的钙以确保骨充分发育成长，成年人应保持足够钙的摄入和一定强度的运动。如女性在绝经后进行代激素治疗，也会引发与营养有关的骨质异常，可能与维生素 D 摄入不足有关，或与维生素 D 代谢异常有关，但其发病率相对较低。儿童缺钙易患佝偻病，成人缺钙将导致骨软化。佝偻病的特征是体形矮小、下肢畸形，而骨软化是骨质脱钙。牛奶和乳制品是目前所知的含钙较丰富的食物。

◆ 磷

磷（P）在体内以多种形式存在，主要存在于骨骼中。无机磷酸盐是骨中磷灰石晶体的组成部分，也是遗传物质（DNA 和 RNA）的成分。焦磷酸盐在机体产能过程中起着重要作用。大部分磷是在小肠中通过主动运输和被动扩散吸收的，胃也可吸收少量的磷。1,25- 二羟基维生素 D 可促进磷的吸收，但当它与钙以及肌醇六磷酸形成不溶性复合物时，可抑制磷的吸收。内腔中高含量的钙可降低 1,25- 二羟基维生素 D 的水平，从而抑制由 1,25- 二羟基维生素 D 促进的磷的吸收。饮食中的钙、磷比应达到多少，才能降低不溶性复合物的形成，使两种元素的吸收均达到最大化，还有待研究。牛奶中的磷含量较高，使钙的吸收率降低，一些仅用牛奶喂养的婴儿可能会因此而发生肌肉痉挛。母乳的钙、磷含量比较高，因此钙的吸收率也较高。通常杂食者对磷的吸收率约为 65%。人体内磷的平衡主要是通过肾脏来调节的，每日有 600～800 mg 的磷经尿液排出。磷的参考摄入量为婴儿每天约 150 mg，青少年发育期每天约 1000 mg，成人每天约 700 mg。磷广泛存在于各种食物中（谷物、乳制品、肉类等），因此膳食磷缺乏很少发生。

◆ 铁

体重为 70 kg 的成年男性的体内约含有 37 g 的铁（Fe），其中大部分以两种蛋白的形式存在，即血红蛋白和肌红蛋白。这些分子中也包含非蛋白结构，称为血红素。

与其他矿物质不同，铁的排泄无特定的生理机制。虽然它在人体内可得到有效的回收,但也可随上皮细胞自皮肤及肠道脱落而流失。此外,经期失血或外伤出血也可导致铁的流失,所以体内铁的含量在很大程度上取决于饮食的调节。肠道中铁的吸收主要受两个因素的影响:①铁在食物中的存在形式;②影响铁吸收的食物组分。在动物中,铁以血红素的形式存在。

总之,动物中的铁较谷物、蔬菜中的无机铁更易吸收。烹调可使铁的吸收率提高,同时食用富含维生素C的食物可进一步提高其吸收率。典型的杂食者对铁的吸收率约为20%,而素食者对铁的吸收率不足10%。铁的主要来源是谷物(40%)、肉类(女性17%、男性22%)和蔬菜(女性12.9%、男性11.7%),茶叶中的鞣酸单宁多酚等则会抑制铁的吸收。铁的化学性质很活跃,可与多种蛋白非特异性结合,还可催化氧化反应。在体内,铁通常与特定的蛋白结合,很少以游离铁的形式存在。铁在肠道中被吸收后,储存于铁蛋白中,当铁蛋白的储存已满,铁就与磷酸盐形成含铁血黄素。铁蛋白储存铁的能力很强,一分子铁蛋白可结合3000个铁原子。大量的铁蛋白储存于肠道黏膜上,随着黏膜细胞的不断脱落,一些已被吸收的铁回到内腔中,并通过粪便排出体外。另外一些被吸收的铁,则以铁蛋白形式转运至其他组织中(主要在肝脏中)储存或利用(例如转运至骨髓中参与血红蛋白的合成)。铁在不同的组织间不停地转运,并被有效地回收,因此只需从饮食中获得很少量的铁来"加满"铁的储备。但由于铁的生物利用率较低(15%~20%),因此需摄入足量的铁才能满足健康的需求。

对于铁储备量低的人,膳食中铁的吸收率会超过40%,这可能是生理适应性反应的结果。不同年龄段对膳食铁的需求量也有所不同。婴儿出生时体内的储备铁足够其出生后4个月内的需求,但这之后就需摄入足够的铁,以保证生长的需要(5~12个月的需求量为10 mg/d,1~10岁为12 mg/d)。青少年时期铁的需求量将有所增加(11~13岁,男性为16 mg/d、女性为18 mg/d;14~17岁,男性为20 mg/d,女性为25 mg/d)。成年男性对铁的需求量为15 mg/d,而育龄女性(18~49岁)对铁的需求量为20 mg/d,以补偿通过经血而流失的铁。孕妇对铁的需求量更大，为 25 ~ 35 mg/d；而绝经后的女性对铁的需求量较少，为 15 mg/d。

孕妇和乳母很容易缺铁，因此对铁的需要量很大，以满足胎儿发育和哺乳的需求。缺铁是最常见的营养性疾病，尤其是当铁的供给不足以补偿每日丢失的铁蛋白时，更易发生。红细胞中血红蛋白不足，贫血是缺铁性疾病发展后期的一个重要特征。据 WHO 统计，1/12 的女孩（青春期）铁储备不足，其中的 1/4 有不同程度的贫血。慢性缺铁将引起低血红蛋白、低血浆铁蛋白、高转运铁蛋白及组织中铁含量降低。

缺铁可通过补铁或摄入富含铁的食物得到补偿。铁还可与一系列的必需元素或潜在的毒性元素相互作用，以改变其生物利用率或代谢过程。例如，儿童的严重铜缺乏症与补铁有关，婴儿的铜缺乏和铁缺乏并存，与食用未经营养强化的牛奶及低铜食物有关。色素沉着症大多与遗传有关，以铁的吸收与储备增多为特征。当铁蛋白达到饱和时，过量的铁以含铁血黄素的形式沉积于肝脏及心脏中，可引起肝脏及心脏的功能异常。

Part 3
标准餐盘到底怎么"吃"

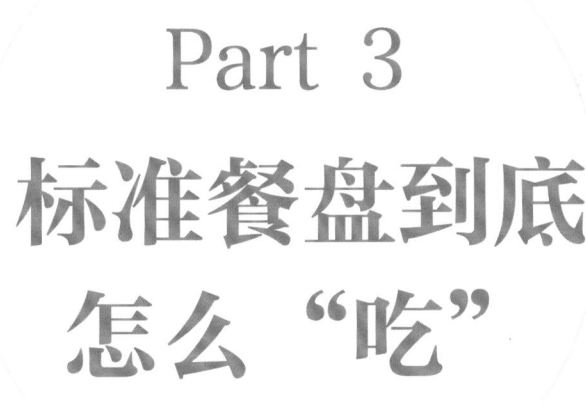

健康人群的标准餐盘

随着社会的发展,中国居民的膳食结构也经历了巨大的变化。

在改革开放前,人们的饮食结构以大米、面粉、白菜、土豆为主要的单一能量供给,肉类等高蛋白食物普遍稀缺。

随着改革开放的推进,经济开始蓬勃发展,伴随而来的是人们的饮食结构开始受到各地特色菜肴、外来饮食及烹饪方式的冲击,使得饮食结构越来越多元化。人们越来越容易接触到来自不同国家和地区的食物,开始追求口味的多样性。

在经济蓬勃发展的现代,人们的饮食观念除了满足基本生理需求外,开始从"吃得好"向"吃得营养、健康"转变。人们越来越关注饮食对身体健康的影响,追求营养均衡、新鲜、无污染的食物,注重在摄入足够蛋白质、维生素、矿物质和纤维素的同时,控制糖分、盐分和脂肪的摄入。对于食物的来源和生产过程,追求无农药、无化肥、无激素的有机食品。不仅如此,人们还追求食物的味道,注重食物的外观、摆盘和食材的搭配,在保持身心健康的同时,享受美食带来的快乐和满足。

本章将结合健康餐盘理念与《中国居民膳食指南》,向读者传递该如何有效管理每日正常餐盘最佳的膳食结构。

生理需要量

生理需要量是指在正常生命活动状态下，为了维持身体正常的基本代谢需求，所必需摄入的各种营养素的数量。这些营养素包括蛋白质、脂肪、碳水化合物、维生素及矿物质等。

对于18～65岁健康成年男、女性，每日生理能量需求水平为1600～2400 kcal（6697～10046 kJ）。

①基础代谢率（BMR）计算公式：

男性：

BMR（kcal）=10×体重（kg）+6.25×身高（cm）-5×年龄（岁）+5

女性：

BMR（kcal）=10×体重（kg）+6.25×身高（cm）-5×年龄（岁）-161

②总能量消耗（TEE）计算公式：

$$TEE=BMR\times 活动系数$$

活动系数根据个体的活动水平来确定，一般分为以下几个等级：

静态活动（卧床休息）：活动系数为1.2

轻度活动（办公室工作）：活动系数为1.4～1.5

中度活动（轻度运动或体力劳动）：活动系数为1.6～1.7

重度活动（中度运动或体力劳动）：活动系数为1.8～1.9

极重度活动（重度运动或体力劳动）：活动系数为2.0～2.5

③蛋白质需求量计算公式：

一般成人每天蛋白质需求量为体重（kg）×（0.8～1.0）g。

④碳水化合物需求量计算公式：

一般成人每天碳水化合物需求量为TEE×（50%～60%）。

⑤脂肪需求量计算公式：

一般成人每天脂肪需求量为总能量消耗的 20% ~ 30%。

此公式的计算结果为每日所需的生理需求量，包括维持基础代谢、日常活动和运动所需的能量。

⑥水分需求量计算公式：

水分需求量 =10 kg×100 mL/（kg·d）+10 kg×50 mL/（kg·d）+（总体重 −20 kg）×20 mL/（kg·d）

此外，生理需求量的计算还涉及水分的摄入。在正常情况下，人体每天的水分损失主要包括尿液、粪便、皮肤蒸发和呼吸排出等。一般而言，成年人的日常水分摄入量建议为 1500 ~ 2500 mL。

在特殊情况下，如发热、心率加快或活动增多时，水分摄入量可能需要根据具体情况适当增加。

需要注意的是，此公式只是一个估算值，实际能量需要量因人而异，还需考虑个体的体质、代谢率、运动强度等因素。同时，过多或过少的能量摄入都可能对健康产生不良影响，应根据个人情况适当调整能量摄入量。

◆**例**：一位 30 岁年轻白领女性，体重 50 kg，身高 160 cm。其一天的能量需求及占比计算（按活动系数 1.4 计算）：

> 生理需求量为：
>
> 1.4×BMR（kcal）=1.4×（10×50+6.25×160−5×30−161）≈1670 kcal
>
> 蛋白质需求量：40 ~ 50 g
>
> 碳水化合物需求量：835 ~ 1002 kcal
>
> 脂肪需求量：334 ~ 501 kcal
>
> 水分需求量：2100 mL

合理膳食，健康生活

根据《中国居民膳食指南》，平衡膳食准则，"食物多样，合理搭配"排在一般人群膳食指南首位。

其核心推荐：

◆ 坚持以谷类为主的平衡膳食模式。

◆ 每天的膳食应包括谷物、薯类、蔬菜、水果、畜禽鱼肉、蛋奶类及豆类等食物。

◆ 每天摄入 12 种以上食物，每周达到 25 种以上，并合理搭配。

膳食结构平衡是健康的物质基础

平衡的膳食、多样化的食物摄入能保障人体对各种营养素的需求，包括碳水化合物、脂肪、蛋白质、维生素、水、矿物质及膳食纤维。每一种营养素对人体都有不同的作用，任何一种单一营养素的摄入量过多或过少，都会对人体产生不同程度的危害。因此，了解各种营养素对人体的不同作用，并掌握其合理的摄入量，从而对不同的食物进行合理搭配，平衡膳食营养价值，对人体具有重要作用。

膳食结构不平衡会导致各种疾病

合理的膳食结构及良好的饮食习惯会使人体负担减轻很多。随着社会的发展，人们的工作也越来越忙碌，就餐时间、食量控制也更加随意。部分人忽略早餐，或种种原因而改变正常的饮食时间，导致下一餐毫无胃口或暴饮暴食。这样的饮食是无规律、无节奏的，无论是忽略饮食，让肠胃无负载运转，还是暴饮暴食，使肠胃超负荷运转，都是一种伤害。长期的饱饥不均、节律失常，会给肠胃留下隐患，甚至出现慢性疾病。

1. 膳食营养与高血压

不良的饮食习惯，包括长期高钠盐饮食、高脂饮食或者食用熏酱腌制的食品是引发血压升高或者血压不稳的常见因素，相对容易使心脑血管疾病加重，血压异常升高。建议高血压人群注意低盐低脂饮食，严格限制每日食盐摄入的总量，最好可以控制在 6 g 以下。保持低盐低脂的饮食习惯，平时多吃水果和蔬菜，有助于预防高血压。

2. 膳食营养与冠心病

冠心病患者采取合理饮食，有利于冠心病的防治，其合理的饮食原则是：饮食有节，宜平衡、清淡且营养丰富，避免长期素食、暴食、过食甜食或咸食等不良习惯；少吃或忌吃一些胆固醇和饱和脂肪酸含量高的食物；多吃粗粮、蔬菜、瓜果及一些有心血管保护作用的食物，如豆制品、山药、木耳、香菇、海带、紫菜、鱼类、脱脂奶粉、酸牛奶、芹菜、茄子、韭菜、瘦猪肉等。

3. 膳食营养与糖尿病

糖尿病是出现在血液当中的葡萄糖浓度高于正常水平，一般和身体内脂肪、蛋白质、碳水化合物等营养物质过剩有关。《中国糖尿病医学营养治疗指南（2022版）》推荐糖尿病患者膳食能量的宏量营养素占总能量比分别为：蛋白质占 15%～20%，碳水化合物占 45%～60%，脂肪占 20%～35%。提出合理膳食，建议主食要定量，碳水化合物主要来源以全谷物、各种豆类、蔬菜等为好，水果要限量。

4. 膳食营养与肥胖症

肥胖症作为目前发病率越来越高的慢性疾病，会引起多种并发症。碳水化合物、脂肪的大量摄入是引起肥胖症的原因。控制总能量的摄入、科学合理地进食是减轻体重最主要的方式。也就是说，每天的饮食要满足营养需求，但也要让摄入的能量少于消耗的能量，这样可以消耗一部分脂肪。患者日常饮食摄入的能量大约是以前的 2/3，这是实现体重减轻的重要一步。

5. 营养与肿瘤

脂肪摄入量与结肠癌、直肠癌、乳腺癌等的发生有关。脂肪酸中，应该限制的是饱和脂肪酸、多不饱和脂肪酸和反式脂肪酸。

而动物性蛋白增加过多，则容易引起结肠癌，即使脂肪摄入量并未增加，蛋白质摄入过多也会增加肿瘤发病率。

而相反地，存在于蔬菜和水果中的膳食纤维是天然的抗癌因子。

早餐宜好，中餐宜饱，晚餐宜少

研究表明，规律进餐包括进餐餐次、进餐时间及能量摄入比例，与健康息息相关。不规律的进餐主要对血脂水平、肥胖、糖尿病及代谢综合征产生影响。特别是在总能量摄入固定的情况下，提高早餐能量摄入比例能够降低空腹血糖和胰岛素水平。

早餐

早晨，体内储存的糖原已消耗殆尽，应该及时进食，以免出现低血糖状态，低血糖状态会刺激生长激素分泌，导致脂肪组织增加，造成超重或肥胖。同时也要避免过量进食或进食营养质量差，如高糖、高脂肪、高热量的食物（油炸食品、零食）等。

建议至少摄入 3～5 种食物，应包括谷薯类、动物性蛋白（鱼肉蛋奶）、蔬菜、水果、坚果 5 类食物。其提供的能量水平占全天总能量的 25%～30%。

在食物品种上，要注意选择营养丰富且易于吸收的食物，如 50 ~ 100 g 谷物，2 ~ 3 片肉或 1 个鸡蛋，搭配 1 杯豆浆或牛奶，适量的蔬菜和水果。如果早餐中包括了谷薯类、动物性蛋白（鱼肉蛋奶）、蔬菜、水果、坚果 5 类食物，可认为营养充足；如只包括了其中 3 类，可认为营养比较充足；如只包括了其中 2 类或 2 类以下，则认为营养不充足。

推荐时间：早上 7：00 为最佳，老年人最好在 8：30 ~ 9：00 吃早饭。

午餐

午餐在一日三餐中起着承上启下的作用，不仅要补充上午消耗的能量和营养，还要为下午的活动提供能量和营养。中午是人体消化能力最强的时候，适当摄取食物，有助于消化吸收，提高身体的免疫力和抗病能力。人们适当控制热量和脂肪的摄入，尽量多摄取蔬菜、水果和全谷物等富含膳食纤维的食物，减少油腻、高糖、高盐等不健康食物的摄入，养成健康的饮食习惯，有助于预防和控制慢性疾病。

建议至少摄入 4 ~ 6 种食物，应包括谷类、豆类、蔬菜、水果、动物性食物，最好还能有菌类。其提供的能量水平占全天总能量的 30% ~ 40%。

在食物品种上不仅要保证食物的种类，还要保证食物的营养质量，如谷物 100 ~ 150 g，动物性食物 50 ~ 75 g，大豆 20 g 或相当量的豆制品，蔬菜 100 ~ 200 g，水果 100 ~ 200 g，以保证午餐中维生素、矿物质和膳食纤维的摄入。最好食物颜色搭配要丰富，比如白色的米饭、绿色的蔬菜、黄色的豆类等。

推荐时间：12：00 ~ 12：30。

晚餐

晚餐不宜过于丰盛、油腻，以免给身体造成负担。晚上人体消化活动减缓，不能像中午那样充分消化吸收食物，若晚餐过于丰盛、油腻，除了会加重消化道的负担，多余的能量会在胰岛素的作用下合成脂肪储存在体内，进而扰乱身体的脂肪代谢平衡，增加患病的风险。人们应避免进食大量肉类和碳水化合物，尽可能多吃蔬菜、水果和蛋白质丰富的食物，多采用蒸、煮、清炒等烹饪方式，保证全天营养平衡。

建议至少摄入4～5种食物，应包括谷薯类、蔬菜、水果、适量动物性食物、豆制品。其提供的能量水平占全天总能量的30%～40%。

人们不仅要确保食物品种丰富，还要适当调整食物的摄入量，如50～150 g饱腹感强的谷薯物，50～100 g动物性食物，20 g的大豆或相当量的豆制品，100～200 g蔬菜，100 g水果。

推荐时间：18:30～19:00。

然而，现实生活中早餐是最容易被直接忽略或者搭配错误的一餐。特别是在繁重的工作压力下，选择不吃或用一杯咖啡代替已成为年轻人新的主流生活方式。

但营养均衡的早餐可提高免疫力，改善心情，减少饥饿，提高认知能力，吃营养均衡的早餐是为机体提供一夜禁食后所需的能量和营养物质。早餐吃得好，早餐后血糖不容易升高，中午也不容易饥饿，晚餐也就自然不需要吃得太丰盛。

所以，我们要重视早餐的营养搭配及全天总能量的控制。

正常标准餐盘 1

总能量 495 kcal			
碳水化合物	包子	60 g	150 kcal
蛋白质	鸡蛋卷饼	80 g	150 kcal
蔬菜	上海青	100 g	20 kcal
水果	猕猴桃	75 g	45 kcal
坚果	松子仁	20 g	120 kcal
饮品	大麦茶	100 mL	10 kcal

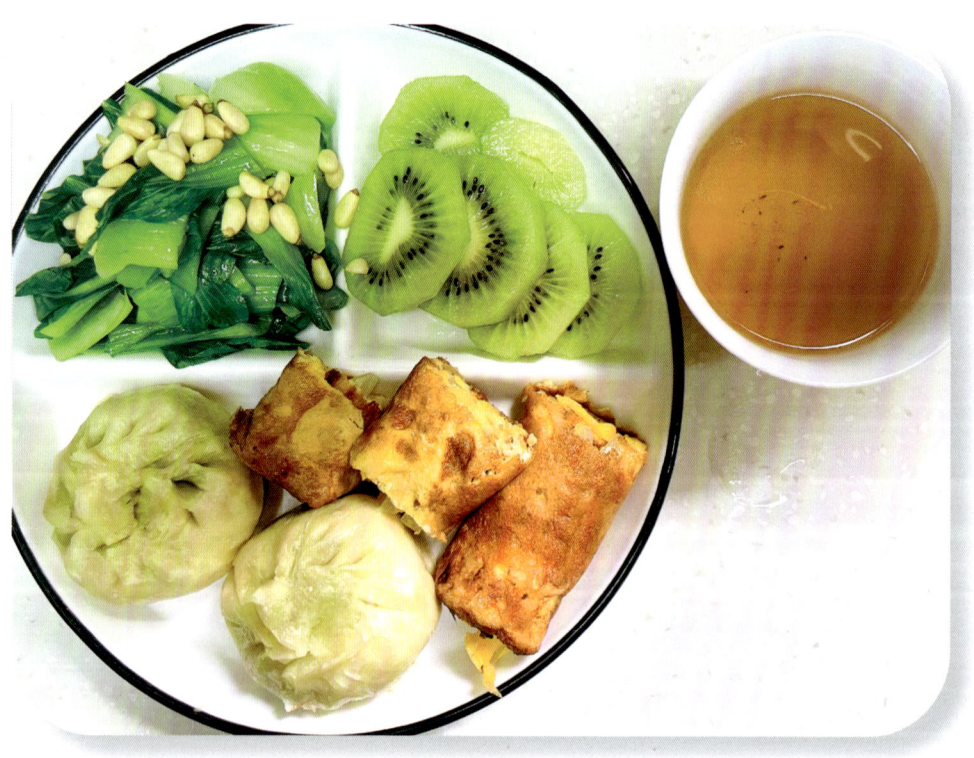

正常标准餐盘 2

	总能量 465 kcal		
碳水化合物	桂花糕	80 g	210 kcal
蛋白质	煎豆腐	100 g	90 kcal
蔬菜	青菜	100 g	15 kcal
	西红柿	75 g	30 kcal
水果	猕猴桃	50 g	30 kcal
坚果	核桃	30 g	80 kcal
饮品	红茶	100 mL	10 kcal

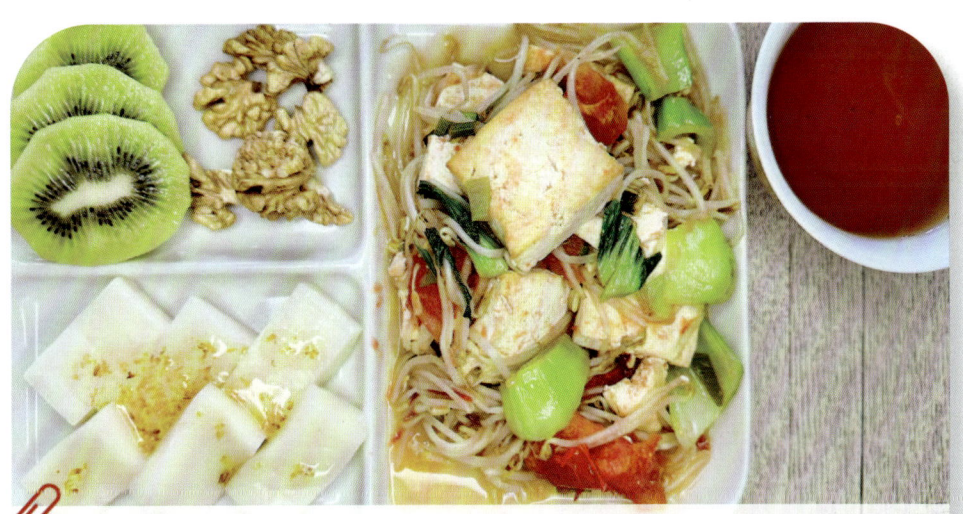

豆腐是一种优质蛋白质和少量碳水化合物的大豆类加工品。豆腐营养丰富，含有铁、钙、磷、镁等人体必需的多种微量元素，并且含 8 种人体必需的氨基酸，还含有动物性食物缺乏的不饱和脂肪酸、卵磷脂等，素有"植物肉"之美称。豆腐不含胆固醇，为高血压、高血脂、高胆固醇及动脉硬化、冠心病患者的食疗佳肴。但豆腐含有较多的嘌呤，痛风患者不宜进食。豆腐也不宜过量进食，过量进食可加重肾脏的负担，尤其是有肾病的患者，应少食或不食。

正常标准餐盘 3

	总能量 410 kcal		
碳水化合物	山药枣泥糕	150 g	200 kcal
蛋白质	肉丸	60 g	60 kcal
	鱼豆腐	40 g	50 kcal
蔬菜	西葫芦	60 g	20 kcal
	西洋菜	50 g	25 kcal
	西红柿	75 g	30 kcal
饮品	橙汁	50 mL	25 kcal

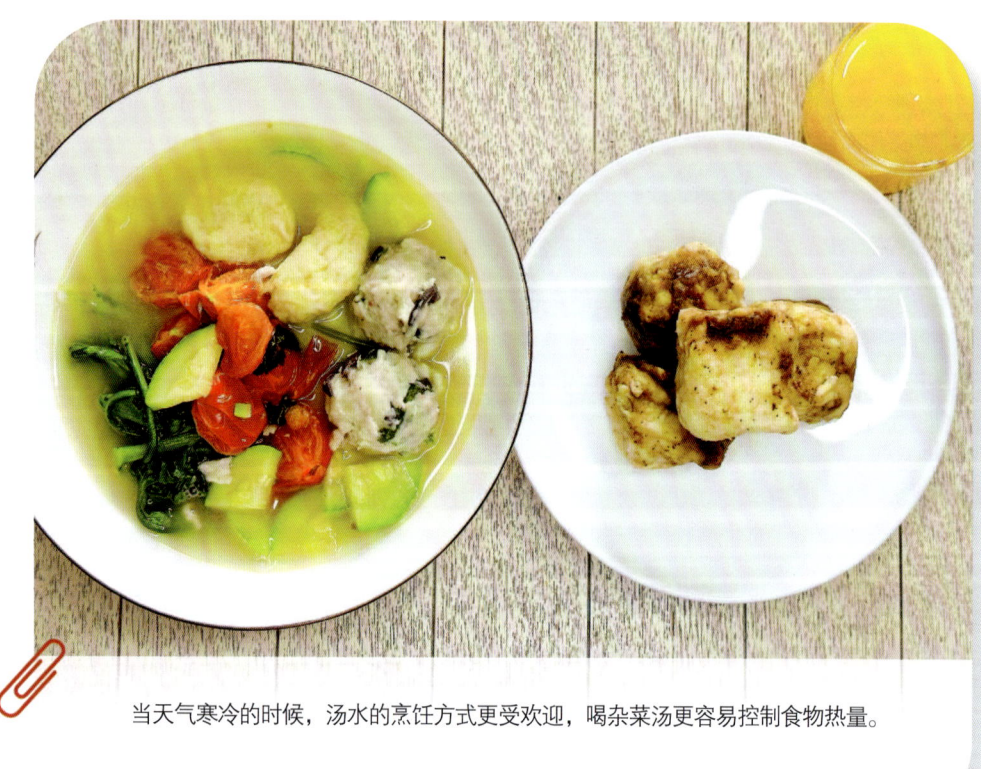

当天气寒冷的时候,汤水的烹饪方式更受欢迎,喝杂菜汤更容易控制食物热量。

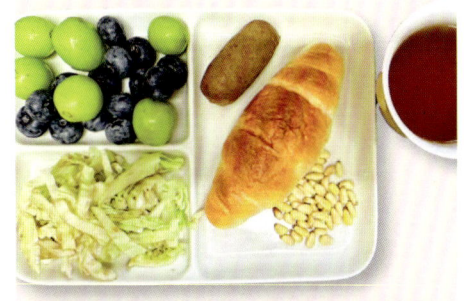
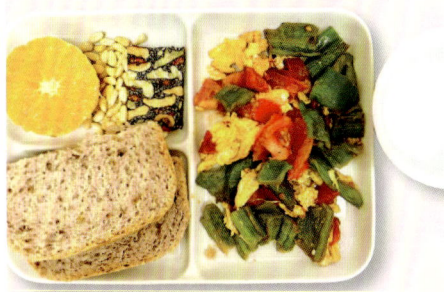

正常标准餐盘
早餐打卡 ☑

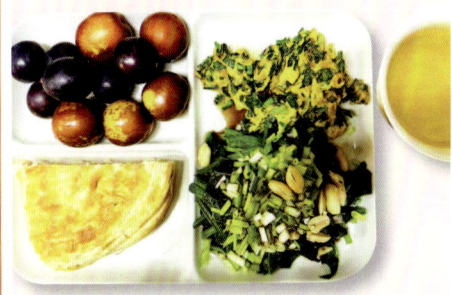
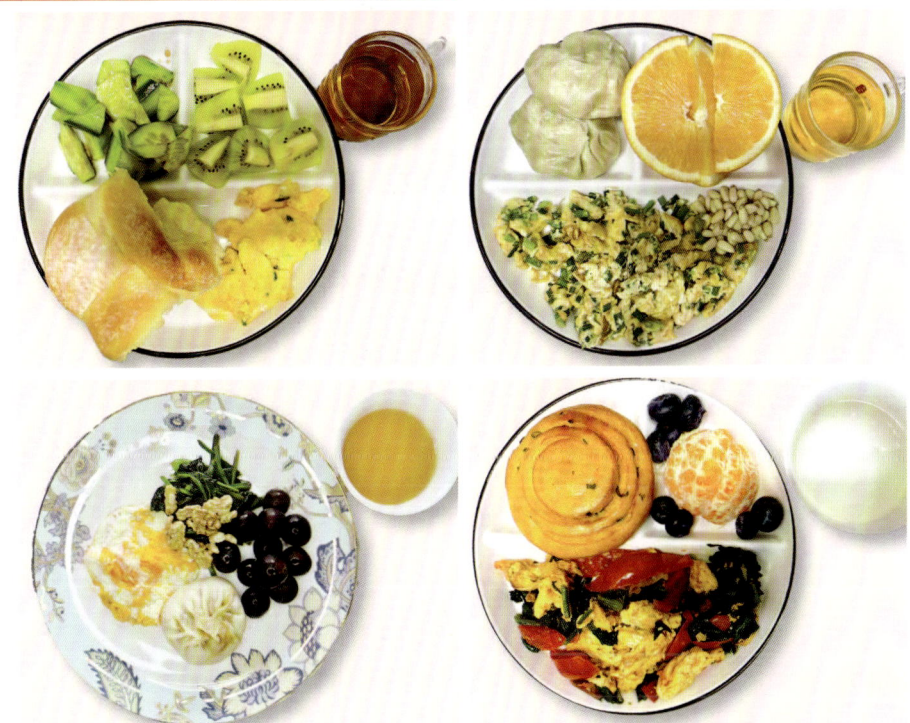

膳食结构和营养价值

膳食结构是指膳食中各类食物的数量及其在膳食中所占的比重。

碳水化合物推荐

碳水化合物是膳食结构中能量比重的主要来源,占总热能的55%~65%。它占正常餐盘的1/4~1/3,主要来源于粮谷类食物(如大米、小麦、玉米、燕麦、荞麦)和薯类食物(如土豆、红薯、芋头、山药)等。以体重为60~70 kg的成年人为例,每餐都需要1~1.5碗米饭或者1~2个馒头。

★ 优选全谷物类食物

如糙米、燕麦、玉米、小米、高粱、青稞、荞麦、薏米、藜麦。中国居民平衡膳食宝塔推荐成人每天吃全谷杂豆食物50~150 g,相当于一天谷物的1/4~1/3。实际生活中,白米中可加入一把全谷或红小豆、绿豆来烹制米饭。

★ 次选杂豆类食物

如赤豆、芸豆、绿豆、豌豆、鹰嘴豆、蚕豆等,其含50%~60%的淀粉。尽管杂豆蛋白质含量比不上黄豆,但也有20%(干豆),在各种主食里最突出。杂豆蛋白质的氨基酸组成与黄豆相似,接近于人体的需要,尤其富含谷类蛋白质缺乏的赖氨酸,与谷类食物搭配食用,正好可以起到很好的互补作用。

还可以选择南瓜、莲藕、荸荠等高淀粉蔬菜及葡萄、鲜枣、猕猴桃、石榴、苹果等水果。

优选贝贝南瓜类的甜糯南瓜。南瓜的营养优势是钾、胡萝卜素、膳食纤维丰富,但南瓜的血糖反应并不低。莲藕和荸荠吃起来有透明拉丝的现象,是因为里面含有大量有益健康的多糖,而且多酚类抗氧化物质和维生素C也比较丰富。

水果含有大量果糖、葡萄糖等,同时也含有膳食纤维,适量吃水果对血糖的影响也不会特别大，但一定要限量（200～350 g/d），尤其像菠萝蜜、无花果这样的高糖水果，偶尔吃些比较好。

在维持生理基础水平的情况下，如水果吃得多的情况，可少吃点主食，但因水果中的蛋白质含量极低（水果多不足1%），所以不能彻底替代主食。

蛋白质推荐

人体蛋白质的总热能为10%～15%，每日大概有3%的蛋白质更新，占正常餐盘的1/4。

动物蛋白质：如猪肉、羊肉、鸡肉等，适当食用可以补充人体的营养，增强体质。

动物蛋白质	
鱼肉	鱼肉的蛋白质含量约为18%，其含有的必需氨基酸种类齐全、数量充足、比例合适。而且鱼肉纤维比畜肉、禽肉纤维细而软，故鱼肉比畜肉、禽肉更易消化，建议成年人每日摄入鱼肉类不超过100 g。
虾类	虾的蛋白质含量约为16.8%。虾中含有丰富的镁元素，这种矿物质对心脏活动具有重要的调节作用。建议成年人每日摄入虾肉等海产类不超过100 g。
鸡肉（去皮）	鸡肉的蛋白质含量约为20%，是中国人膳食结构中脂肪和磷脂主要来源。对于出现营养不良、畏寒、乏力、疲倦等症状，补充蛋白质可明显改善上述症状。
鸭肉	鸭肉的蛋白质含量约为15.5%，鸭肉易于消化，且其中的脂肪酸主要是不饱和脂肪酸，不饱和脂肪酸量明显比猪肉、羊肉少。其最适合在夏季食用，而且多食不仅能滋补，还不会上火。
牛肉	牛肉的蛋白质含量在20%以上，其氨基酸组成接近人体需要，并且脂肪含量低，更具有饱腹感。

豆类蛋白质：如黄豆、绿豆、红豆、豆腐等，其含有丰富的钙、钾等，可促进骨骼发育。

大豆

大豆的蛋白质含量最高，为 30% ~ 40%。其必需氨基酸的组成和比例与动物蛋白质相似。建议每人每天应摄入 30 g 左右的大豆蛋白。若直接食用大豆类，蛋白质的消化率仅有 60%。最好是将大豆加工成豆制品食用，消化率可超过 92%。常见的豆制品有豆浆、豆腐、豆腐干、豆腐脑等。

蛋类蛋白质：如鸡蛋、鸭蛋、鹌鹑蛋等。

鸡蛋

鸡蛋的蛋白质含量约为 13%，其中蛋黄中所含有的蛋白质略高于蛋白，此外还含有人体需求的绝大部分营养物质。建议有条件的孩子和老人每天吃 1 个鸡蛋，青少年及成人每天两个比较合适。

乳类蛋白质：如牛奶、驼奶、羊奶等，对于正常发育的儿童，适当食用可以促进营养吸收，从而促进发育。

牛奶

添加成分越少越好。每 100 g 牛奶中含有 3 ~ 4 g 的蛋白质，此外还含有一定的脂肪、碳水化合物和丰富的水分。建议成年人每天可以喝 1 杯牛奶，约为 300 mL。

坚果类蛋白质：如核桃、巴旦木、松子、杏仁等，不仅含有大量的蛋白质，还有丰富的油脂。因此，适量食用是非常有必要的。

如果对蛋白质过敏，应避免食用上述食物，在平时可以通过摄入富含维生素的食物补充营养，如菠菜、芹菜、南瓜、苹果、橙子等。

脂类推荐

膳食脂肪是供给人类所需能量的重要来源，其占总热能的 20%～30%。

动物性脂肪：猪、牛、羊、鸡、鸭、鱼、虾。

动物性食物中含脂肪最多的是肥肉和骨髓，高达 90%，其次是肾脏和心脏周围的脂肪组织、肠系膜等。这些动物性脂肪，如猪油、牛油、羊油、禽油等常被用作烹调或食物用。

植物性脂肪：坚果、种子、植物油。

一定要选择健康脂肪，避免选择动物脂肪作为烹饪用油。

凉拌优选橄榄油，但结合中国人的烹饪特点和国情，茶籽油更为适合中国人。牛油果、坚果（核桃、杏仁）、种子等也可以提供优质的不饱和脂肪酸。

分量：少用，可用于烹饪或作为调味品。

胆固醇：动物肾、肝、脑及卵黄、鱼卵等（动物内脏的脂肪含量并不高，大部分都在 10% 以下）。

维生素推荐

新鲜水果（每天 2～3 份），每份 150～200 g。

猕猴桃：富含维生素 C 和维生素 E，可以改善皮肤状况，提高免疫力。每 100 g 猕猴桃中含有 60～80 mg 的维生素 C。猕猴桃还含有丰富的微量元素和维生素，有助于增白皮肤、消除雀斑和暗疮，并增强皮肤的抗衰老能力。

橙子：富含维生素C和维生素A，同时也含有一定量的B族维生素和维生素K。

草莓：富含维生素C和维生素K，还含有维生素A和B族维生素。草莓中维生素C的含量是苹果的11倍，其被称为"水果皇后"。

鲜枣：富含维生素C，每100 g鲜枣中维生素C含量为200～500 mg，高于猕猴桃。此外，鲜枣也富含多种营养物质，如氨基酸、铁、钙、钾、磷等。

苹果：富含维生素C、维生素A、维生素B和矿物质，可以调理肠胃功能，预防便秘，促进食物的消化，还有稳定血糖、降低胆固醇的作用。此外，苹果也富含多种微量元素，如铜、碘、锌、钾等。

柚子：富含丰富的维生素C，每100 g柚子含有约123 mg的维生素C，被称为"维生素C的宝库"。柚子皮富含精油，煎汤后加入洗澡水，有美容效果。

葡萄：富含维生素C，维生素B_1、维生素B_2、维生素B_6，维生素P，还含有多种人体所需的氨基酸，对缓解神经衰弱、疲劳过度大有益处。葡萄本身含有多种果酸，有助于消化，适量食用葡萄能健脾和胃。

矿物质推荐

绿叶蔬菜：富含矿物质。其中，菠菜、西蓝花和花椰菜等绿叶蔬菜富含钙、铁、镁、锰、钾、硒和锌等矿物质。此外，绿叶蔬菜也富含维生素C、维生素K和叶酸等营养素，更是消除自由基的重要来源。建议每天摄入2～3份绿叶蔬菜，可帮助维持人体矿物质的平衡，促进身体健康。

坚果：是人体吸收矿物质的良好来源之一。例如，杏仁、腰果、核桃和开心果等坚果富含镁、锰、铜、磷和硒等矿物质。此外，坚果富含不饱和脂肪酸、膳食纤维、植物蛋白和抗氧化物等营养素，可以保护心血管健康，促进肠道消化和增加饱腹感。建议每天摄入适量坚果，如每天摄入一小把，约30 g，即可获得丰富的矿物质和其他营养素。

海鲜：富含人体必需矿物质和营养素。例如，贝类和海藻中的碘是人体最需要的矿物质之一。此外，螃蟹、龙虾、贻贝和牡蛎等富含锌、铜、铁和硒。这些矿物质对于增强免疫力、保护心血管有着不可替代的作用。

膳食纤维推荐

蔬菜：绿叶蔬菜、竹笋、辣椒、西蓝花、花椰菜、胡萝卜、黄瓜、苦瓜等。蔬菜同时也含有丰富的矿物质。由于绿叶蔬菜热量低、营养素含量高，所以常被视为"超级食品"。

五谷杂粮：麸皮、玉米、燕麦、荞麦等。

水果：樱桃、香蕉、石榴、苹果、火龙果等。

部分菌类：香菇、木耳等。

豆类：黄豆、青豆等。

坚果：花生、核桃等。

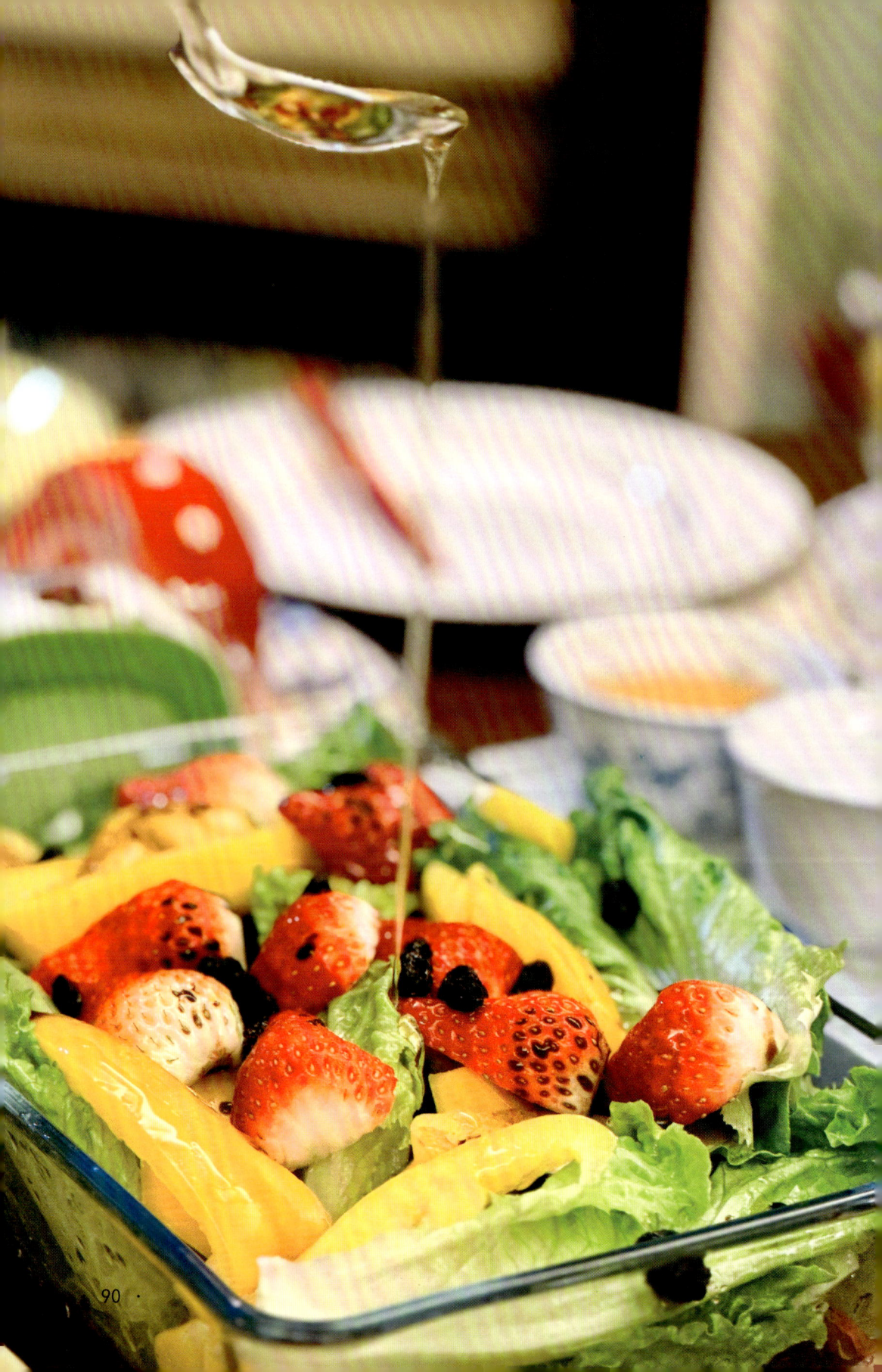

不推荐饮食

你所常见的"坏碳水"

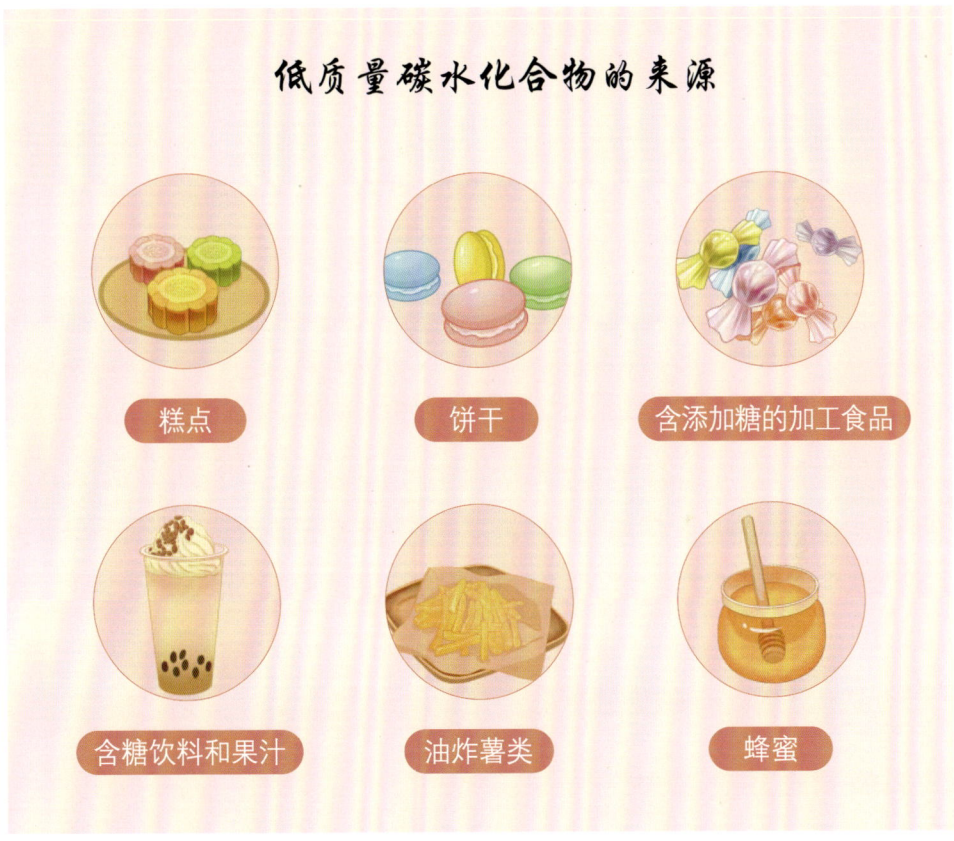

低质量碳水化合物的来源

糕点 / 饼干 / 含添加糖的加工食品 / 含糖饮料和果汁 / 油炸薯类 / 蜂蜜

糕点、饼干这些食物除了碳水化合物外几乎没有其他的营养物质，属于"空热量食物"。含添加糖的加工食品、含糖饮料和果汁不仅损失大量维生素C，还浓缩了糖分，使得糖分超标。薯类蒸煮食用是比较健康的，但如果进行油炸，热量就会暴增。另外还要警惕餐馆的薯泥类甜品，里面很可能放了奶油、炼乳、蜂蜜之类的调味品，就未必健康了。

高蛋白或优质蛋白饮食

广告中常宣传"高蛋白、高膳食纤维""每 100 mL 纯牛奶含优质乳蛋白高达 4.0 g"。之前我们常追求高蛋白饮食,现在更注重优质蛋白饮食。那不禁要发出疑问,什么是高蛋白?什么又是优质蛋白?是不是蛋白摄入越多越好?

优质蛋白是指蛋白质的氨基酸组成比较接近人体需要的氨基酸比例,易于人体消化吸收,例如,瘦肉、鸡蛋、牛奶、鱼肉和大豆都是优质蛋白的来源。而高蛋白则是指食物中蛋白质含量较高,但并不代表所有的高蛋白食物都是优质蛋白,例如,大米、小麦等谷物,尤其是某些食品加工后也含有较高谷物蛋白,但其中的蛋白质缺乏某些必需氨基酸,属于非优质蛋白。

《中国居民膳食指南》推荐成年男性每天需要摄入 65 g 的蛋白质,成年女性为 55 g,并且健康的成年人应该维持"零氮平衡并富于5%"。长期高蛋白、低碳水化合物的饮食习惯容易影响情绪,加重肾脏负担,引起心血管疾病。

在选择食物时,应注重蛋白质的质量,而非数量。过多的蛋白质摄入并不一定有益,反而可能增加肾脏的负担,因此对于慢性肾功能不全的患者,常推荐优质低蛋白饮食,建议其蛋白质摄入量控制在 0.8 g/(kg·d) 以下,其中优质蛋白摄入量应占总蛋白比例大于 50%。优质蛋白的摄入能够更好地满足人体的营养需求,有助于身体健康。

隐形的"脂肪来源者"

◆ 肉类:分为肥肉和瘦肉,瘦肉意为脂肪含量低于 10% 的肉类。

◆ 鱼虾及贝类:一般脂肪含量平均 5%,养殖三文鱼可以达到 13.4%。

◆ 蔬菜和水果:脂肪几乎可忽略不计,个别如毛豆、榴梿、鳄梨脂肪含量较高。

◆ 坚果:脂肪含量为 30% ~ 50%。

◆ 奶类:普通奶的脂肪含量在 3.5%,低脂奶小于 1.5%,脱脂奶小于 0.5%。

◆各类高脂肪酱料：蛋黄酱、沙拉酱，其中脂肪含量都在 40% 左右。

◆调味品：植物油 100% 是脂肪。

在《中国居民膳食指南》中表明谷类脂肪含量约为 2%，玉米和小米的脂肪含量约为 4%。那是不是少吃肉多吃饭就不会长胖？高血压患者低脂饮食应该如何把控？

其实，当摄入的碳水化合物多于消化的能量时，那些没有用到的葡萄糖会被储存在肝脏和肌肉中，这个过程被称为脂质新生，它会把身体里多余的碳水化合物转化成脂肪，即将葡萄糖转变为游离脂肪酸。特别是一些精致的碳水化合物，如米、面、馒头、白面包、油炸土豆，长期过量食用，会增加慢性疾病发作的风险。

特别是在以下情况中，摄入碳水化合物会加快转化成脂肪的速度：

◆不良的饮食习惯和长期缺乏运动。

◆短时间内摄入大量的碳水化合物。

◆长期的低脂饮食反而会增加碳水化合物的摄取。

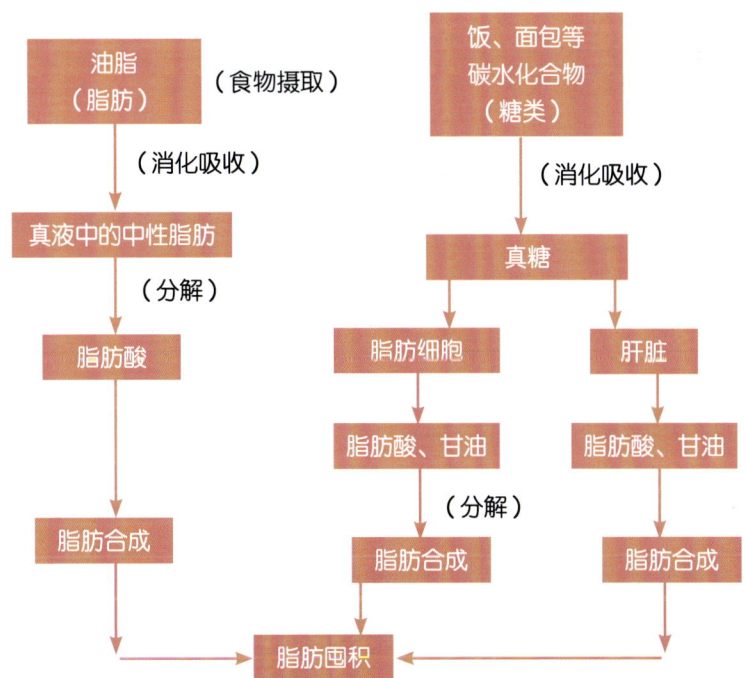

健康饮食两三事

食物的"个体化治疗"

医学上,我们常说"共性与个性",从生物医学模式发展为生物-心理-社会医学模式,讲究的是个体化治疗,食物也是一样。"民以食为天",吃得好、吃得对,对于健康生活尤为重要。

对于大多数人来说,更强调食物种类丰富,保持营养素比例合理。人们应多食用高纤维食物,控制摄入总热量,限制脂肪胆固醇,限制钠盐,忌食糖类食物。

但对于有基础疾病的患者来说,个性化饮食尤为重要。

针对高血压患者,限盐饮食是核心。除此以外,不均衡的饮食习惯、高脂饮食、加工肉制品的摄入等会增加心血管疾病的风险。

针对糖尿病患者,我们常常参照糖尿病饮食原则,限制摄入量。除此之外,少食多餐、细嚼慢咽、注意进餐顺序(先吃蔬菜,再吃肉类,最后吃主食)都能使我们很好地控制血糖水平。

针对痛风,避免高嘌呤食物。豆类、海鲜、啤酒、肉汤及动物内脏都是大忌。

因此,保持食物的均衡丰富,养成健康的饮食习惯,才能减少疾病发生的风险。

从反式脂肪酸探讨健康饮食

现在很多食品包装上都能看到"零反式脂肪酸""不含反式脂肪酸"等字样,从这里我们就能了解到反式脂肪酸肯定不是一个好东西。研究表明,反式脂肪酸的摄入量与心血管疾病、癌症的发生呈正相关。反式脂肪酸在自然界存在很少，绝大多数来源于食品处理加工。在食品加工过程中，将不饱和脂肪酸转化为饱和脂肪酸的产物，其中我们最常了解到的一个词就是氢化植物油。在氢化植物油中加入一些配料或添加剂，即可调配成人造奶油、植脂末、代可可脂等。一般我们所喜爱的夹心饼干、奶油蛋糕、薯条、炸鸡、油条等含反式脂肪酸是比较高的。除此以外，在日常烹饪（尤其是煎、炸、烤）中食用油加热时间过长、油温过高，也可能会产生反式脂肪酸。我们经常去关注食物配料表上各种成分的比例，特别是反式脂肪酸的含量，往往忽略传统油炸食品、加工膨化食品及各种糕点带来的危害。那么如何减少摄入反式脂肪酸？首先，要学会读标签，选择不含反式脂肪酸的食物；其次，少吃油炸、快餐、蛋糕等高热量食品，选择少油烹饪方法，如蒸、煮、烤等健康的烹饪方式，选择蔬菜、水果、全谷类等营养丰富的食品。

"加餐"的选择

在固定的三餐饮食下，加餐可以让你在长时间的工作或活动中保持能量和营养水平，避免过度饥饿或低血糖。对于糖尿病患者，加餐可以更好地维持血糖的稳定。不过，这里说的"加餐"并不是增加全天饮食的生理需求量，而是在维持原有热量的基础上增加餐次，换句话说就是"少食多餐"。

加餐的时间最好相对固定，如上午10点左右，下午3~4点，晚上10点左右。

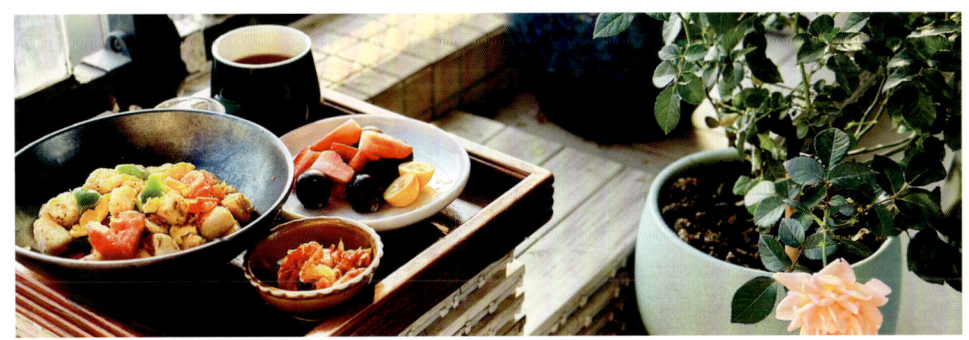

加餐时，可以选择以下食物：

蔬菜和水果：黄瓜、苹果、蓝莓等，这些食物富含维生素和纤维素，有助于增加饱腹感并促进营养均衡。

谷物食品：麦片、面包、饼干等，可以作为加餐的选择，但要尽量避免过于甜腻的糕点或油脂多的饼干。

乳制品：全脂牛奶、无糖酸奶、豆浆等，这些都是富含蛋白质的食物，适合作为加餐。

坚果和种子：核桃、杏仁等，它们含有健康的脂肪和蛋白质，可以作为零食或加餐的一部分。

其他高蛋白食物：水煮蛋、烤红薯、煮玉米等。

胡萝卜的"生"与"熟"

从小到大常听人提起吃胡萝卜可以护眼。许多人一直都认为生吃胡萝卜更能够补充维生素A，因为在认知中，经过烹饪，维生素会被破坏，效果就会大打折扣。其实不然，胡萝卜中的主要营养素β-胡萝卜素存在于胡萝卜的细胞壁中，细胞壁外面是由纤维素包裹着的，但人体没有消化纤维素的酶，不能消化纤维素，所以没法利用其中的β-胡萝卜素，而经煮熟，使细胞壁破碎，β-胡萝卜素被释放出来，人体才能消化吸收。

研究发现，食用煮熟的胡萝卜，血液中β-胡萝卜素浓度比食用生胡萝卜的人高1.4~1.6倍。β-胡萝卜素在体内能转变成维生素A，维生素A具有保护视力、预防眼底黄斑发生退行性病变的功能。那么，生吃胡萝卜就真的一点效果都没有吗？胡萝卜包含多种营养成分，其中富含维生素A、维生素B_1、维生素C及膳食纤维。生吃胡萝卜时，其中的植物纤维不易被高温破坏，可以起到促进肠道蠕动的效果。然而过度食用胡萝卜，容易出现腹部胀气及腹泻等消化道症状。因此，对于各类食物，不仅要了解它所含有的营养价值，更要掌握如何食用才能发挥它的作用。

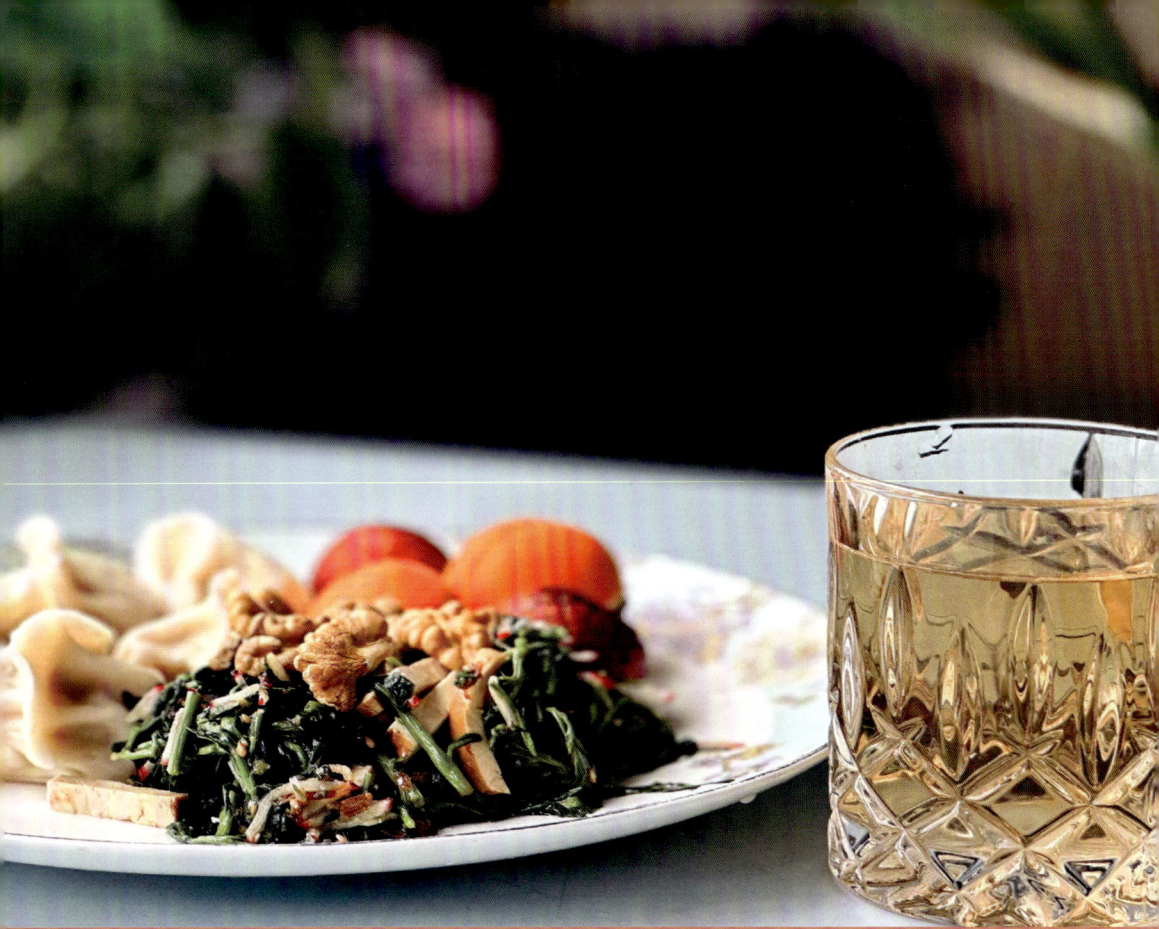

糖尿病患者该怎么吃

　　糖尿病是由于胰岛素分泌不足和/或胰岛素的作用不足引起的以高血糖为主要特点的全身性代谢紊乱性疾病。临床上和生活中，2型糖尿病占糖尿病患者的95%以上，是慢性疾病预防与健康管理的重点。

糖尿病的危险因素

遗传因素；环境因素和生活习惯（起主要作用）；肥胖和体力活动过少；随着年龄的增加，胰岛 B 细胞分泌的胰岛素会有一定程度的下降；长期精神紧张、长期快节奏的工作与生活会影响内分泌功能，增加患糖尿病的风险。

糖尿病的预防与健康管理

1. 饮食健康管理

（1）合理控制总能量。

理想总能量摄入 = 理想体重 × 生活强度（25～30）kcal

理想体重（kg）=22× 身高（m）的平方

（2）选择富含淀粉、膳食纤维、维生素和矿物质的杂粮及全谷食品（面食）。

（3）严格控制脂肪的摄入量。

（4）饱和脂肪酸的摄入不超过总脂肪量的 10%～15%。可用植物油如豆油、花生油、菜籽油等含不饱和脂肪酸多的油脂，增加单不饱和脂肪酸的摄入，选择橄榄油、山茶油作为烹调用油。控制胆固醇摄入量在每日 200 mg 以下。

（5）每日进食充足的蔬菜和适量的水果。补充足够的维生素和矿物质，维生素和矿物质可促进新陈代谢，对糖和脂肪的代谢有着积极作用。多吃维生素、矿物质含量丰富且含糖量少的蔬菜和水果，如苦瓜、西红柿、黄瓜、猕猴桃、火龙果等。

（6）高纤维素与低盐饮食。纤维素可减缓糖类在胃肠中的吸收速度及餐后血糖达到高峰值的速度，并带走一部分油脂，同时还可以降低血液中的胆固醇。提倡糖尿病患者在膳食中增加食物纤维量，每日 20～35 g，以食用天然食物如豆类、蔬菜、粗谷物、含糖量低的水果等为主；限制食盐摄入量，每日应少于 6 g。

（7）限制饮酒。大量饮酒（每天摄入酒精超过 40 mL）是导致高血压、脑卒中等心血管疾病的危险因素，同时饮酒常常伴随总能量摄入的增加。

2．运动健康管理

体力活动及运动可以消耗血糖，减少体内脂肪蓄积，提高全身肌肉组织（尤其是骨骼肌）和肝脏对胰岛素的敏感性，改善机体总的代谢功能，不但是预防糖尿病的有效措施，而且对控制血糖、血脂、血压及体重均有诸多益处。运动强度应该由小到大循序渐进，开始一周进行小负荷适应性锻炼，身体适应后再逐渐加大强度，运动时心率应在较低的范围，个人最大心率的 50%～65%，最大心率可以估算，即 220－年龄。每天运动时间在 30～60 分钟比较合适，一天可以分多次进行，每次 15 分钟以上，运动前、后要做 5 分钟左右的肢体舒展准备、整理活动，如体操、打拳。运动的频率应为每周 4～7 次。

3．糖尿病患者的早餐

早餐对血糖的影响及糖尿病患者至关重要。晨起空腹血糖是一天中血糖的基础值，这个值达标了，一天的平均血糖也容易达标；这个值升高或者很高时，一天的平均血糖也会升高。早餐吃得好，早餐后血糖不容易升高，中午也不容易饥饿，晚餐也就自然不需要吃得太丰盛。

早餐是一日三餐之首，现实生活中又最容易被直接忽略或者搭配错误。所以，我们要重视早餐的营养搭配及总能量控制，从而良好地控制血糖。

升糖指数的概念

食物血糖生成指数（glycemic index，GI）被用来衡量食物中碳水化合物对血糖浓度的影响，对糖尿病患者的饮食参考具有指导性的作用。

食物的升糖指数与血糖生成速度和能力有关，高升糖指数食物会使血糖快速升高，低升糖指数食物则能有效控制血糖。

高血糖生成食物，进入胃肠后消化得快、吸收率高，葡萄糖释放得快，葡萄糖进入血液后的峰值高，也就是血糖升得高；低血糖生成食物，在胃肠中停留时间长，吸收率低，葡萄糖释放缓慢，葡萄糖进入血液后的峰值低，下降速度也慢，简单来说就是血糖比较低。

升糖指数不等于含糖量，烹饪方法也会影响升糖指数。食物血糖生成指数还会受多方面因素影响，如受食物中碳水化合物的类型、结构，食物的化学成分和含量，以及食物的物理状况和加工制作过程的影响等，如果忽视这些因素，将很难控制血糖平稳。

粥煮时间越长，血糖生成指数越高

在加工过程中，淀粉颗粒在水和热的作用下，会发生不同程度的膨胀，有些淀粉颗粒甚至破裂并分解，变得很容易消化，如煮粥时间越长，血糖生成指数就越高，对血糖影响也会越大。又如颗粒大小也会对血糖生成指数产生影响，食物颗粒越小，越容易被水解吸收，其血糖生成指数也就越高，故食物不宜做得太精细。糖尿病患者尽量避免喝纯白米粥，因为这几乎等同于喝糖水。

食物的成分也会对血糖有影响，同样质量、同样种类的食物，尤其是碳水化合物（主食）升糖指数差异很大，是糖尿病患者饮食管理的重点。

如豆类食品难消化，血糖生成指数低；面粉易消化，故血糖生成指数高。

而可溶性黏性纤维由于增加了肠道内容物的黏性，从而减弱了淀粉和消化酶的相互作用，如燕麦、豆类等含有大量黏性纤维，都是低血糖生成指数食物。另外，脂肪和蛋白质的增多，可以降低胃排空及小肠中食物的消化率，所以高脂肪食物比等量低脂肪食物具有相对低的血糖生成指数。但是应记住，任何类型的脂肪食物，不管它的食物血糖生成指数高还是低，都应该在限量范围内使用。

用食物血糖生成指数合理安排膳食，对于调节和控制人体血糖大有好处。只要将一半的食物从高血糖生成指数替换成低血糖生成指数，就能获得控制血糖的显著效果。

食物类型	食物	升糖指数
糖类	葡萄糖	100.0
	绵白糖	83.8
	蔗糖	65.0
	麦芽糖	105.0
	蜂蜜	73.0
	胶质软糖	80.0
	巧克力	49.0
谷类及制品	大米粥（普通）	69.4
	大米饭	83.2
	糙米饭	70.0
	黑米饭	55.0
	糯米饭	87.0
	大米糯米粥	65.3
	黑米粥	42.3
	玉米（甜，煮）	55.0
	玉米面粥（粗粉）	50.9

续 表

食物类型	食物	升糖指数
谷类及制品	玉米片（市售）	78.5
	小米（煮饭）	71.0
	小米粥	61.5
	荞麦面条	59.3
	荞麦面馒头	66.7
薯类淀粉及制品	土豆	62.0
	土豆（煮）	66.4
	土豆（烤）	60.0
	土豆（蒸）	65.0
	土豆泥	73.0
	土豆片（油炸）	60.3
	土豆粉条	13.6
	甘薯（红，煮）	76.7
	炸薯条	60.0
	藕粉	32.6
豆类及制品	黄豆（浸泡，煮）	18.0
	豆腐（炖）	31.9
	豆腐（冻）	22.3
	豆腐干	23.7
	绿豆	27.2
	蚕豆（五香）	16.9
	扁豆	38.0
	青刀豆	39.0
	黑豆	42.0
	四季豆	27.0
	利马豆（棉豆）	31.0
	鹰嘴豆	33.0

续 表

食物类型	食物	升糖指数
蔬菜类	甜菜	64.0
	胡萝卜	71.0
	南瓜	75.0
	山药	51.0
	雪魔芋	17.0
	芋头（蒸）	47.7
	芦笋、花椰菜、芹菜、黄瓜、茄子、鲜青豆、莴笋、生菜、青椒、西红柿、菠菜	<15.0
水果类及制品	苹果梨	36.0
	桃	28.0
	杏干	31.0
	李子	24.0
	樱桃	22.0
	葡萄	43.0
	葡萄（淡黄色，小，无核）	56.0
	葡萄干	64.0
	猕猴桃	52.0
	柑	43.0
	柚	25.0
	菠萝	66.0
	杧果	55.0
	香蕉	52.0
	香蕉（生）	30.0
	芭蕉	53.0
	西瓜	72.0
	巴婆果	58.0

续 表

食物类型	食物	升糖指数
乳及乳制品	牛奶	27.6
	牛奶（加糖和巧克力）	34.0
	全脂牛奶	27.0
	脱脂牛奶	32.0
	低脂奶粉	11.9
	降糖奶粉	26.0
	老年奶粉	40.8
	酸奶（加糖）	48.0
	豆奶	19.0
	酸乳酪（普通）	36.0
方便食品	白面包	87.9
	面包（全麦粉）	69.0
	面包（70%~80%大麦粒）	34.0
	面包（45%~50%燕麦麸）	47.0
	面包（混合谷物）	45.0
	棍子面包	90.0
	苏打饼干	72.0
	酥皮糕点	59.0
	爆玉米花	55.0
混合膳食	馒头+芹菜炒鸡蛋	48.6
	饼+鸡蛋炒木耳	48.4
	饺子（三鲜）	28.0
	包子（芹菜猪肉）	39.1
	牛肉面	88.6
	米饭+鱼	37.0

续 表

食物类型	食物	升糖指数
混合膳食	米饭 + 红烧猪肉	73.3
	猪肉炖粉条	16.7
	西红柿汤	38.0
	二合面窝头	64.9

糖尿病标准早餐制作过程

使用尽可能简单的烹调方式，如凉拌、汆、烫、蒸。摆盘也可以帮助控制总摄入量，主食分量要相对固定，不能太少，吃不饱会血糖低；也不宜太多，容易血糖高。用自己的拳头进行衡量是简单的方法，糖友最喜欢的麦片是可以定量到克数的。

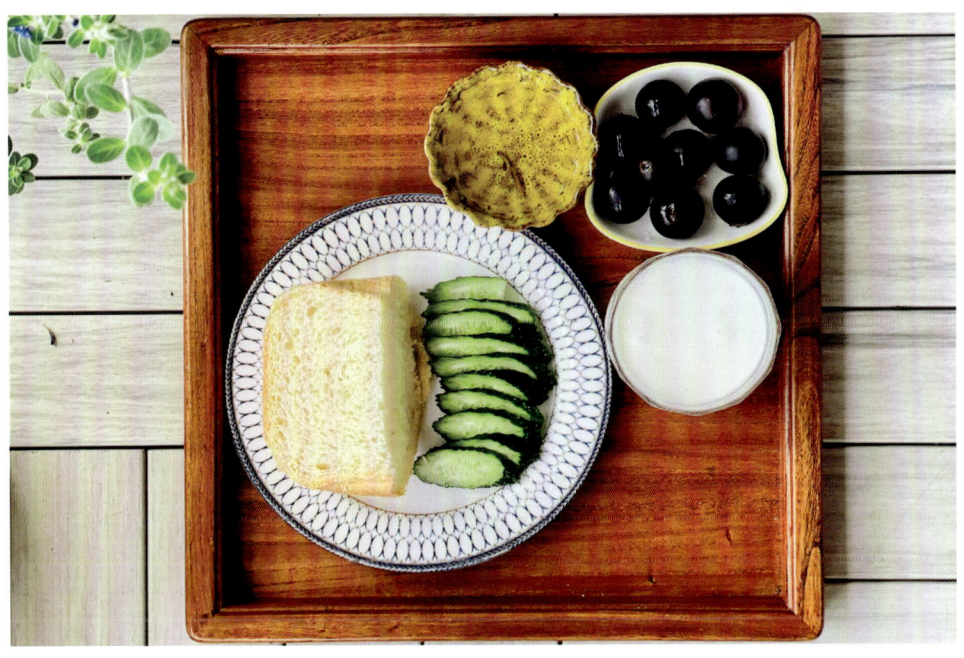

糖尿病的饮食改善目标

1. 维持合理的体重

从中年开始,身体机能逐渐向下运行,新陈代谢下降,如不进行规律锻炼、适当饮食,大部分人的体重会逐渐增加,容易走向肥胖。体重增加、外周脂肪堆积、胰岛素抵抗增加,容易导致糖尿病发病率上升,糖尿病患者血糖指数升高,所以需要控制体重。

2. 提供均衡营养的膳食

在健康宣教的过程中,大部分人觉得营养均衡的膳食花样较多、费工夫,难以遵从或坚持。实际上只要有时间,哪怕只是从周末开始也好,慢慢养成习惯,就会容易得多。老年慢性疾病的起因多在 30 ~ 40 岁,所以要从这一时期锻炼和摄入均衡的营养甚至更早开始注意。

3. 达到并维持理想的血糖水平

理想的血糖水平是空腹 6 mmol/L 以下,餐后 2 小时 8 mmol/L 以下。糖化血红蛋白 6.5% 以下;60 岁以前都应遵从此标准,越年轻需越严格;60 岁以上,每增长 10 岁,糖化血红蛋白可以考虑放宽 1%,同时要尽量避免老年人低血糖的发生。

4. 减少心血管疾病危险因素(血脂、血压等)

降血糖、降血压、降血脂等,其最终目的是减少血糖、血压、血脂等升高对心脏及血管造成的损伤,从而避免发生脑卒中、心肌梗死等心脑血管疾病的风险。

5. 减轻胰岛素抵抗

生活方式的干预可以使体重下降,胰岛素抵抗减少,胰岛细胞分泌的胰岛素可以更有效地被利用,血糖值也随之下降,同时血压、血脂也会下降,心血管疾病风险随之下降了。

6．体力活动和行为干预

在多数情况下，生活方式的干预需要增加个体的体力劳动，改变久坐的生活方式，进行规律的有氧活动等。

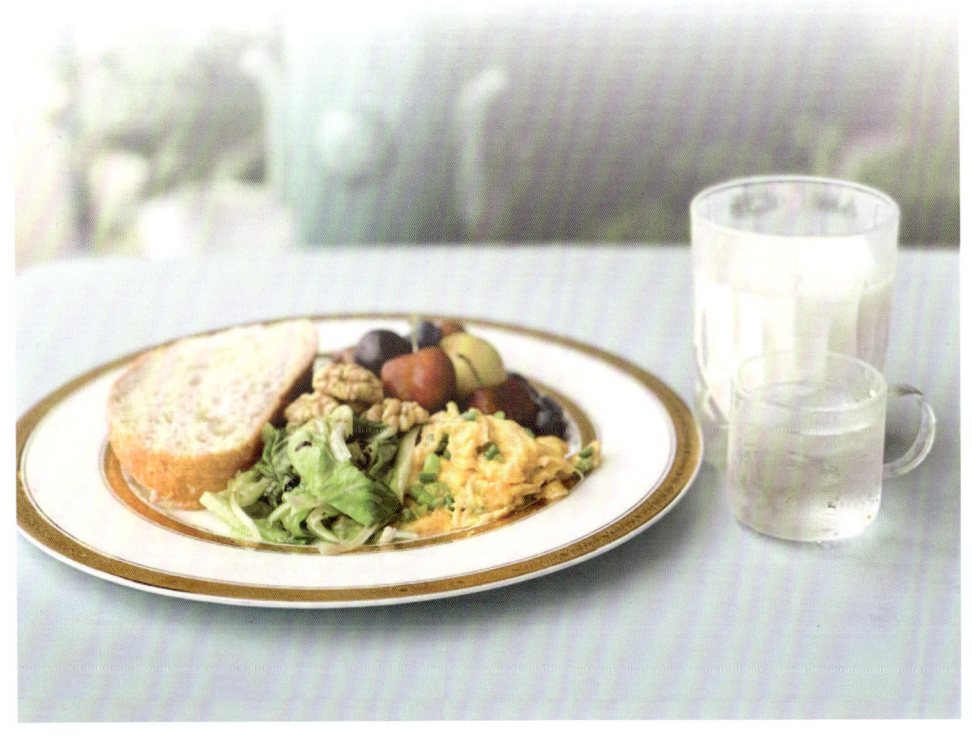

[糖尿病标准餐一周食谱]

星期一
早餐：馒头半个（50 g），牛奶1杯（250 mL），鸡蛋1个，凉拌豆芽1小碟。
午餐：米饭1碗（100 g），雪菜豆腐，芹菜炒肉。
晚餐：馒头1个（100 g），盐水大虾，鸡片炒油菜。

星期二
早餐：全麦面包片（50 g），豆浆1杯（400 mL），茶叶蛋1个，凉拌苦瓜1小碟。
午餐：烙饼2块（100 g），口蘑冬瓜，牛肉丝炒胡萝卜。
晚餐：米饭1碗（100 g），鸡汤豆腐小白菜，清炒虾仁黄瓜。

星期三
早餐：蔬菜包子1个（50 g），米粥1碗，鸡蛋1个，拌白菜心1小碟。
午餐：荞麦面条1碗（100 g），西红柿炒鸡蛋，素鸡菠菜。
晚餐：紫米馒头1个（100 g），香菇菜心，砂锅小排骨。

星期四
早餐：豆包1个（50 g），荷叶绿豆粥1碗，鸡蛋1个，凉拌三丝1小碟。
午餐：玉米面馒头1个（100 g），芹菜炒鱿鱼卷，素烧茄子。
晚餐：米饭1碗（100 g），葱花烧豆腐，椒油圆白菜。

星期五
早餐：牛奶燕麦粥（牛奶 250 mL，燕麦 25 g），鸡蛋 1 个，海米拌芹菜 1 小碟。
午餐：荞麦大米饭 1 碗（100 g），青椒肉丝，香菇豆腐汤。
晚餐：花卷 1 个（100 g），醋椒鱼，西红柿炒扁豆。

星期六
早餐：全麦小馒头 1 个（50 g），薏苡仁粥 1 碗，鸡蛋 1 个，拌莴笋丝 1 小碟。
午餐：茭白鳝丝面（含面条 100 g），醋熘白菜。
晚餐：葱油饼（含面粉 100 g），芹菜香干，紫菜冬瓜汤。

星期日
早餐：牛奶（240 mL），鸡蛋 1 个，馒头（50 g）。
午餐：烙饼（150 g），酱牛肉（80 g），醋烹豆芽菜。
晚餐：米饭（150 g），肉末烧豆腐，蒜蓉菠菜。

▲糖尿病患者应按规定数量摄入食品。

[糖尿病标准餐盘春夏食谱]

	春季食谱
早餐	全麦面包1片　50 g　50 kcal 酸奶　100 mL　70 kcal 水蒸蛋1个　100 g　70 kcal 原味坚果如巴旦木6颗　25 g　80 kcal 时令水果如圣女果　100 g　30 kcal
午餐	饺子5个或面条70 g　150 kcal 蒸鸡肉100 g　150 kcal 时令青菜清炒100 g　40 kcal
晚餐	杂粮饭　100 g　110 kcal 香椿炒蛋　150 g　150 kcal 清蒸鱼　100 g　90 kcal
每餐平均 500 kcal，一日三餐不超过 1800 kcal	

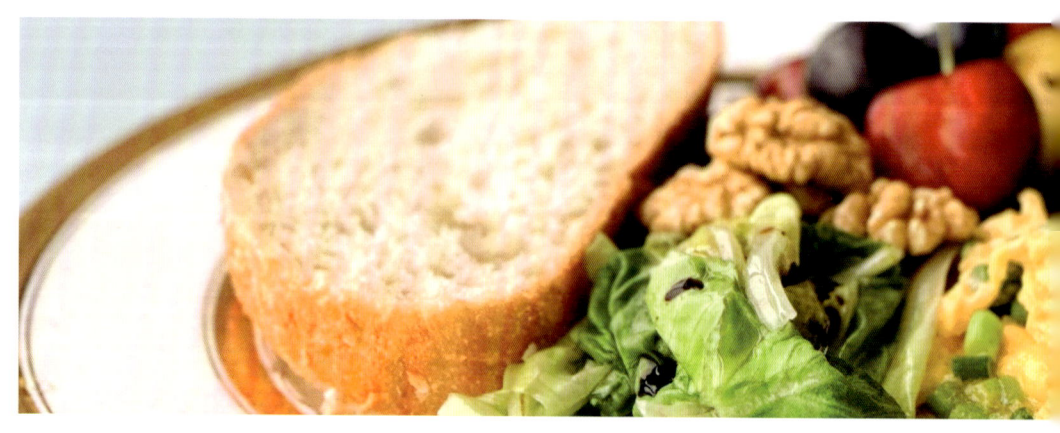

夏季食谱	
早餐	全麦面包1片　50 g　50 kcal 凉拌西蓝花　100 g　50 kcal 水煮蛋1个　65 g　70 kcal 牛奶　150 mL　100 kcal 核桃2个　30 g　100 kcal
午餐	荞麦面 80 g　100 kcal 西红柿炒蛋 150 g　120 kcal 凉拌青瓜牛肉 200 g　180 kcal
晚餐	杂粮饭　100 g　110 kcal 西芹炒肉　100 g　150 kcal 清蒸排骨　100 g　200 kcal 餐后水果半份　70 g　100 kcal
夏季炎热，适当补充水果，应季水果如荔枝、西瓜等，注意不超量	

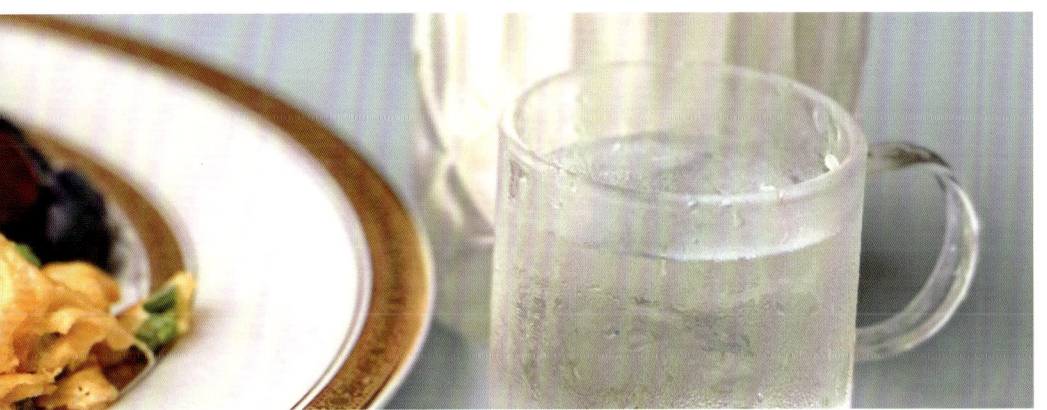

糖尿病患者饮食问答

问 糖友可以喝杂粮粥吗？

答： 可以！

根据标准餐盘原则，杂粮粥按主食算，每餐仍要吃有蛋白质、蔬菜等的其他营养粥。粥是中国人最喜爱的早餐，虽然不同地方粥的品种有所区别，但不可否认的是，粥温暖了很多中国人的胃。

对于糖尿病患者而言，粥的升糖指数较高，对血糖影响较大，所以很多糖友对它敬而远之杂粮。但是，在冬季，早晨偶尔喝一小碗杂粮粥的愿望还是可以实现的。

问 如果早晨喝粥，会对血糖产生什么影响？如何做能避免或减缓血糖指数升高？

答： 不管是哪一种粥类，小米粥、大米粥或黑米粥等，熬制的时间越长，其中的多糖会分解为更多的单糖成分。单糖成分的特点是吸收较快，所以会造成餐后血糖明显升高，也就是粥的升糖指数比米饭要高得多。同时，粥容易吸收，血糖指数升高快，早餐有粥，可能从早上开始血糖就居高不下了。所以避免和减缓血糖指数升高的办法有：坚持标准餐盘均衡营养、总能量控制的原则，喝粥时要配鸡蛋、青菜、坚果和其他的半量主食。粥的种类选择：首选杂粮粥、燕麦粥、玉米粥，其次菜肉粥、小米粥，最不推荐或最应该戒白粥。糖友应尽量避免喝粥。

问 糖友早餐想喝粥的话，应该注意些什么？

答：如增加蛋白质摄入、粥的煮法、粥里加"料"等。坚持标准餐盘的原则，杂粮粥为主，偶尔为之，注意监测喝粥后两小时血糖，如血糖波动明显，尽量少喝粥。

粥里可以适当加料，如瘦肉青菜粥、多种杂粮混合粥等。偶尔为之，冬天以养胃为主。

在标准餐盘的原则上，主食以粥为主，适当搭配其他少量的主食，继续搭配鸡蛋和／或牛奶、青菜、坚果等。

问 糖友外出如何就餐？

答：①假想一个标准餐盘，按照脑海中的餐盘规格填补碳水化合物、蔬菜、水果、蛋白质，将碳水化合物与水果放在最后食用。

②自助餐时不能贪多。

③饥饿时及时补充食物。

问 逢年过节怎么吃？

答：坚持标准餐盘，每逢佳节不长肉。

逢年过节饮食丰富，大家不可避免会多吃。其实，坚持标准餐盘的方法，用每餐一个盘子的总量管住自己，在休息的时间加强运动，每逢佳节不长肉或者"每逢佳节瘦三斤"不是梦想。

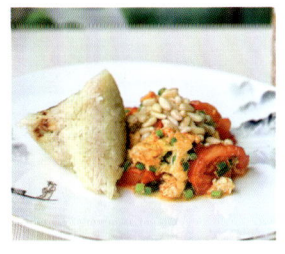

问　麦片早餐怎么吃？

答： 首先，我们要了解麦片是什么。

在市场上，麦片包含麦片和燕麦片。很多人认为是同一种东西，其实它们是两种食物。

燕麦片是燕麦粒轧制而成，呈扁平状，直径相当于黄豆粒，形状完整的一种食品，煮出来呈高度黏稠状，其中β-葡聚糖健康成分具有降血脂、降血糖、高饱腹的效果。医生通常推荐麦片时，首选燕麦片。但燕麦片在市场上不是随时都能买到的，且口感较粗糙，不少人接受不了，则退而求其次，改选麦片。

麦片由多种谷物混合而成，如小麦、大米、玉米、大麦等，其中燕麦片只占一小部分，甚至根本不含燕麦片。国外的产品喜欢加入水果干、坚果片、豆类碎粒等，国内的产品则喜欢加入麦芽糊精、砂糖、奶精（植脂末）、香精等。相比之下：加入水果、坚果和豆类较为健康，可以丰富膳食纤维的来源；加入砂糖和糊精会降低营养价值，增加血糖上升速度；加入奶精则不利于心血管健康，因为奶精中含有部分氢化植物油，其中反式脂肪酸易促进心脏病的发生。

糖友如购买麦片，要仔细观察原料表，尽可能选择成分简单的麦片。

无论是麦片还是燕麦片，均含较高的营养价值，升糖指数低，是糖尿病患者早餐的较好选择。

医生之所以推荐糖友以麦片作为早餐，最主要的原因是其含糖量低，饱腹感强，对血糖影响小。但其实，除这些优点外，麦片还有很多其他益处。麦片中含有丰富的蛋白质、膳食纤维、多种维生素和矿物质元素，营养价值很高。经常吃麦片可以有效排出体内胆固醇，起到降低胆固醇的作用，可以有效预防血管疾病。

麦片中的膳食纤维也可以刺激肠胃蠕动，预防便秘。麦片含有丰富的亚油酸，适合老年人食用，有延年益寿的功效。

所以，麦片，尤其是燕麦片，很推荐作为早餐食用。

吃麦片早餐，遵循三大原则：

①能原味，不添加：原味麦片升糖指数低，最适合糖友。

②能煮熟，不冲服：原味麦片多数需要煮熟，没有深加工和更多添加

成分。

　　③能单吃，不混合：这是喜欢喝粥的老人吃麦片时常见的误区，比如将鸡蛋、牛奶、麦片一起煮成麦片粥，这碗粥其实比各食材分开煮，即麦片单煮、煮鸡蛋、喝牛奶，对血糖的影响更大。

问　外出旅行怎么吃？

答： 坚持标准餐盘原则。吃自助餐时坚持一个餐盘原则，不反复多次取餐，不超过平时进食量。规律饮食也是不增肥的秘诀之一。

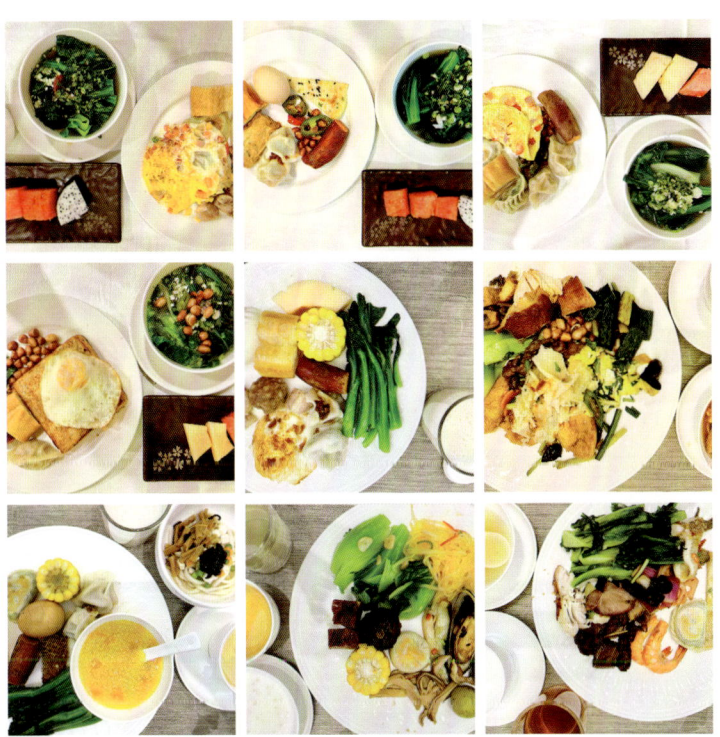

问 **为什么吃荔枝会出现低血糖？**

答： 吃荔枝会出现低血糖，在医学上被称为荔枝急性中毒，实际上是一种"低血糖症"。荔枝之所以会引发低血糖，是因为其中含有大量果糖，而果糖必须经过肝脏代谢转化为葡萄糖才能被人体利用。

既然荔枝吃多了可能引起低血糖，是不是说明荔枝可以降血糖呢？其实不然，我们要明白过度食用荔枝导致低血糖，实际上是大量食用荔枝后，果糖积聚体内，来不及转变成葡萄糖，并刺激胰岛素大量分泌，加上进食荔枝后往往影响食欲，不想再进食主食，结果造成血中葡萄糖过低，并不是它本身具有降糖作用，只是大量进食荔枝引起的暂时性低血糖。

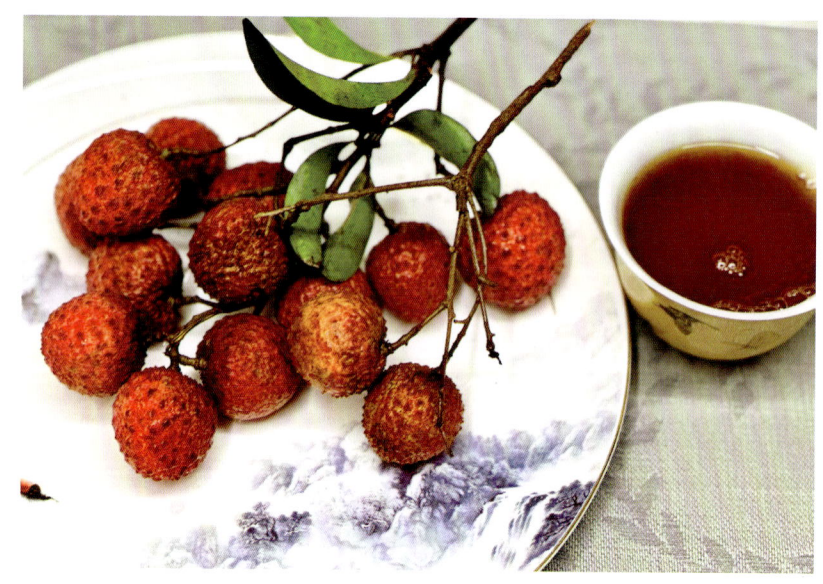

问 糖友怎么吃荔枝？

答： 荔枝的升糖指数在 70 左右，属于高升糖指数食物。对于糖友而言，需要谨慎食用荔枝。

①不要空腹吃荔枝。建议在两餐之间食用最佳，且需注意如感到饥饿或出现低血糖反应时，不宜食用荔枝。

②不要过量。糖友食用荔枝不宜超过 80 g（1 个荔枝大约 20 g，也就是说一次最多吃 4 颗）。

③有扁桃体炎、咽喉炎、牙龈肿痛、溃疡性结肠炎、便秘者不要食用鲜荔枝。

④荔枝干是浓缩的荔枝，含糖量较鲜荔枝更高，糖尿病患者更要避免。同理，葡萄干等果干也是一样的。

糖尿病患者的常见饮食误区

与糖尿病有关的饮食误区有很多，为更好地消除这些误解，宣传正确的信息，帮助人们做出明智、有益健康的选择，特为糖尿病患者总结一些常见的饮食误区。

误区1：早餐中主食选择错误

由于中国人的饮食习惯，糖友们在早餐中主食的选择上很容易出错。北方早餐主食常见的是包子、油条、馒头，南方早餐主食大多为粥、炒粉、炒面，其中，粥、炒粉、炒面、油条都是糖友应该尽量避免的，主食与油脂混合的煎炸或炒制的烹饪方式会导致升糖指数高，定量的包子、馒头、全麦面包、杂粮面条、麦片等更适合糖友选择，各种豆类或根茎类杂粮也是不错的选择，如主食里搭配适量玉米、红薯、淮山等。能干着吃尽量干着吃，汤和主食尽量分开吃。

误区2：营养成分单一，早餐过于简单

早晨起来简单吃点儿，可能是大多数人的选择。实际上，一日三餐按重要程度和丰富程度来看，早餐才最应该吃饱、吃好。简单吃容易营养成分单一，有的人早餐只有碳水化合物，有的人早餐只喝牛奶，吃鸡蛋，没有碳水化合物，更没有蔬菜和水果等。人吃单一成分的早餐，容易发生低血糖，或者吃饱的时候餐后血糖会明显升高，血糖波动较大。单一成分也不利于脑力或体力消耗。

误区 3：不敢吃水果，或者没有青菜

其实，多数人吃早餐是能做到主食、蛋白质兼顾的，但早餐吃水果或者青菜是很奢侈的事，也很少人能把坚果也加上。如果能理解新鲜蔬菜和水果具有抗肿瘤、抗氧化、抗衰老等诸多好处时，大家就会吃得更有积极性了。补充适量的坚果也有助于增加饱腹感和补充脑力消耗。早餐秘诀就是吃得丰盛，营养均衡。

很多糖友不敢吃水果，因为大多认为水果含糖分比较多。实际上在血糖稳定期，可以吃适量低糖分水果，比如早餐加半个苹果、半个橙子、1/4 个火龙果等。在糖尿病稳定期，样样东西都能吃，学会怎样吃很重要。

误区 4：主食选择错误

基本上，早餐的误区是可以通过坚持标准餐盘的原则避免的，餐盘里要有定量的主食（碳水化合物）、肉蛋奶（三选二）、蔬菜和水果、少量坚果。这样，总热量得以控制，种类搭配均衡，有助于控制血糖，维持血糖稳定，提高免疫力，增强抗氧化应激能力，保护心脑血管。

糖尿病标准餐盘 1

总能量 260 kcal			
碳水化合物	南瓜	150 g	40 kcal
蛋白质	鸡蛋	65 g	70 kcal
蔬菜	西蓝花	200 g	50 kcal
坚果	核桃	30 g	80 kcal
饮品	红茶	100 mL	20 kcal

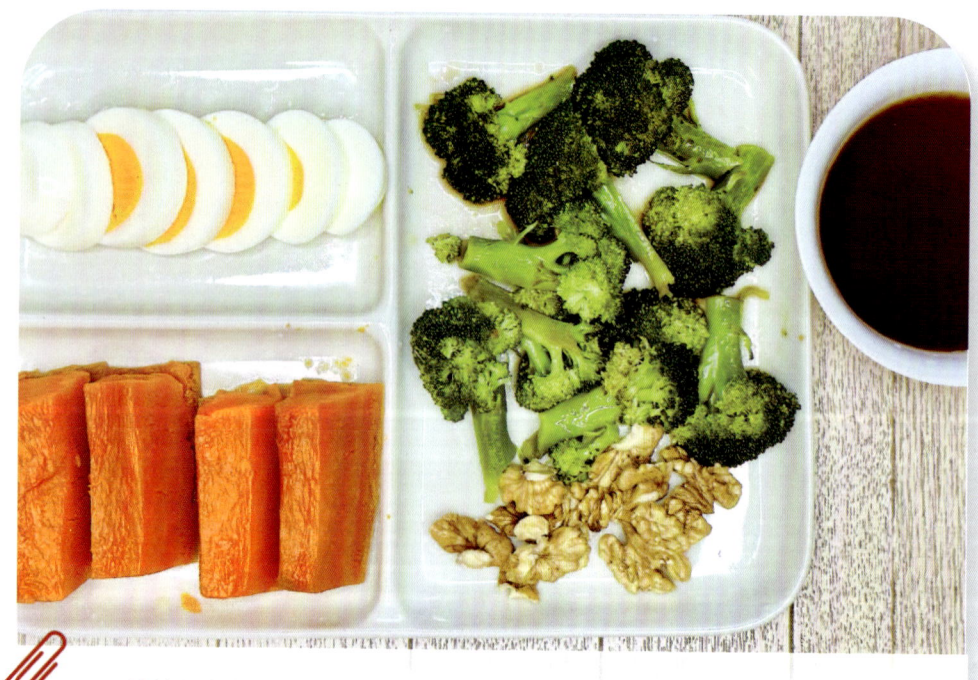

营养科主任点评

亮点：碳水化合物、蛋白质、脂肪齐全，配有蔬菜、坚果。

建议：糖尿病患者尽量选择全谷物类作为主食，避免淀粉含量多的食物。可增加 1 杯脱脂奶。

糖尿病标准餐盘 2

总能量 375 kcal			
碳水化合物	红薯	100 g	80 kcal
蛋白质	鸡蛋	65 g	70 kcal
蔬菜	西红柿	100 g	20 kcal
	杭白菜	100 g	15 kcal
坚果	松子	30 g	180 kcal
饮品	乌龙茶	100 mL	10 kcal

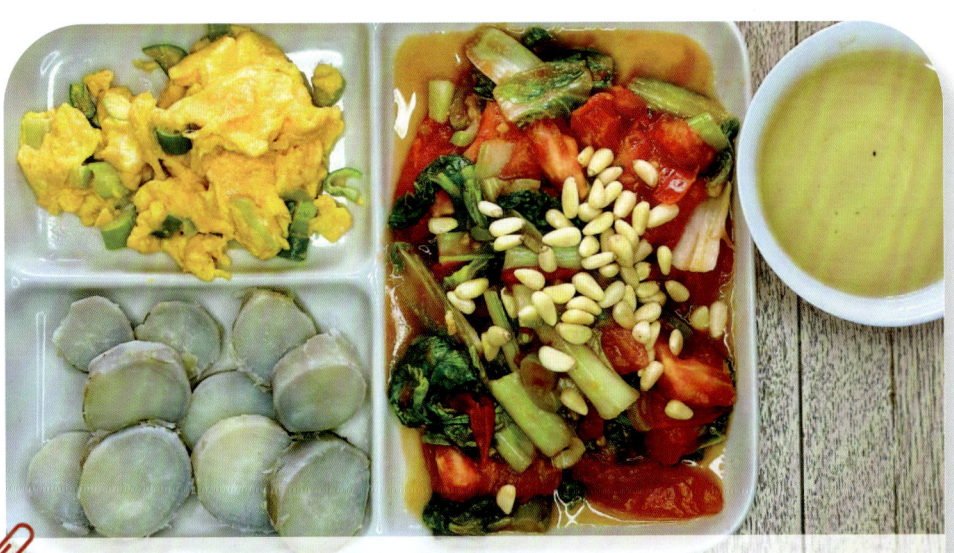

　　红薯属于高热量食物，100 g 红薯中热量大约为 80 kcal。每 100 g 红薯中脂肪含量大约为 0.1 g，碳水化合物大约为 20 g。红薯含有人体所需的多种维生素，如维生素 A、维生素 C、维生素 E 等，同时也含有胡萝卜素、叶酸、钙、铁、锌等，适当进食对人体有一定好处，能够补充体能，改善体质。红薯虽好，但不能多吃，以防增加胃肠道负担。如有消化系统疾病，尽量少吃。

糖尿病标准餐盘 3

总能量 510 kcal			
碳水化合物	麦片	60 g	150 kcal
蛋白质	鸡胸肉	120 g	140 kcal
	酸奶	60 mL	40 kcal
蔬菜	生菜	30 g	10 kcal
	高秆西蓝花	60 g	20 kcal
坚果	原味夏威夷果	20 g	140 kcal
水果	蓝莓	20 g	10 kcal

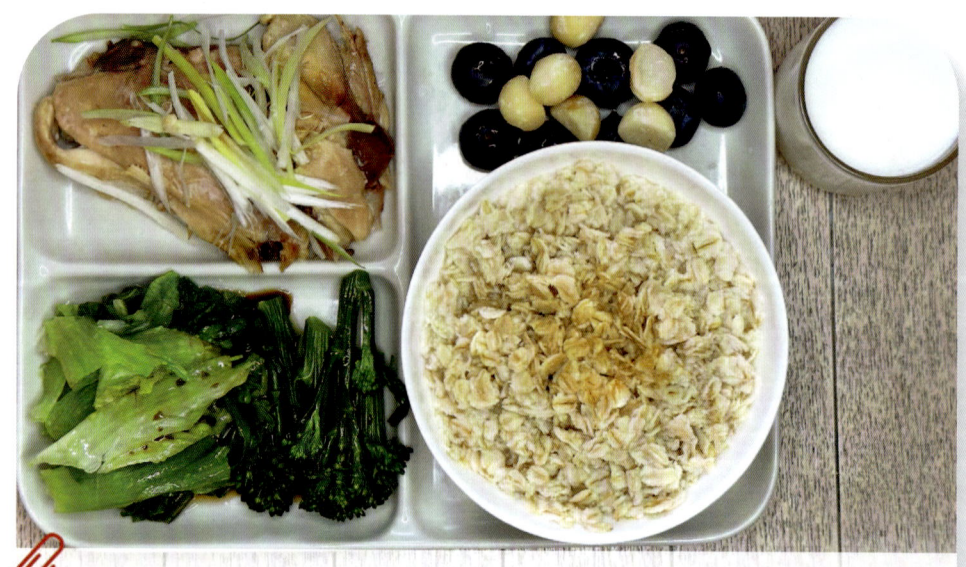

燕麦片是燕麦粒轧制而成的,煮出来高度黏稠,其中β-葡聚糖具有降血脂、降血糖、高饱腹的效果,尤其推荐作为控糖饮食的早餐。但燕麦片口感较粗糙,不少人接受不了,则退而求其次,改选麦片。麦片是多种谷物混合而成的,如小麦、大米、玉米、大麦等,升糖指数较燕麦片高。

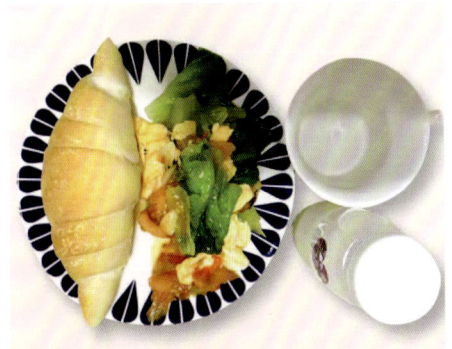
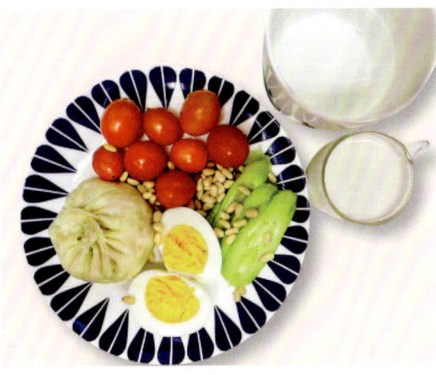

糖尿病标准餐盘

早餐打卡 ☑

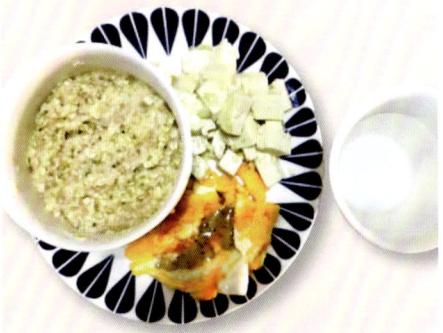
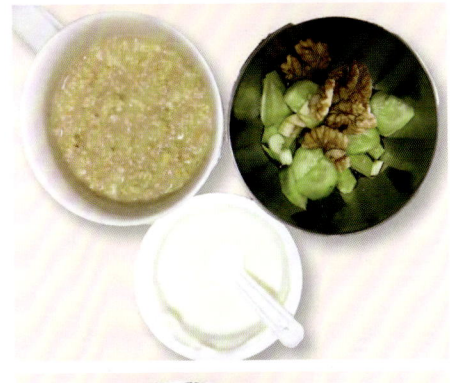
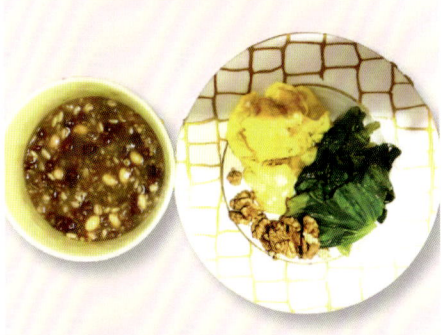
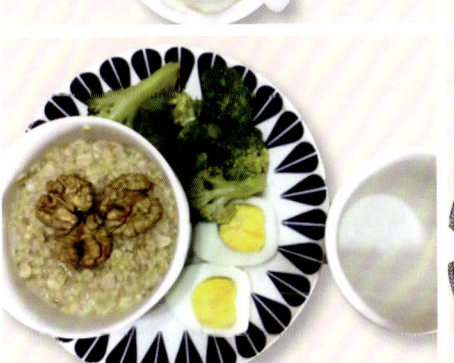
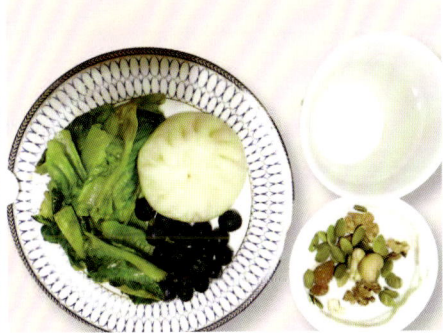

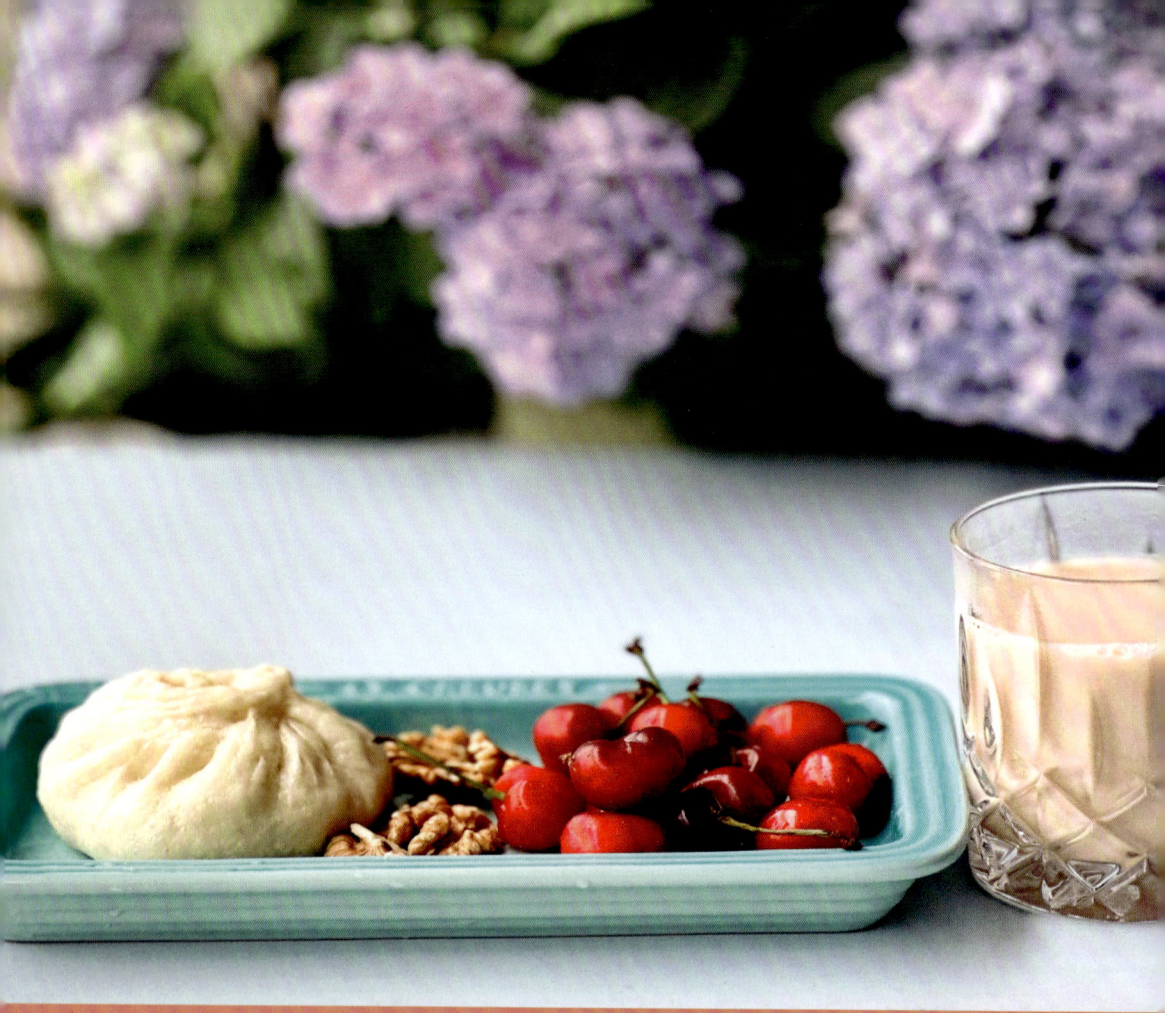

高血压患者该怎么吃

  高血压是世界范围内最常见的慢性疾病，是导致心脑血管疾病的首要危险因素。随着人们生活水平的提高及生活方式的改变，我国高血压患病率呈升高趋势。根据《中国心血管健康与疾病报告2023》，31.6%的成年人患有高血压。高血压的发病与饮食、作息、运动等生活行为密切相关，膳食因素是其主要的行为因素，合理膳食对预防和控制高血压起到至关重要的作用。

高血压的合理膳食包括低盐、低胆固醇、高纤维素饮食,避免过多摄入高脂肪食物,适量增加钾的摄取等。防治高血压,限盐饮食十分重要,每日盐的摄入量不宜超过6 g。生活中看得见也摸得着的食盐很容易被大家发现,但一些食物中的隐形盐容易被忽视。

生活中有些盐会"隐形",很多人摄入了过多的盐分都不知道,例如油条、面包中都含盐,调料中的味精也是"含盐大户"。生活中应当少食或者不食含钠盐量较高的各类加工食品,如咸菜、火腿、香肠和方便快餐食品等。一个成人每日食盐约6 g,可以用专门的控盐勺,如果没有控盐勺,估算出6 g食盐相当于平装满一个普通啤酒瓶盖。

如果体内缺少钾,会导致肾脏对钠的排出受限,从而引起水钠潴留,最终使血压升高。因此,适量增加含钾食物的摄入,有利于控制血压平稳。富含钾的食物包括苹果、香蕉、黑豆、香菇、平菇等。除此之外,还应适量食用新鲜的蔬菜和水果。

在三餐的饮食量搭配上,根据《中国居民膳食营养素参考摄入量》,三餐营养分配标准可按3∶4∶3分配,即早餐热能供给量约占全日总需要量的30%,午餐占40%,晚餐占30%。

少吃零食,少饮用含糖饮料及碳酸类饮料,控制盐的摄入量,避免"隐形盐"的过多摄入。全天烹调用油建议为25 g,每日喝6~8杯水(1500~1700 mL)。

早餐注重蛋奶组合(碳水化合物60%+蛋白质20%+脂肪20%)。
午餐注重荤素搭配,主食要丰富[主食(生重)25~50 g或用200 g薯类代替+水煮或少油烹调的绿叶蔬菜 250 g+牛瘦肉等红肉 100 g〕。

晚餐吃七八成饱,进餐时间要早〔主食(生重)25～50 g 或用 200 g 薯类代替+水煮或少油烹调的绿叶蔬菜 250 g+鱼肉、虾肉、去皮鸡肉等白肉 100 g〕。

高血压标准餐盘 1

总能量 480 kcal			
碳水化合物	全麦面包	100 g	250 kcal
蛋白质	鸡蛋	65 g	70 kcal
	牛奶	50 mL	35 kcal
蔬菜	白菜	25 g	15 kcal
坚果	松子	10 g	40 kcal
水果	小西红柿	80 g	25 kcal
调味品	植物油	5 g	45 kcal
	盐	1 g	0 kcal

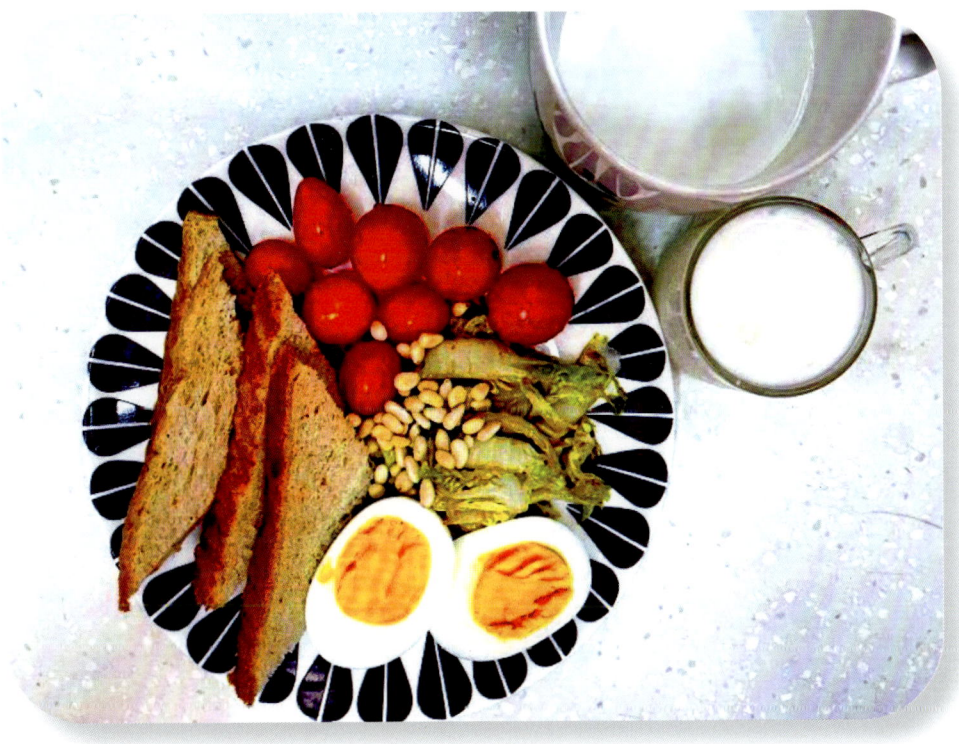

高血压标准餐盘 2

总能量 484 kcal			
碳水化合物	发面饼	100 g	180 kcal
蛋白质	鸡蛋	50 g	60 kcal
蔬菜	槐花、西红柿	150 g	80 kcal
坚果	松子	5 g	20 kcal
水果	蓝莓、木瓜	200 g	80 kcal
调味品	植物油	6 g	54 kcal
	盐	2 g	0 kcal
饮品	茶	80 mL	10 kcal

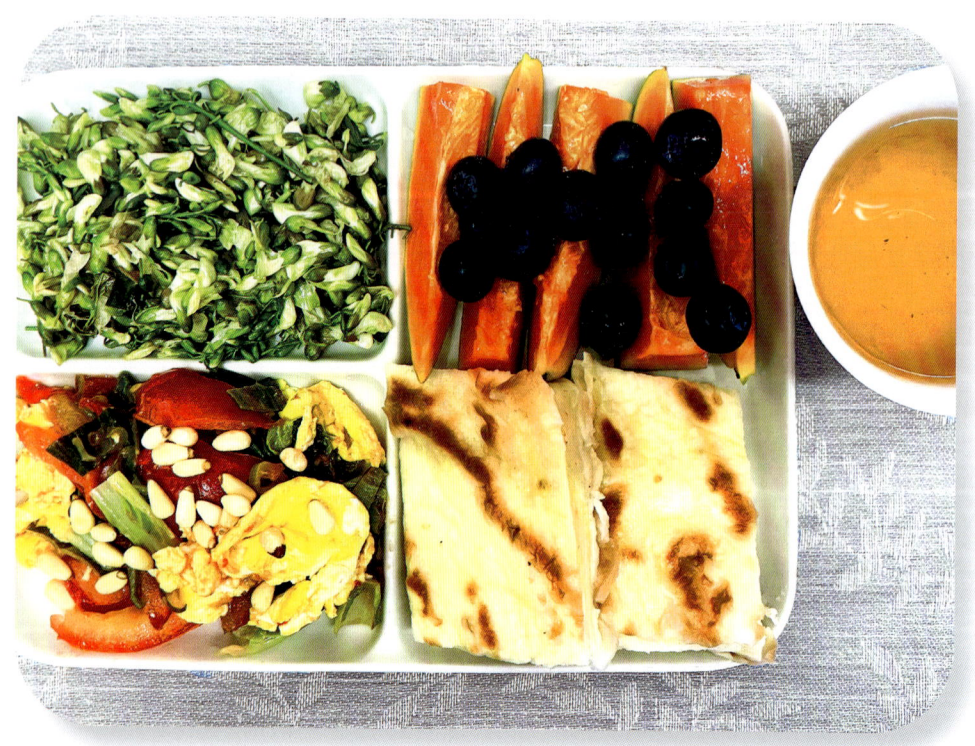

高血压标准餐盘 3

总能量 522 kcal			
碳水化合物	瘦肉包	100 g	300 kcal
蛋白质	鸡蛋	60 g	70 kcal
蔬菜	油麦菜	60 g	6 kcal
坚果	脆花生	10 g	31 kcal
水果	猕猴桃、鲜枣	120 g	60 kcal
调味品	植物油	5 g	45 kcal
	盐	1 g	0 kcal
饮品	茶	100 mL	10 kcal

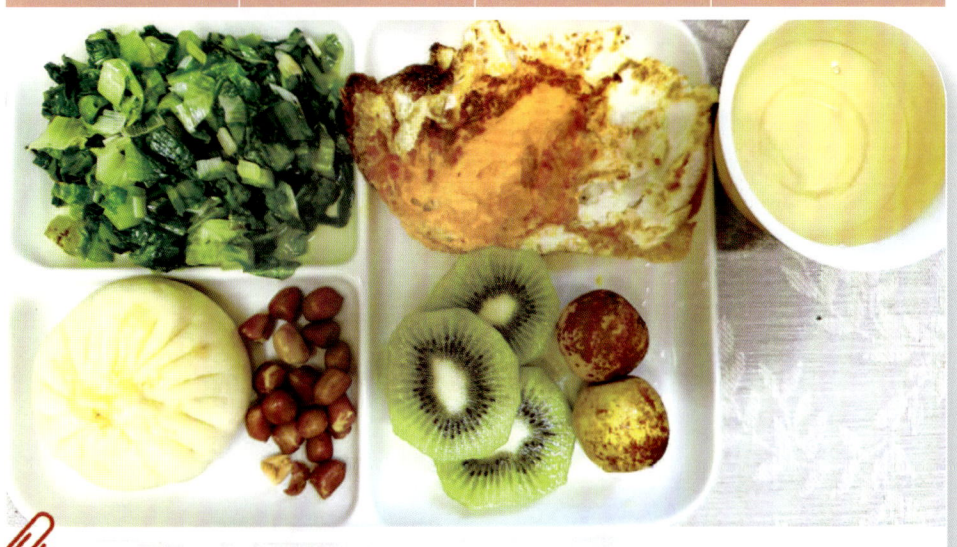

营养科主任点评

亮点：碳水化合物、蛋白质、脂肪齐全，还配有绿叶蔬菜、水果及坚果。

建议：高血压患者应以白肉为主，红肉适量。肉包可以换成原味麦片、玉米或薯类。脆花生可改成原味坚果。煎鸡蛋偶尔吃，平日可尝试水煮蛋。每日增加 1 杯脱脂奶。

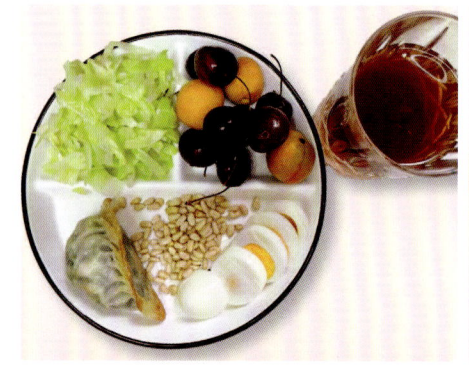
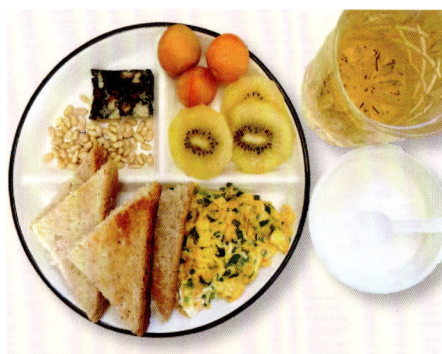

高血压标准餐盘
早餐打卡 ☑

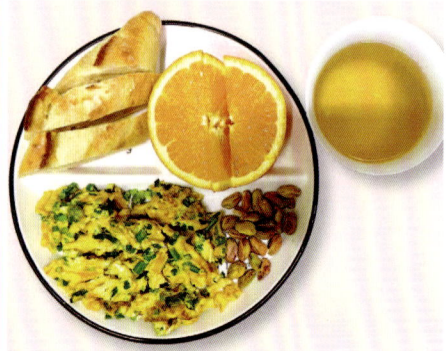
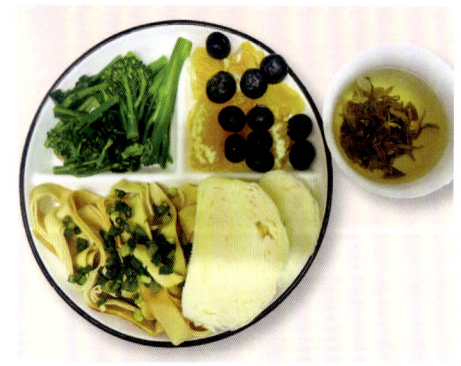
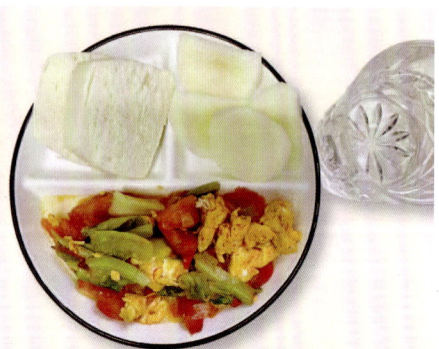
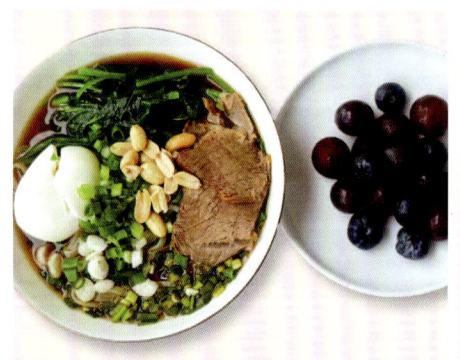
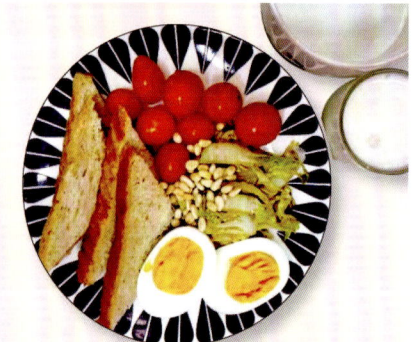

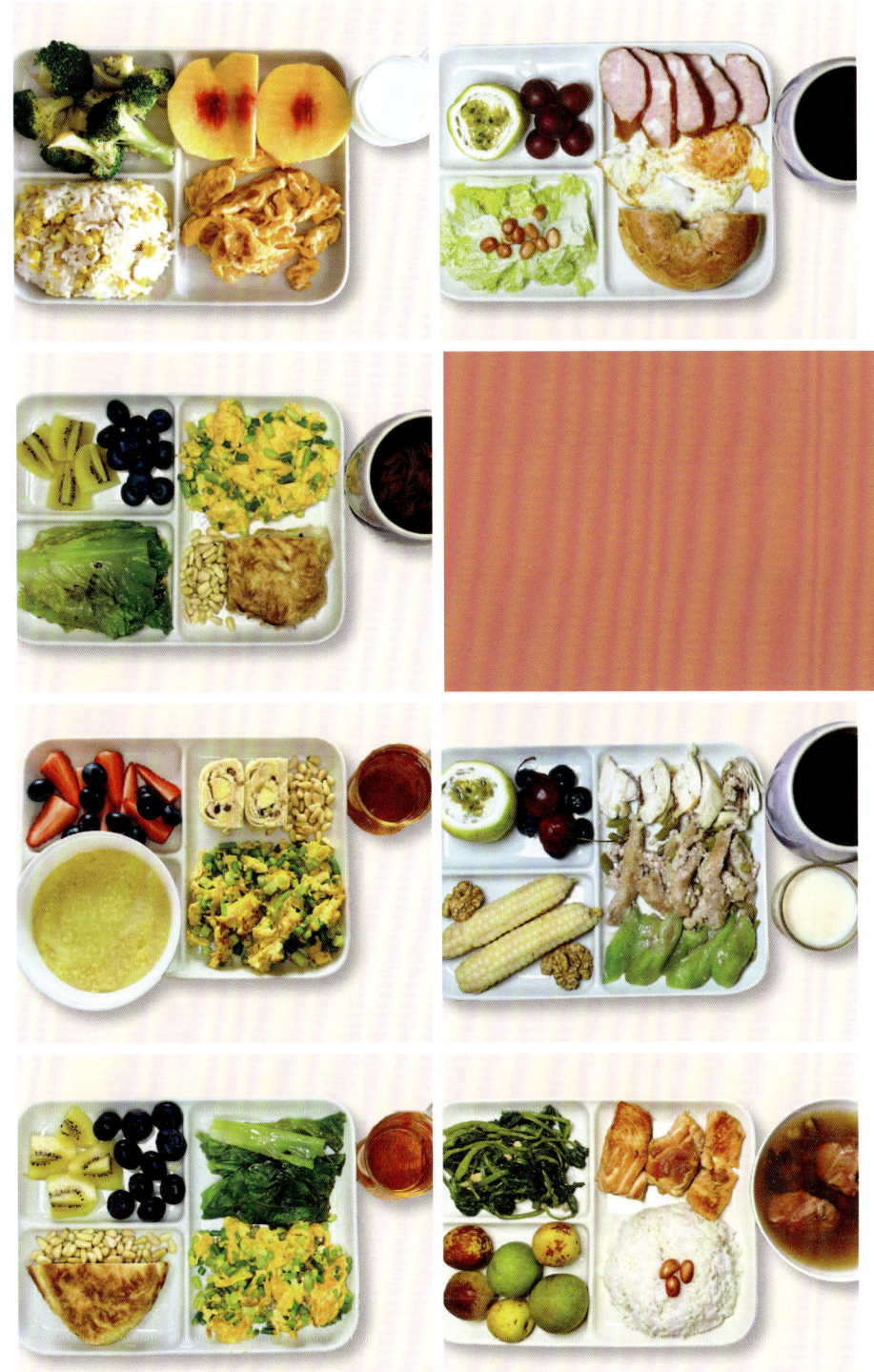

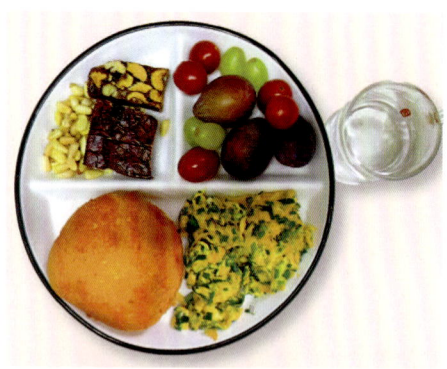

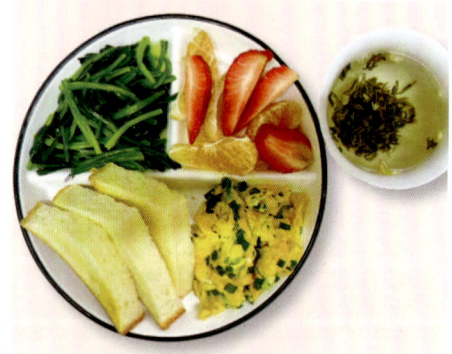

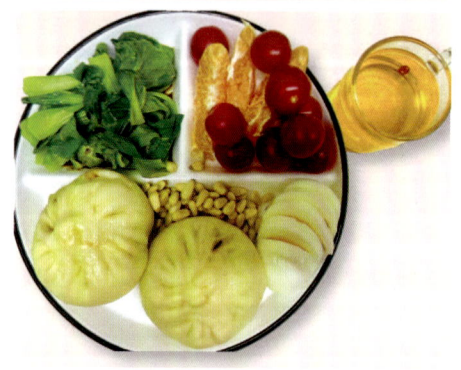

标准餐盘搭配，可根据自己喜好和饮食习惯合理选择，追求在限盐的情况下多样搭配。食材新鲜，食物多样化，保证粮谷、肉类、奶类、蛋类齐全，增加蔬菜、水果摄入量，总量应控制，营养均衡。烹饪方式可清炒、蒸、煮、煎、烤，内容可变化。

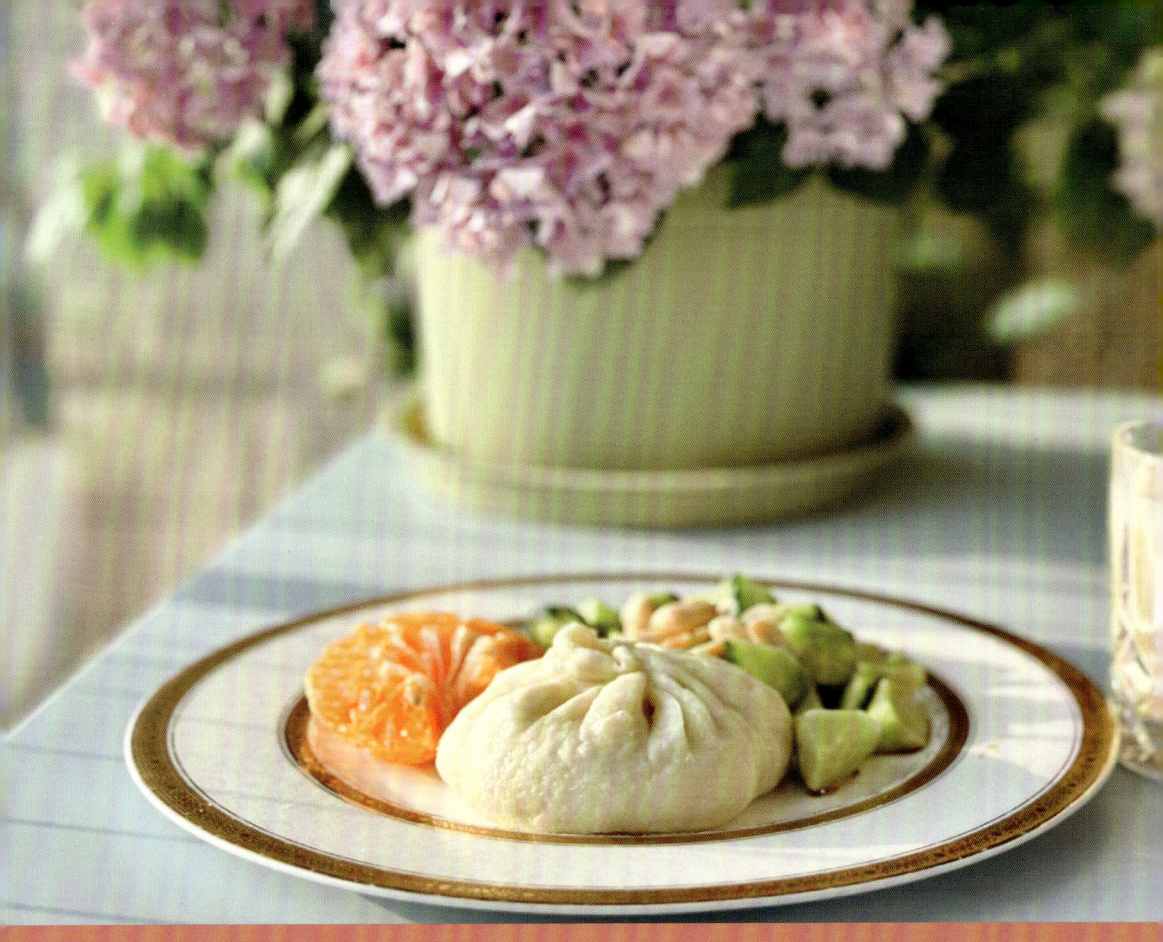

肥胖症患者该怎么吃

  肥胖的判定，目前常用体质量指数［简称BMI，计算公式为体重（kg）除以身高的平方］，我国对肥胖的界定是BMI不低于28。肥胖已成为一种全球性"流行病"，现阶段超重/肥胖已成为严重影响人们身心健康的主要公共卫生问题。肥胖是一种慢性代谢性疾病，由肥胖导致的一系列躯体疾病被越来越多的人认识和重视。

肥胖可诱发糖代谢问题，引起胰岛素抵抗，从而导致糖尿病的发生；可造成呼吸功能问题，诱发睡眠呼吸暂停综合征；是高血压、冠心病等心血管疾病的高危因素；可引起负重关节的严重变形，从而导致关节变形、关节腔积液、关节疼痛等关节疾病等。

肥胖是一种"病"，我们要积极治疗，努力将体质量指数控制在正常范围（18.5～24）。医学营养治疗既是肥胖治疗的基础，也是肥胖病程中任何阶段预防和控制必不可缺的措施。《中国超重/肥胖医学营养治疗指南（2021）》指出优化膳食对肥胖改善的重要性，减脂饮食是我们阐述的主要方面。

针对肥胖的合理膳食，应以热能低、富含纤维素为主，限制总热量摄入、控制蛋白质摄入量、适量脂肪摄入及合理碳水化合物摄入。一般来说，减重遵循循序渐进、逐步减少的原则，切勿操之过急。如一位中度肥胖者6个月减重7%，每天热量摄入约1000 kcal，选用优质蛋白如牛奶、蛋清、鱼、鸡胸肉、瘦肉，碳水化合物占总热量的40%～50%，脂肪饮食占总热量的20%～30%，多吃一些热能低而富含纤维素食物如卷心菜、西红柿、胡萝卜、芹菜等，忌食高淀粉食物如土豆、粉条、红薯等，避开高热量水果及零食如水蜜桃、巧克力、汽水等，减少摄取过咸食物如腌制食品等。

为更方便制作餐食，推出标准餐盘饮食，从量、质、数等给出直观参考。减脂餐盘的主角是肉、蛋、奶，蛋白质食物热效应大，在减脂增肌期，选择高蛋白、低碳水的医学营养减重方式，效果好，易坚持。

如何简单估算吃多少蛋白质?

1 g 的肉不等于 1 g 的蛋白质。在营养学上，1 份（100～125 g）肉类食物（禽畜肉类可选用牛瘦肉、猪瘦肉、鸡胸肉等，鱼类可选用鳕鱼、三文鱼等）中含 20～25 g 蛋白质；1 份（300～500 g）乳制品类食物含 10～15 g 蛋白质；1 份（100 g）淀粉类食物含 2～5 g 蛋白质。

标准餐盘分三个区域

主食/碳水类食物，建议带粗细粮搭配的主食，满足对碳水化合物的需求，也可用红薯、紫薯、南瓜等代替部分米面，使得营养均衡，饱腹感强。

蛋白质类选用优质蛋白质食物，选低脂肉类（去皮鸡肉、牛瘦肉、羊瘦肉）、蛋、奶等。

色彩丰富的蔬菜与菌菇类，满足维生素和膳食纤维需求，优选秋葵、花椰菜、胡萝卜等。

可以把喜欢的主食/碳水类、蛋白质类、蔬菜与菌菇类食材列出来，将脂肪默认成炒菜油，烹调专属于自己的创意减脂餐。如选凉拌菜，可搭配一些坚果。

主食/碳水类	蛋白质类	蔬菜与菌菇类	烹饪方法
米饭/糙米/杂粮饭	鸡胸肉/牛瘦肉	各种绿叶蔬菜	清炒
全麦吐司/荞麦面	猪瘦肉/虾仁	彩椒/洋葱	蒸
燕麦面/藜麦饭	鱼肉/豆腐	黄瓜/丝瓜	煮
杂粮馒头/花卷	鸡蛋/黄豆	西葫芦/西蓝花	烤
玉米/红薯	牛奶/酸奶	花椰菜/西红柿	
紫薯/意面		蘑菇/木耳	

减脂标准餐盘总能量控制

减脂标准餐盘较一般饮食的总能量偏少,成年女性一日总热量约1200 kcal,成年男性一日总热量约1400 kcal,食物的选择上以低卡高营养为标准。

推荐的减脂食物

碳水化合物:玉米、山药等
纤维素和维生素:青瓜、西红柿
蛋白质:鸡胸肉、牛肉
调味料:油醋汁

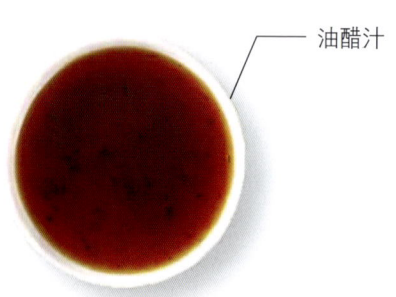

油醋汁

Tips:关于吃动平衡

减重既需要掌握营养知识,也需要具备切实的执行力。标准餐盘就是很好的执行工具,它能帮助我们实现饮食品种的均衡搭配,并固定每日的能量摄入,达到饮食均衡。

能量摄入稳定后,就需要通过运动来进一步消耗能量,塑造核心肌肉群,提升身体机能,同时增加肌肉量,以提高能量消耗效率,这就是所谓的吃动平衡。

减脂标准餐盘 1

	总能量 515 kcal		
碳水化合物	全麦面包、糙米	100 g	260 kcal
蛋白质	鸡蛋	60 g	70 kcal
	鸡胸肉	100 g	110 kcal
蔬菜	青菜、玉米笋	30 g	10 kcal
坚果	鹰嘴豆	10 g	34 kcal
水果	牛油果、小西红柿	100 g	31 kcal

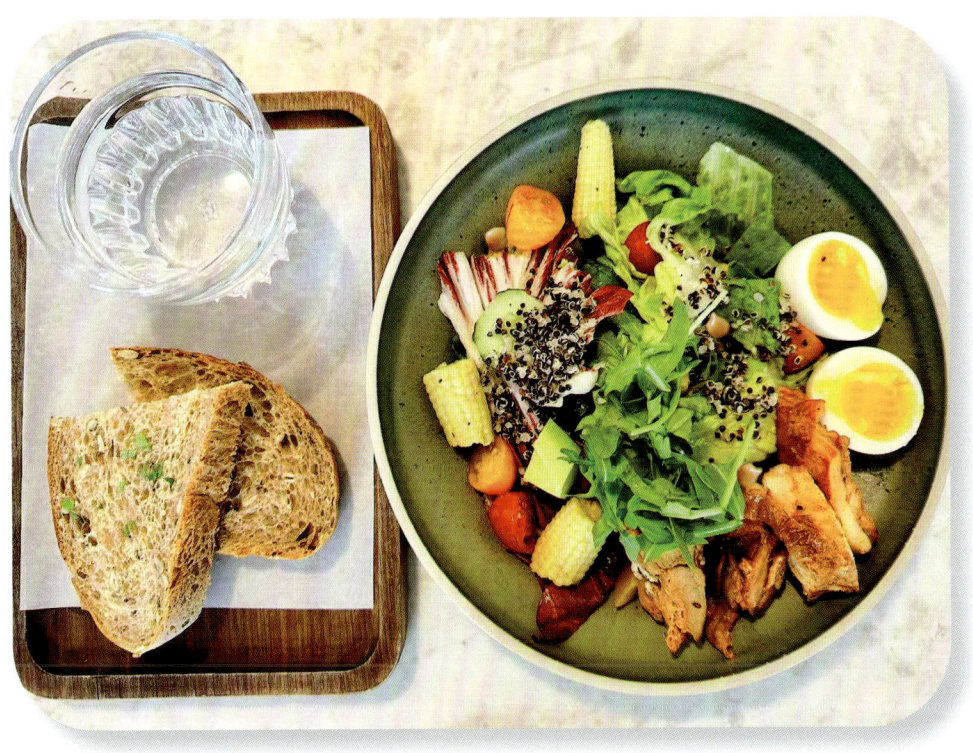

减脂标准餐盘 2

总能量 355 kcal			
碳水化合物	红薯	100 g	100 kcal
蛋白质	牛肉	100 g	150 kcal
纤维素	小白菜	50 g	20 kcal
水果	小番茄、草莓	75 g	15 kcal
坚果	花生	10 g	60 kcal
饮品	乌龙茶	100 mL	10 kcal

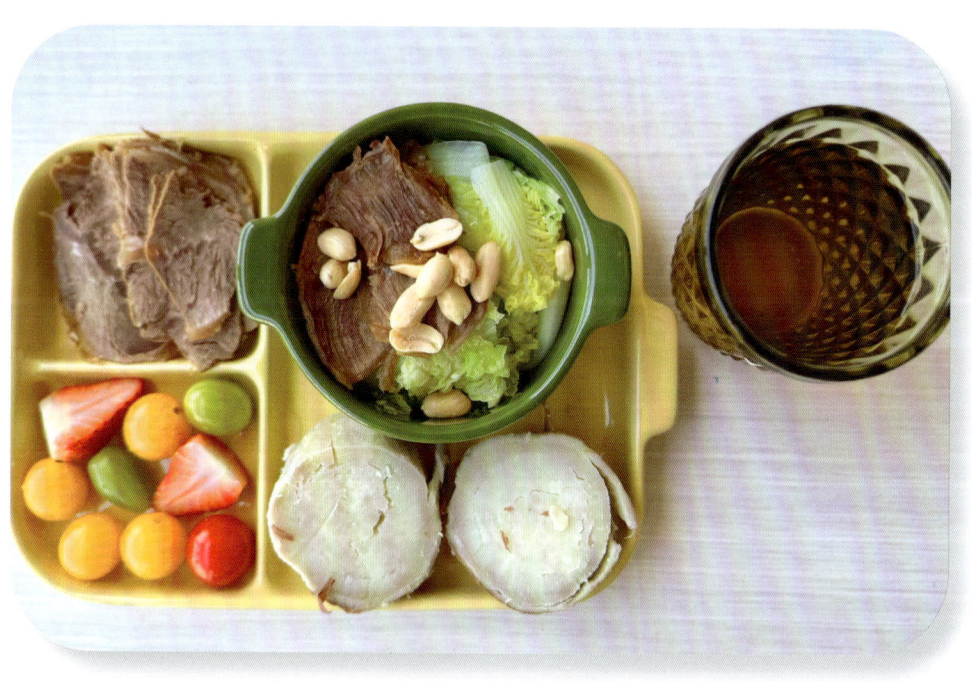

减脂标准餐盘 3

	总能量 309 kcal		
碳水化合物	玉米	100 g	112 kcal
蛋白质	鸡蛋	60 g	70 kcal
蔬菜	青瓜	125 g	20 kcal
坚果	花生	10 g	31 kcal
水果	猕猴桃	100 g	61 kcal
饮品	乌龙茶	100 mL	15 kcal

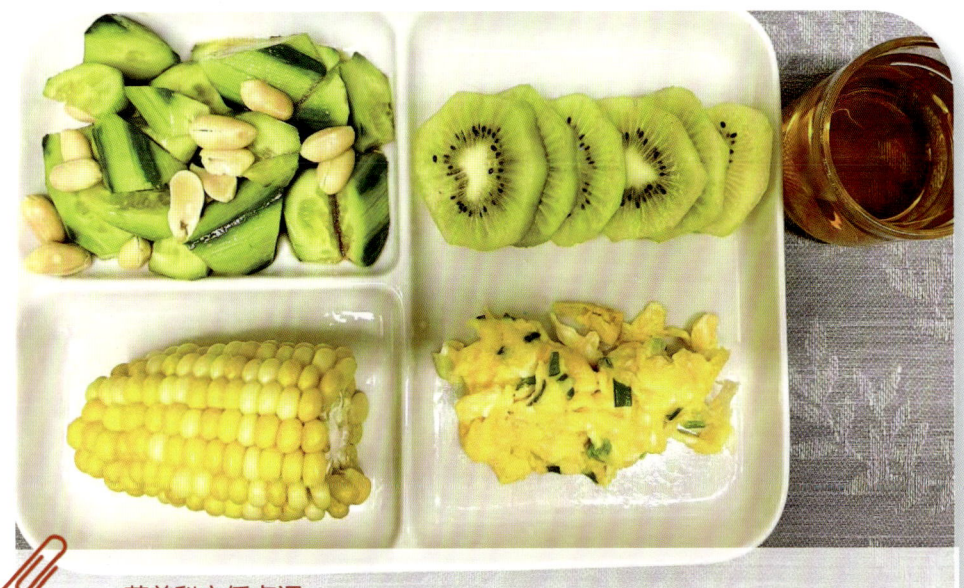

营养科主任点评

亮点：碳水化合物、蛋白质、脂肪齐全，还配有蔬菜、水果及坚果。碳水化合物为全谷物食物。

建议：根据《中国居民膳食指南》，早餐可以增加 1 杯脱脂奶。

以上标准餐盘减脂餐搭配，主打肉、蛋、奶，品种多样，热量低，有饱腹感。西红柿、玉米、青瓜是减脂法宝，西红柿营养丰富，富含维生素C、维生素E、矿物质、有机酸等，可以生食、煮食，助消化。玉米富含膳食纤维、B族维生素、维生素E和各种矿物质，是优质碳水化合物的来源。青瓜具有人体所需营养素，包括维生素C、胡萝卜素、膳食纤维等，有助润肠通便。

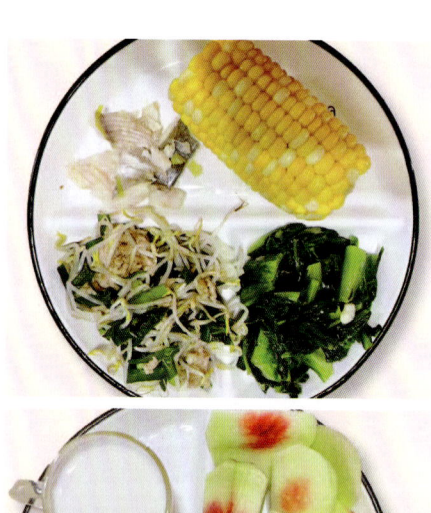

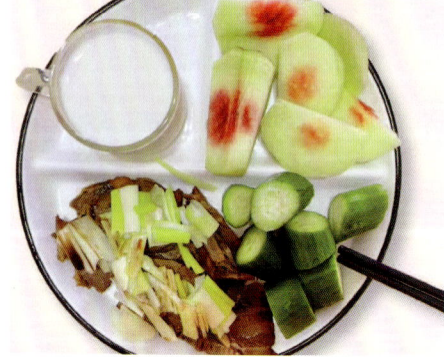

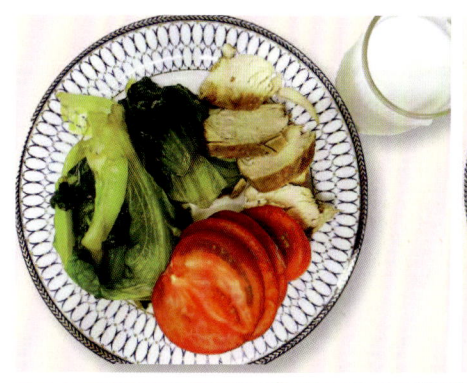
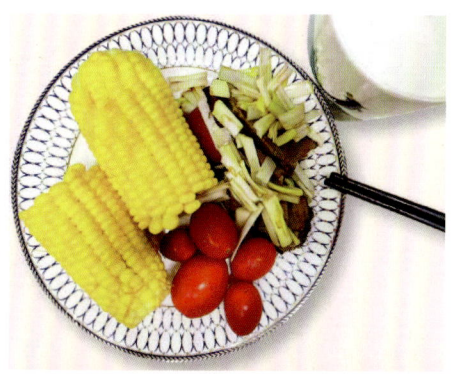
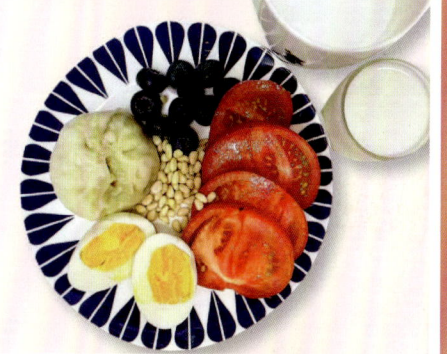

减脂标准餐盘

早餐打卡 ☑

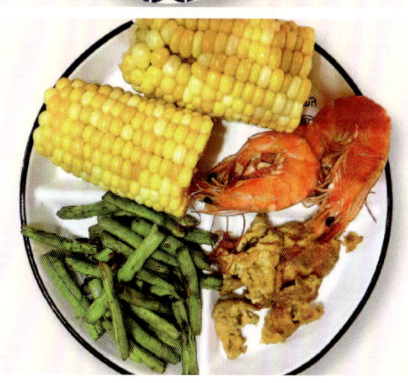
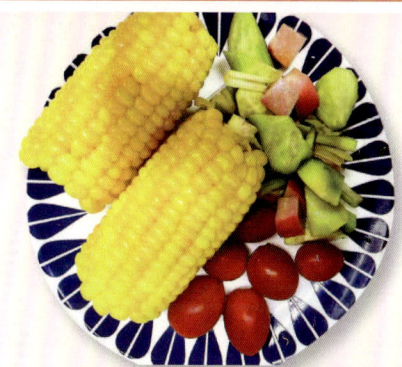
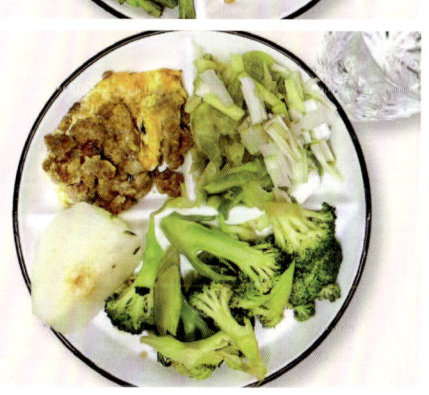
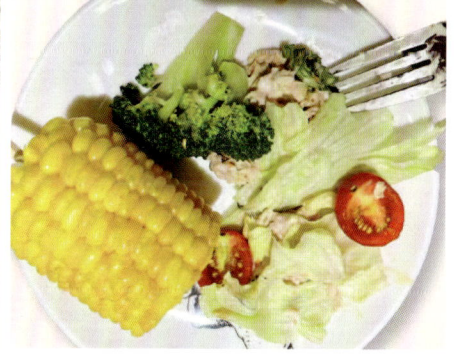

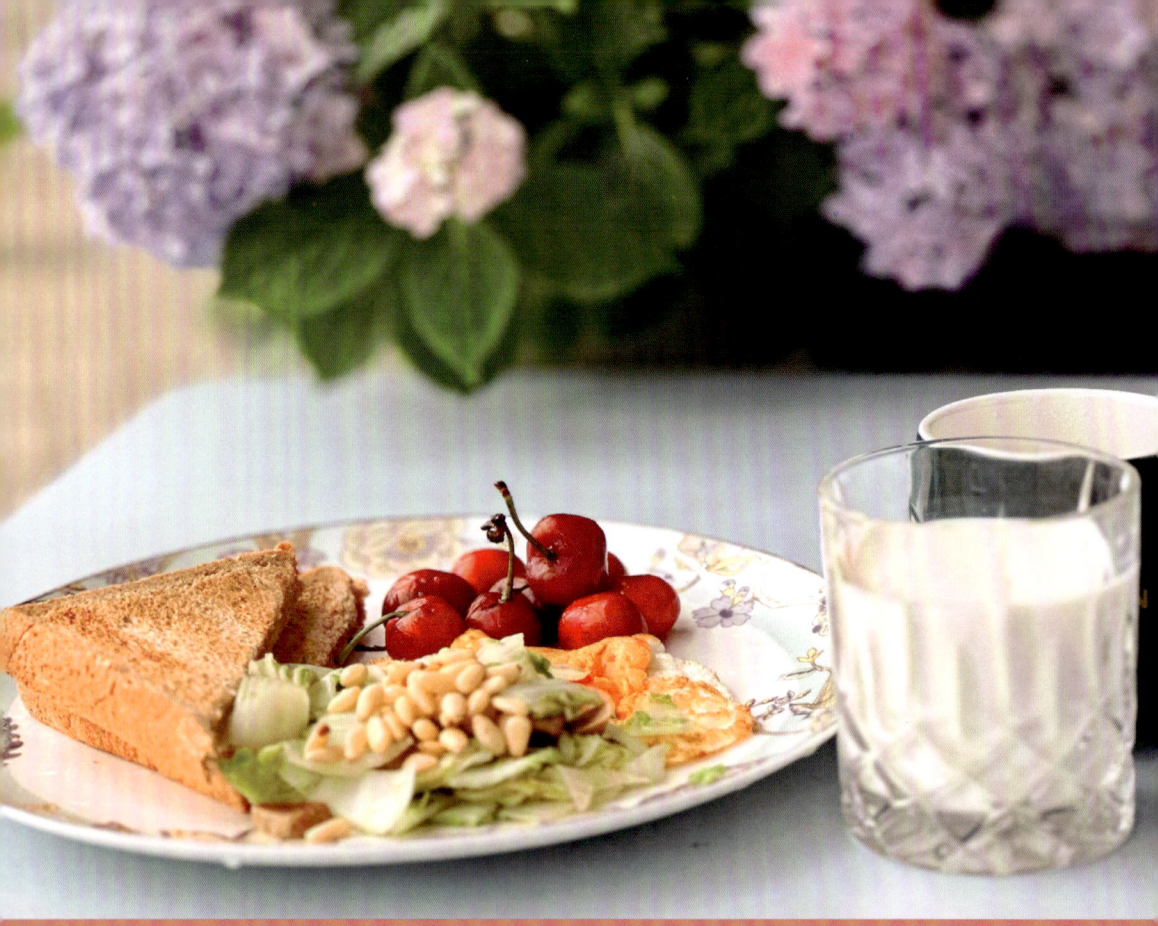

冠心病患者该怎么吃

　　冠状动脉负责向心肌输送氧气和营养物质，当冠状动脉变得狭窄或被堵塞时，就出现了冠心病。冠心病最常见的原因是动脉粥样硬化，这是一种冠状动脉内壁脂肪沉积、形成斑块堆积的疾病。随着时间的推移，这些斑块会限制流向心肌的血液，导致心绞痛（胸痛）或心肌梗死。冠心病的症状可能包括胸痛或胸部不适感（心绞痛）、气短、疲劳，还可能导致心肌梗死，引起猝死。

控制冠心病的危险因素对预防和控制冠心病的发生、发展非常重要，危险因素如下。

1. 年龄
年龄越大，患冠心病的风险越高。

2. 性别
男性患冠心病的风险通常高于绝经前的女性，但绝经后女性患冠心病的风险会大幅上升，逐渐接近同年龄的男性。

3. 家族史
有心脏病家族史会增加患病风险。

4. 吸烟
烟草、烟雾中含有可损害血管和心脏组织的化学物质。

5. 高血压
高血压会迫使心脏更努力地工作，从而增加患冠心病的风险。

6. 高胆固醇
低密度脂蛋白胆固醇（通常被称为"坏"胆固醇）和脂蛋白a水平升高，会导致动脉斑块的形成。

7. 糖尿病
糖尿病患者患冠心病的风险更高，因为糖尿病会加速动脉粥样硬化。

8. 肥胖
体重过重与多种导致动脉粥样硬化的危险因素有关，包括高血压和糖尿病等。

冠心病是引起心血管疾病死亡率升高和生活质量下降的常见原因。改变生活方式是预防和治疗冠心病的重要方法，包括健康饮食、定期锻炼和戒烟。饮食在控制冠心病方面起着至关重要的作用，控制饮食有助于控制高胆固醇、高血压和体重过重等风险因素。对于冠心病患者来说，与包括临床医师与营养师在内的医疗团队合作，制订个性化和可持续的饮食计划非常重要。饮食建议可能会根据个人健康状况、使用药物情况和具体需求而有所不同。此外，经常参加体育锻炼和改变生活方式也是全面控制冠心病的有效措施。

冠心病患者的饮食建议

· **控制分量**

注意食物的分量，以帮助控制能量的摄入量，保持健康的体重。

· **多吃蔬菜和水果**

多吃色彩丰富的蔬菜和水果，它们富含维生素、矿物质和抗氧化剂。这些都有助于降低血压，减少患冠心病的风险。

· **选择有益心脏健康的脂肪**

单不饱和脂肪酸和多不饱和脂肪酸存在于橄榄油、菜籽油、牛油果、坚

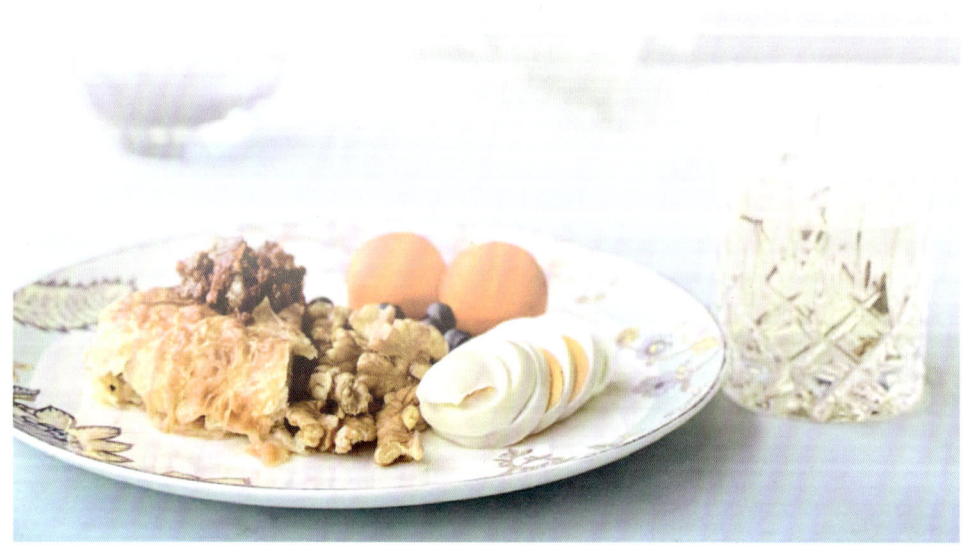

果和种子中，有助于改善胆固醇水平。

ω-3脂肪酸存在于多脂鱼（如鲑鱼、鲭鱼和鳟鱼）、亚麻籽、奇亚籽和核桃中，具有保护心脏的功效。

·限制饱和脂肪酸和反式脂肪酸

饱和脂肪酸存在于红肉、全脂乳制品和一些热带油脂中，由于会提高胆固醇水平，因此应限制摄入。

反式脂肪酸存在于许多加工食品和商业烘焙食品中，尤其有害，应避免摄入。

·限制钠（盐）的摄入量

减少饮食中的盐分。选择新鲜、完整的食品，限制摄入加工食品和包装食品，因为这些食品的钠含量可能很高。

·增加全谷物

选择糙米、藜麦、全麦和燕麦等全谷物，它们能提供纤维素和有益于心脏健康的营养物质。

·选择精益蛋白质

选择瘦肉蛋白来源，如家禽、鱼类，以及植物蛋白来源，如豆腐和豆豉。少吃饱和脂肪酸、钠含量高的红肉和加工肉类。

·限制添加糖

减少糖含量高的食品和饮料的摄入，因为摄入过量糖易诱发肥胖和心脏病。

·保持水分

多喝水，少喝含糖饮料和过量咖啡因。

· **不饮酒或适量饮酒**

　　饮酒会增加心脏负担，酒精对药物的疗效也有一定影响。尽量不饮酒。

　　"标准餐盘"作为一种视觉辅助工具，可以描述各类食物的推荐量或典型食用量，同样可以帮助冠心病患者及其家属了解食物分量，有利于均衡饮食，促进形成更健康的饮食习惯，防止暴饮暴食。

　　针对冠心病患者制订的标准餐盘，需要分成代表不同食物类别的部分，如蔬菜、水果、蛋白质和谷物，强调控制分量和选择多样化食物的重要性。这样做的目的是鼓励人们吃一顿包含各种营养素的膳食。

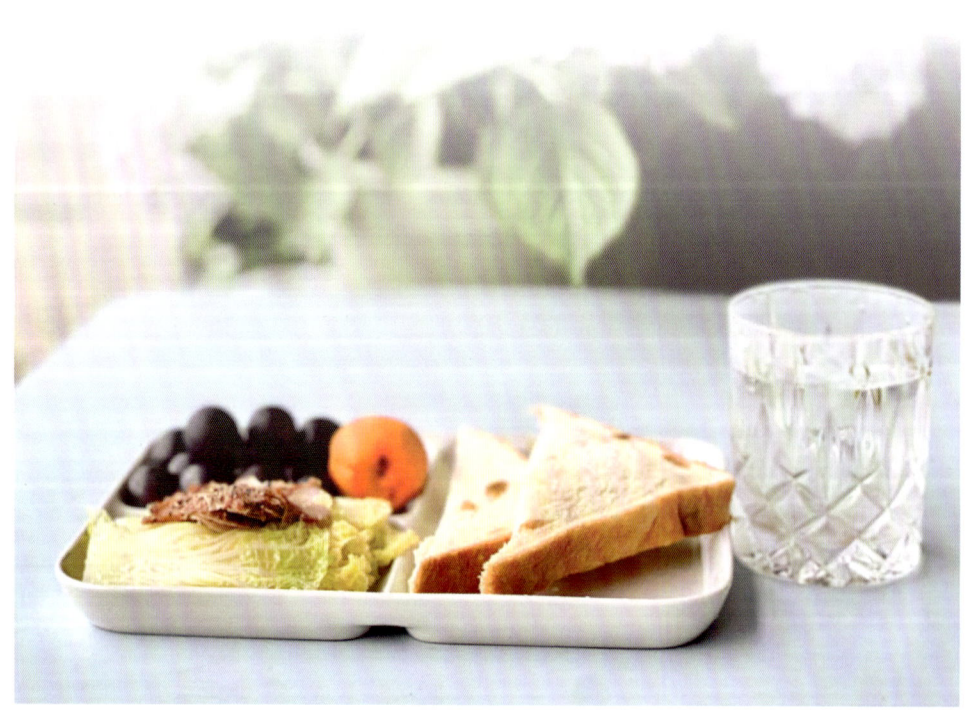

冠心病标准餐盘成分

蔬菜

非淀粉类蔬菜（多种分量），注意优先选择深色蔬菜，品种要丰富多样，以便提供种类丰富的维生素和矿物质。

◆ **示例**：绿叶蔬菜、西蓝花、花椰菜、青椒、胡萝卜。

◐ **分量**：占盘子的 1/2。

水果

新鲜水果（每天 2 ~ 3 份），每份 150 ~ 200 g。

◆ **示例**：蓝莓、苹果、橘子、香蕉。

◐ **分量（小份）**：占盘子的 1/4。

碳水化合物

建议进食全谷物（占总能量摄入的 45% ~ 65%）。

◆ **示例**：糙米、藜麦、全麦、燕麦。

◐ **分量**：占盘子的 1/4 ~ 1/3。

蛋白质

可选择瘦肉蛋白或豆制品（占总能量摄入的 10% ~ 35%）。

◆ **示例**：优选鱼、去皮家禽、豆类及含盐量低的豆制品。

◗ **分量**：占盘子的 1/4。

脂肪

选择健康脂肪（占总能量摄入的 20% ~ 35%），避免选择动物脂肪作为烹饪用油。

◆ **示例**：凉拌优选橄榄油，但结合中国人的烹饪特点和国情，茶籽油更为适合。牛油果、坚果（核桃、杏仁）、种子等也可以提供优质的不饱和脂肪酸。

◗ **分量**：少用，可作为烹饪用油或调味品。

坚果

将坚果和种子（每天 1 ~ 2 份）作为零食或加餐。

◆ **示例**：核桃、杏仁、奇亚籽、亚麻籽。

◗ **分量**：一小把。

每日膳食安排示例

餐次	内容
早餐 （上午7：00）	全麦燕麦粥加浆果和一把坚果，一份无糖低脂的希腊酸奶
小吃 （上午10：00）	新鲜水果（苹果、香蕉）
午餐 （中午12：30）	烤鸡肉或豆腐沙拉配各种非淀粉类蔬菜，藜麦或糙米
小吃 （下午3：00）	少量混合坚果和种子
晚餐 （下午6：30）	烤鱼配烤蔬菜，红薯或其他全谷物食品
夜宵 （晚上8：30）	一小份低脂松软干酪或一个水果

一般准则：

控制分量：注意分量，以控制能量摄入量。

补充水分：每天多喝水。

限制加工食品：尽量减少加工食品和高钠食品的摄入。

限制添加糖：避免饮用含糖饮料和甜点。

这种标准化的餐盘和膳食安排旨在为冠心病患者提供均衡、有益心脏健康的饮食。我们首先应该掌握每类食物摄入的主要原则，然后可以结合个人的饮食习惯和需求，并将时间适当放宽到1天甚至是2～3天来均衡饮食。建议定期向医疗保健专业人员咨询，以获得持续支持并调整饮食计划。

特别推荐无麸质食物、鱼类、坚果、富含钾的蔬菜和水果，它们非常适合冠心病患者食用。

1. 无麸质食物

▶ 藜麦

营养成分：藜麦是一种不含麸质的全谷物，富含蛋白质、膳食纤维、各种维生素和矿物质。它含有人体必需的九种氨基酸，是一种完整的蛋白质来源。

藜麦可提供持续的能量，其纤维素含量有助于心脏健康，并有助于整体营养平衡。

▶ 糙米

营养成分：糙米是一种不含麸质的全谷物，富含纤维素、维生素（复合维生素B）和矿物质（镁和硒）。

糙米提供复合碳水化合物，有助于调节血糖水平，降低心血管疾病发生风险，从而促进心脏健康。

2. 鱼类

▶ 鲑鱼

营养成分：鲑鱼富含ω-3脂肪酸、优质蛋白质和维生素D。

鲑鱼中的ω-3脂肪酸具有抗炎作用，有助于降低血压，减少甘油三酯，并降低血栓形成的风险。补充维生素D有助于调节免疫力和预防骨质疏松。同时鲑也是优质蛋白质的来源。

▶ 鲭鱼

营养成分：鲭鱼是另一种富含ω-3脂肪酸、蛋白质及各种维生素和矿物质的鱼类。

对心脏病的益处与鲑鱼相似。

3．坚果

▶ 核桃

营养元素：核桃富含 ω-3 脂肪酸、抗氧化剂和植物性蛋白质。还能提供人体必需的维生素和矿物质，包括镁和磷。

核桃通过改善胆固醇水平、减少炎症和支持整体心血管功能促进心脏健康。

▶ 杏仁

营养成分：杏仁是单不饱和脂肪酸、维生素 E、镁和纤维素的良好来源。

杏仁有助于降低低密度脂蛋白胆固醇，其所含的镁有助于血管功能改善和血压调节。

4．富含钾的蔬菜和水果

▶ 绿叶蔬菜（菠菜、羽衣甘蓝等）

绿叶蔬菜含有丰富的钾、膳食纤维、维生素 A、维生素 C、维生素 K 和各种抗氧化剂。

钾有助于调节血压；膳食纤维通过控制胆固醇水平和促进消化支持心脏健康；抗氧化剂有助于减少体内炎症和氧化应激。

▶ 香蕉

营养成分：香蕉是钾、维生素 C 和维生素 B_6 的良好来源。

香蕉中的钾有助于平衡钠含量，对于维持血压和心血管功能的健康有重要作用。

> 冠心病患者在饮食中多摄入这些食物，对于保持营养均衡和适量非常重要。此外，应根据个人的健康状况和具体的饮食需求，从医疗保健专业人员或注册营养师那里获得个性化的饮食建议。

建议冠心病患者限制或避免食用某些具有可能导致高胆固醇、高血压和炎症等危险因素的食物。

饱和脂肪酸和反式脂肪酸

- 限制食用脂肪含量高的牛肉、猪肉和羊肉。
- 减少香肠、热狗和培根等加工肉类的摄入。
- 选择低脂或脱脂牛奶、奶酪和酸奶。
- 避免许多加工和包装食品中的部分氢化油,这些都是反式脂肪的主要来源。

钠过量

- 少吃含盐量高的食品,包括加工零食、快餐食品。
- 避免在烹饪过程中和餐桌上使用过多的盐。

加工食品和含糖饮料

- 少吃加工和包装食品,这些食品通常含有大量钠、添加糖和不健康脂肪。
- 减少饮用含糖饮料,包括汽水和甜果汁。

精制碳水化合物

- 选择谷物而非精制碳水化合物,以促进心脏健康。
- 选择完整、未经加工的零食,而不是精制糖和面粉含量高的零食。

高饱和烹调油

- 椰子油和棕榈油的饱和脂肪酸含量很高,适量使用。考虑使用橄榄油等更健康的食用油。

过量饮酒

- 限制酒精摄入量，因为过量饮酒会导致高血压和其他心血管问题。

高咖啡因和能量饮料

- 高咖啡因和能量饮料可能含有大量咖啡因和添加糖，可能会影响心脏健康。

高血脂是冠心病的重要危险因素，且动物脂肪、热带植物油和反式脂肪酸对心血管健康有不良影响。对于冠心病患者来说，注意饮食中脂肪的摄入量并选择有助于心血管健康的脂肪是至关重要的。

1．动物脂肪（饱和脂肪酸）

红肉、全脂乳制品和家禽皮中的动物脂肪通常含有大量饱和脂肪酸。饱和脂肪酸会提高低密度脂蛋白胆固醇，也就是常说的"坏"胆固醇的水平。低密度脂蛋白胆固醇水平升高，会导致动脉粥样硬化的发生。动脉粥样硬化是指脂肪沉积（斑块）在动脉中堆积，使动脉变窄，限制血液流动。

2．热带植物油（饱和脂肪酸）

虽然椰子油和棕榈油是植物油，但它们含有大量饱和脂肪酸。食用这些油，会增加低密度脂蛋白胆固醇水平。建议限制热带植物油的摄入量，以降低动脉粥样硬化和相关心血管问题的风险。

3. 反式脂肪酸

反式脂肪酸是通过氢化过程产生的人工脂肪，常用于生产一些人造黄油、商业烘焙食品和油炸食品。反式脂肪酸不仅会升高低密度脂蛋白胆固醇，还会降低高密度脂蛋白胆固醇（即"好"胆固醇）。此外，反式脂肪酸还会引发炎症，而炎症与各种心血管疾病有关。

摄入反式脂肪酸与增加动脉粥样硬化、冠心病和其他心血管疾病风险密切相关，应尽量"0"摄入。

◆ 一般建议 ◆

膳食指南： 限制饱和脂肪酸的摄入量，避免摄入反式脂肪酸，这是有益于心脏健康的膳食方式之一。

用更健康的脂肪代替： 鼓励人们选择更健康的脂肪，如单不饱和脂肪酸（存在于橄榄油、牛油果和坚果中）和多不饱和脂肪酸（存在于肥鱼、亚麻籽和核桃中），而不是动物脂肪和不健康的植物油。

完整食物： 饮食中富含完整、加工最少的食物，包括水果、蔬菜、全谷物和瘦肉，有助于心脏健康。对于冠心病患者来说，注意饮食中脂肪的摄入量并选择有助于心血管健康的脂肪是至关重要的。

冠心病患者的常见饮食误区

与冠心病有关的饮食误区有很多。为更好地消除这些误解，宣传正确的信息，帮助人们做出明智、有益健康的选择，特为冠心病患者总结一些常见的一些饮食误区。

误区1：所有脂肪都不利于心脏健康

虽然应该限制饱和脂肪酸和反式脂肪酸，但并非所有脂肪都有害。健康的脂肪，如橄榄油、茶籽油、芥菜籽油、牛油果和多脂鱼中含有的单不饱和脂肪酸和多不饱和脂肪酸，均对心脏健康有益。

误区2：无麸质饮食对心脏病患者来说更健康

对于没有麸质过敏症或乳糜泻的人来说，采用无麸质饮食是不必要的，而且可能会限制他们获得有益心脏健康的全谷物食品。重要的是要关注整体饮食模式，而不仅仅是避免麸质。

误区3：鸡蛋因含有胆固醇而有害

虽然鸡蛋含有胆固醇，但研究表明，与饱和脂肪酸和反式脂肪酸相比，膳食中的胆固醇对血液中胆固醇水平的影响较小。对于大多数人来说，适量食用鸡蛋是有益心脏健康的饮食习惯。高脂血症患者在血脂未能得到控制时应减少蛋黄的食用，但并非不能食用。

误区4：低脂或脱脂食品总是意味着健康

　　一些低脂或脱脂产品可能会通过添加糖或其他添加剂弥补脂肪含量的减少。重要的是要阅读标签，专注于选择营养、完整、丰富的食物，而不是仅仅依赖低脂产品。

误区5：补充剂可以取代健康饮食

　　虽然某些补充剂可能有益，但它们不应取代均衡营养的饮食。完整的食物能提供多种营养成分，这些营养成分能协同作用，从而达到最佳健康状态。

误区6：红酒是心脏健康的必需品

　　虽然适量饮酒可能对心血管有益，但不是人人都适合饮酒。个人应权衡潜在的益处和风险，还应遵循医疗保健者提供的建议。

误区7：所有碳水化合物都不健康

　　并非所有碳水化合物都是一样的。全谷物、水果和蔬菜可提供人体必需的营养和纤维。选择复合碳水化合物而非精制碳水化合物有助于心脏健康，并有助于控制血糖水平。

误区8：补充剂可预防心脏病

　　虽然某些补充剂（如ω-3脂肪酸）可能有益，但它们应该用于补充而不是取代健康的饮食和生活方式。

误区9：只允许摄入瘦肉蛋白质

鱼类和家禽等瘦肉是极好的选择，但适量食用豆类和豆腐等植物性蛋白质也是有益心脏健康的饮食方法。

误区10：沙拉酱应始终不含脂肪

健康的脂肪对营养吸收很重要。适量选择含有橄榄油或其他有益心脏健康的脂肪的沙拉酱，可以提高沙拉的营养价值。

对于冠心病患者来说，根据个人的健康需求和喜好选择饮食是控制和预防心脏病的关键。学习如何进食并在日常饮食中逐步改进，直至养成良好的饮食习惯，对个人和家庭都是很有裨益的事情。

在进行饮食规划时，我们需要尊重个体原有的饮食习惯，在不违背各种营养成分配比、遵循饮食均衡多样化的前提下，容许存在个体差异，膳食建议可能因人而异，必须考虑个人健康状况、药物相互作用和整体饮食模式。有些人可能进食牛奶以后出现过敏情况，此时改为进食酸奶可能能够帮助他摄取类似的营养物质且不会出现身体不适。有些人可能进食水果、沙拉以后出现腹痛、腹泻情况，此时可以将水果加热、蔬菜白灼或炒熟后进食。要尊重身体的反应，并进行适当调整。要尽量每一顿都做到各种营养元素均衡、食材新鲜和多样化，实在不能做到，放宽到一天之中来均衡也是可以的。在进行规划的时候，尽量做到今天的食物种类不和昨日相同，每周累计超过28种食材。每日进行食物日记有助于全面了解和复盘自己的饮食，并进一步改进。最开始的坚持可能很难，找一个同伴或寻求医疗保健专业人员的协助，有助于建立可持续的饮食计划。需要注意的是，饮食规则的关键不在于避免食用特定食物，而在于养成有利于心脏健康的生活方式，包括均衡饮食、定期体育锻炼和其他健康习惯。

冠心病标准餐盘 1

总能量 485 kcal			
碳水化合物	饼子	100 g	200 kcal
蛋白质	鸡蛋	80 g	100 kcal
蔬菜	西蓝花	150 g	20 kcal
水果	蓝莓、鲜枣	75 g	45 kcal
坚果	松子仁	20 g	120 kcal
饮品	水	100 mL	0 kcal

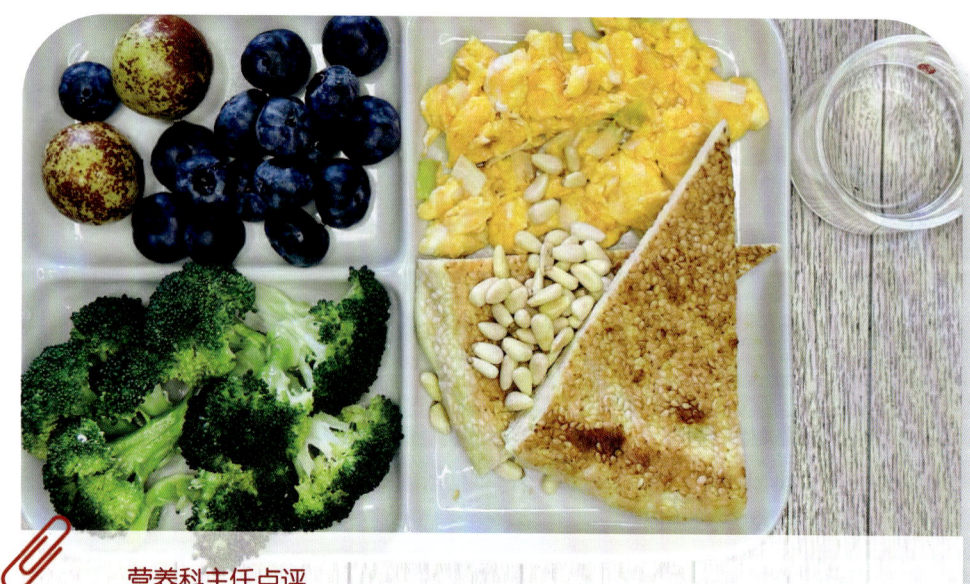

营养科主任点评

亮点：碳水化合物、蛋白质、脂肪齐全，还配有绿叶蔬菜、水果及坚果。

建议：冠心病患者鸡蛋卷饼可偶尔食用，平日可尝试水煮蛋，将卷饼换成全谷物食物。每日增加 1 杯脱脂奶。鱼类可放在正餐时进食。

冠心病标准餐盘 2

总能量 419 kcal			
碳水化合物	饺子	80 g	160 kcal
蛋白质	牛肉	80 g	90 kcal
蔬菜	生菜	100 g	13 kcal
坚果	松子仁	20 g	120 kcal
饮品	大麦茶	100 mL	10 kcal
	腊八醋	20 mL	26 kcal

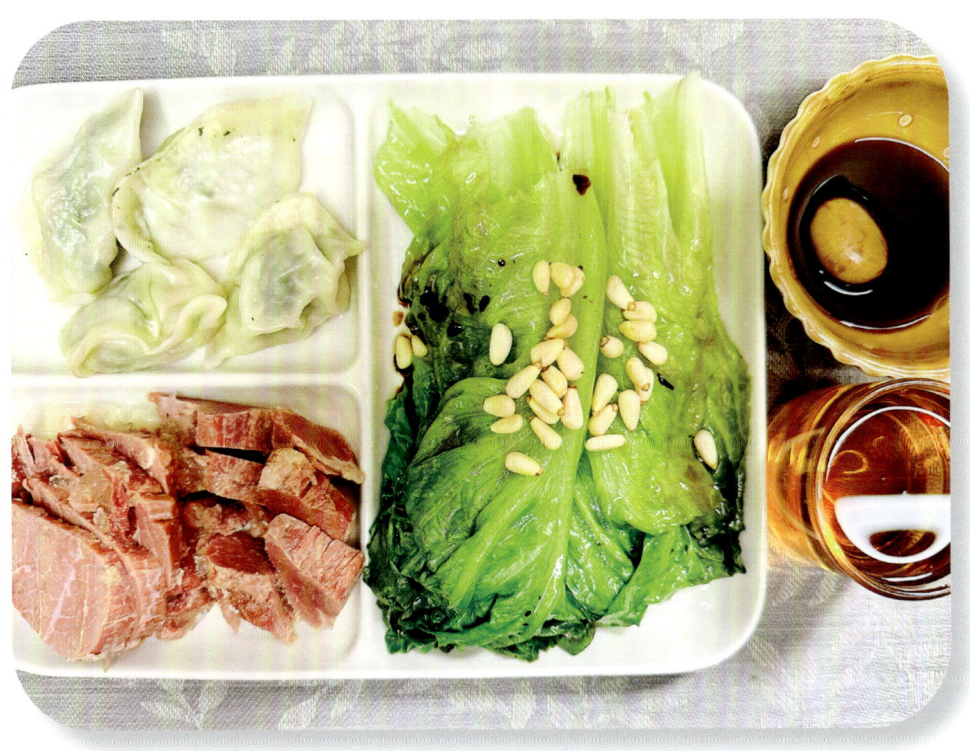

冠心病标准餐盘 3

总能量 350 kcal			
碳水化合物	面包	30 g	80 kcal
蛋白质	鸡蛋	50 g	70 kcal
蔬菜	上海青	75 g	15 kcal
	葫芦瓜	50 g	8 kcal
水果	橙子	50 g	24 kcal
	樱桃	50 g	23 kcal
坚果	松子仁	20 g	120 kcal
饮品	大麦茶	100 mL	10 kcal

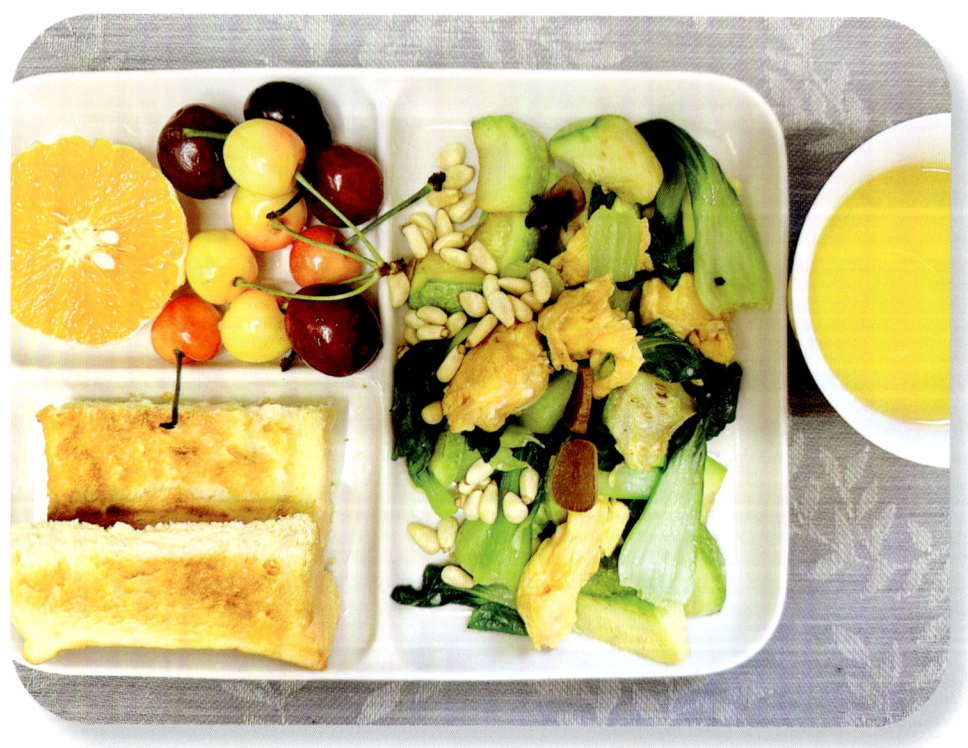

冠心病标准餐盘

早餐打卡 ☑

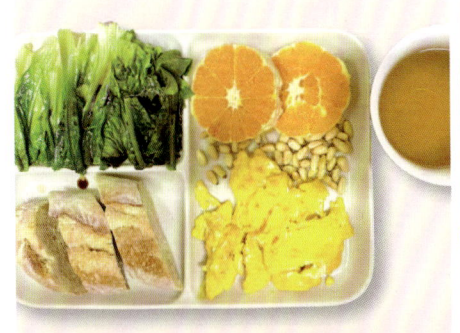
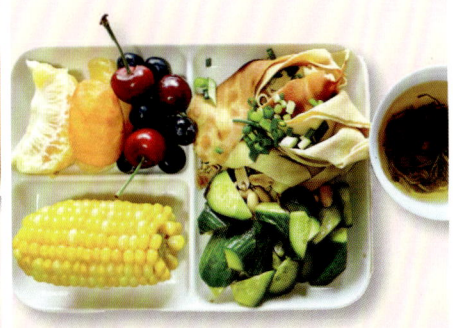
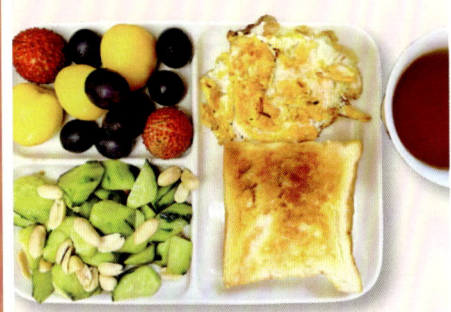
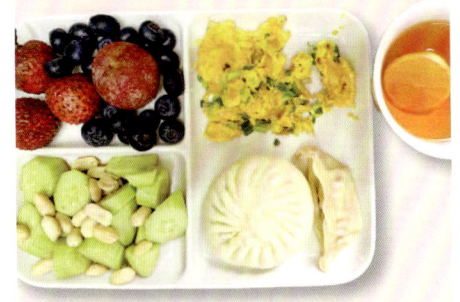
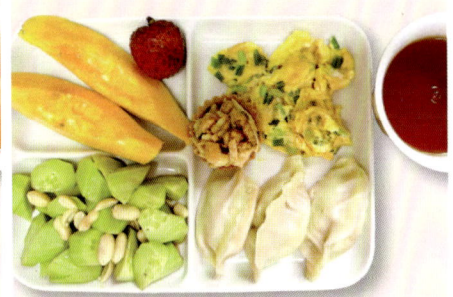
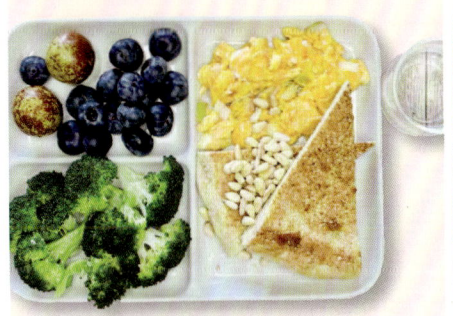
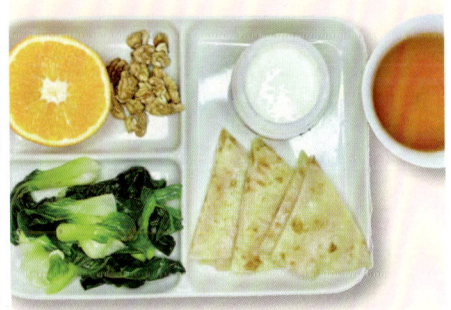

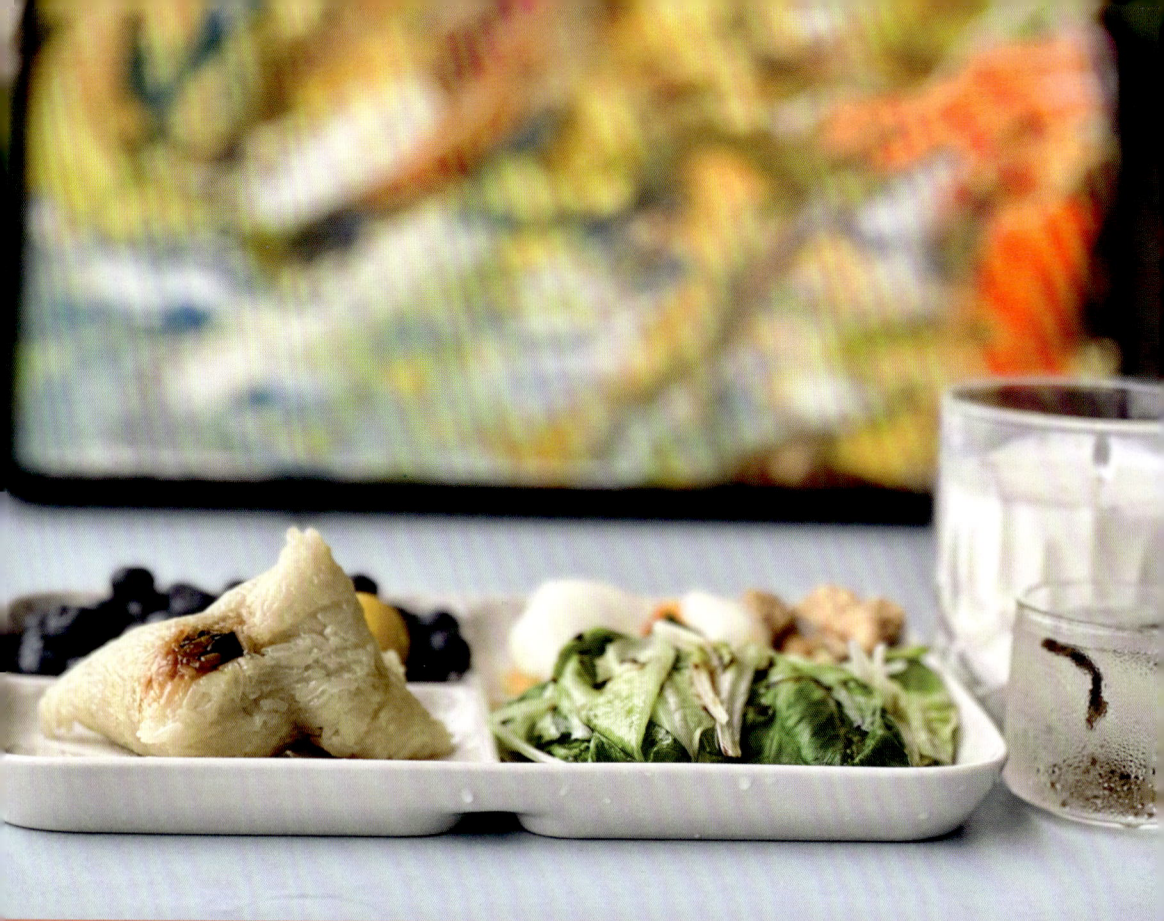

骨质疏松症患者该怎么吃

骨质疏松症是一种在绝经期后妇女和老年人中常见的病症,因其严重威胁老年人晚年生活质量,近年来备受重视。该疾病起病隐匿,以骨量降低和骨组织微结构被破坏为特征,是一种以骨脆性增加和易于骨折为主要临床表现的代谢性骨病。

按病因骨质疏松可分为原发性骨质疏松和继发性骨质疏松。原发性骨质疏松症主要分两类：I型原发性骨质疏松症即绝经后骨质疏松症，多发生于绝经期后女性；II型原发性骨质疏松症即老年性骨质疏松症，常见于65岁以上老年人。继发性骨质疏松症的原发病因明确，常由内分泌代谢疾病（如性腺功能减退症、甲状腺功能亢进症、甲状旁腺功能亢进症、库欣综合征、1型糖尿病等）或全身性疾病引起。本文所讲的骨质疏松症主要指原发性骨质疏松症，尤其是I型原发性骨质疏松症即绝经期后的骨质疏松症。

一些特殊人群更应关注骨骼健康，因骨质疏松症起病通常比较隐匿，早期无症状或仅有乏力、弥漫性无法定位的骨痛，导致人们容易忽略其危害性，一旦长期骨质疏松得不到有效营养或药物介入，轻微活动、咳嗽、弯腰或负重即可出现脆性骨折。常见的脆性骨折高发人群主要包括：①低骨密度；②既往脆性骨折史；③有跌倒及其危险因素；④高龄；⑤超重；⑥饮酒；⑦长程使用糖皮质激素（超过3个月）；⑧光照减少；⑨体力劳动或体育锻炼少；⑩钙和维生素摄入不足。

骨质疏松症病因复杂，除了遗传因素、雌激素和其他激素水平等主要相关因素外，还与营养和生活方式息息相关。

其中我国居民钙摄入水平之低令人担忧。2015-2017年第六次全国营养调查显示：我国居民平均每日钙摄入量不足400 mg。而中国营养学会制定的成人每日钙摄入推荐量为800～1000 mg（元素钙量）。由此可见，大部分居民每日钙摄入量仅占推荐摄入标准的50%。钙元素缺乏长期占据我国居民十大营养素缺乏的首位，其中儿童和老年人缺钙最严重，70%以上的成年人钙丢失超过10%，其原因主要有以下四方面。

1. 膳食结构

长期以来，国人饮食以碳水化合物为主，各种乳类及乳制品摄入量较低。近几十年来，牛奶、酸奶、奶酪等乳类食品才逐渐成为普通大众能够随时享用的食物。

2. 食品加工

多数经工业化精细加工后的食品含过量钠盐，高钠、高盐的摄入会促进人体尿钙的排泄，导致钙质流失。长期高钠饮食就会导致骨质丢失，从而增加骨质疏松症的患病风险。

3. 烹调方式

中餐多采用煎、炒、烹、炸等烹调方法，建议多采用蒸、煮等烹调方式，少用爆炒、椒盐等方式制作食物。

4. 饮酒

过量饮酒会造成肝功能损伤，从而影响维生素 D 的正常代谢。而维生素 D 是补钙的"黄金搭档"，它的缺乏将减少肠道对钙的吸收，造成骨量下降甚至骨质疏松症。

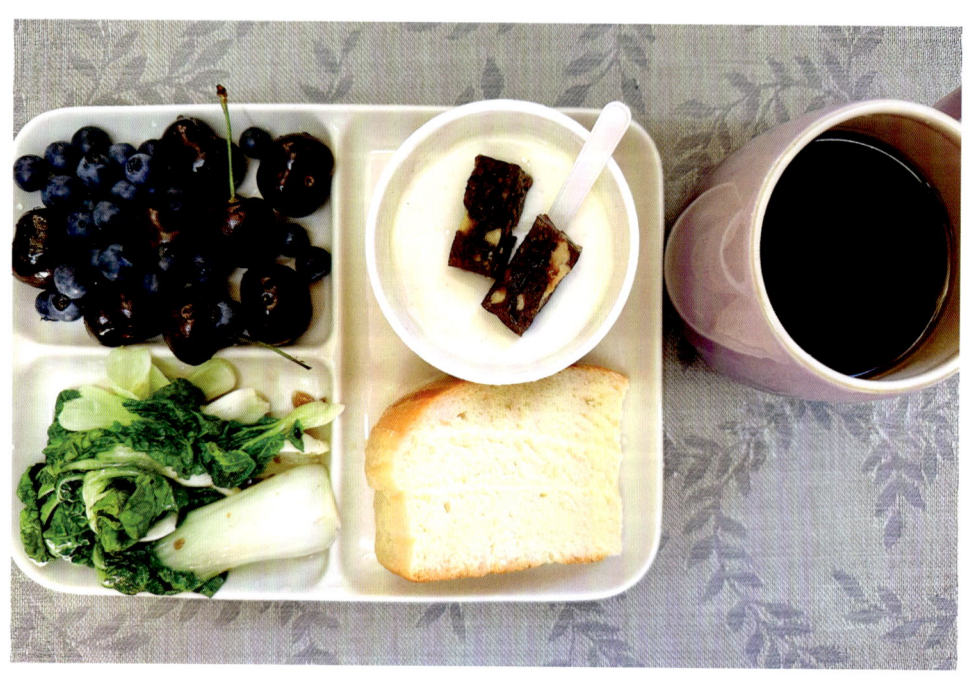

适合骨质疏松症患者食用的食物

· **乳制品**

牛奶、酸奶、奶酪等乳类食品都是补钙的上好食物。钙利用率高,且含有维生素D、乳糖、必需氨基酸、酪蛋白磷肽等很多营养元素促进钙吸收。理想的钙源是牛奶和乳制品(100 g 牛奶含 120 mg 钙)。

· **富含蛋白质的肉类**

蛋白质是骨骼组织的重要组成部分。它们为骨骼提供必要的营养物质,并促进骨骼的生长和修复。确保摄入足够的蛋白质,对维持骨骼健康至关重要。

(1)**瘦肉和禽类**:鸡胸肉、瘦牛肉等都富含高质量蛋白质。

(2)**鱼类**:除了提供丰富的维生素 D 外,鱼类也是优质的蛋白质来源。

· **低钠且富含钾、镁的食物**

谷类、豆类、土豆、香蕉和无花果等食物富含钾、镁,钾、镁等矿物质对骨骼健康有重要作用,不仅参与钙、磷调节,还可能参与激活维生素 D 和刺激成骨细胞的增殖过程。

· **豆制品**

卤豆腐、石膏豆腐、豆腐干和豆腐丝等豆制品都富含钙和镁。不过在补钙方面,豆浆完全比不上牛奶,豆浆的钙含量只有牛奶的 1/10 左右,所以早餐饮品尽量选择乳制品,而非豆浆。

· **绿叶蔬菜**

选择高钙低草酸的蔬菜种类,比如油菜、小白菜、芥蓝、芥菜、圆白菜、萝卜缨等。绿叶蔬菜不仅钙含量较高,还含有丰富的镁和维生素 K,它们都对防止骨质疏松症有重要的作用。

· **富含维生素 C、维生素 K 的食物**

除了维生素 D 外,适量补充维生素 C、维生素 K 也有益于骨骼健康。维生素 C 参与胶原蛋白的合成,维生素 K 参与降钙素的激活、钙吸收的促进和钙离子在骨质上的沉积,它们共同促进骨骼结构的完整。

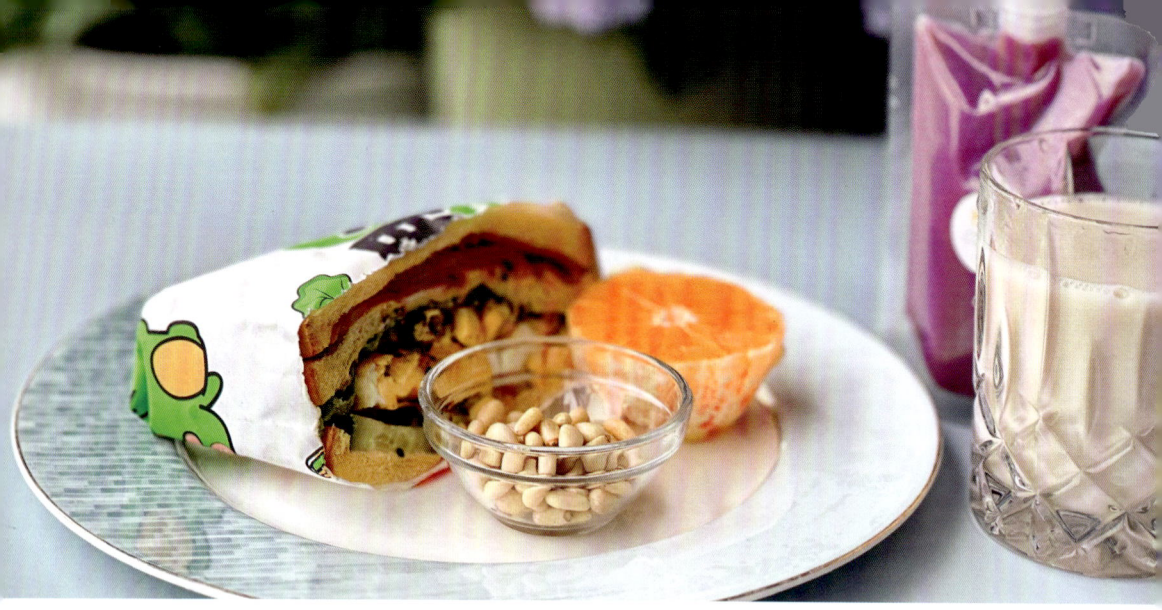

骨质疏松症患者的饮食建议

- **钙摄入**

　　成人每日摄入钙 800 mg，50 岁以上人群每日钙推荐摄入量为 1000 mg。尽可能通过饮食如乳制品、坚果类和绿叶蔬菜补充。当饮食无法满足时，可考虑钙补充剂。

- **维生素 D 摄入**

　　维生素 D 经肝脏代谢为活性维生素 D_3 后，有助于促进钙的吸收和利用，对维持骨骼健康有着关键作用。《原发性骨质疏松症治疗指南 2022》中推荐，正常成年人补充维生素 D 每日推荐剂量为 400 U；65 岁及以上老年人因缺乏日照及摄入和吸收障碍，故每日推荐剂量为 600 U；可耐受每日最高摄入量为 2000 U；用于骨质疏松症的防治时，每日剂量为 800～1200 U。

- **蛋白质摄入**

　　部分骨质疏松症病因与肌营养不良和肌肉功能减退有关。为维持良好的骨骼和肌肉功能，每天还需要摄入足量的优质蛋白质。鸡蛋、牛奶、牛羊肉、鱼虾等富含蛋白质，《中国居民膳食指南（2024 版）》推荐每餐摄入优质蛋白质 40～75 g。其中早餐以蛋类为主，每个鸡蛋（包括蛋黄）40～50 g，同时每天保证 200～300 mL 乳及乳制品摄入，可提供足够的蛋白质。

运动方面注意事项

1. 过度防晒

中国人饮食中所含维生素 D 非常有限，大量的维生素 D_3 依赖皮肤接受阳光紫外线的照射后合成。经常接受阳光照射，会对维生素 D 的生成及钙质吸收起到非常关键的作用。正常人平均每天至少应保持 20 分钟日照。

防晒霜、遮阳伞的使用会使女性骨质疏松概率增加。平时户外光照不足的情况下，出门又要涂上厚厚的防晒霜或使用遮阳伞，这会影响体内维生素 D 的合成。过度防晒、光照不足，会导致人体缺乏维生素 D。骨软化症是成人维生素 D 缺乏症的主要表现，症状表现为腰酸腿疼、行动不便、抽筋麻木、肌无力、骨痛、易折断、骨质疏松症等。

2. 高负荷运动

增加受伤的风险，如应力性骨折、肌肉拉伤、跑步膝、关节疼痛、肌腱炎和滑囊炎等。

3. 缺乏负重运动

研究表明，跑跳运动（如打篮球、踢足球、打排球等）对骨量累积效果更佳。对于成年人来说，推荐规律的身体负重锻炼（比如跑步、各种球类运动等），一周锻炼 5 次，每次锻炼 0.5～1 小时，此类锻炼能增强肌力，提高神经、肌肉反应能力，从而降低跌倒风险。

骨质疏松症患者的常见饮食误区

作为中国家庭厨房里的"话事人",在日常健康教育和问诊中发现很多骨质疏松症患者在饮食上或疾病的认知上可能存在多种误区。

误区1:喝骨头汤补钙

尽管骨头储存了机体99%的钙,但这些结合钙即使在高温下,也不能溶于汤汁中。一碗骨头汤的钙含量仅2 mg,如每天补600 mg钙,需喝300碗汤,且骨髓中含大量脂肪,会增加老年人脂肪负担。

误区2:补钙可增加患尿路结石的风险

尿路结石病因复杂,虽然结石与水的硬度和饮食习惯有关,但美国哈佛大学对无肾结石的45510名男性随访4年,发现高钙饮食(平均每天摄入钙1326 mg)者比低钙饮食(每天摄入钙516 mg)者患肾结石机会少1/3。因适当补钙后,可以抑制甲状旁腺激素的过量分泌,最终降低血和软组织中的钙含量,减少结石发生。

误区3:钙与其他微量元素一起补效果更好

大量的二价钙离子可能会对锌、铜、铁等微量元素产生竞争性抑制,干扰它们的正常吸收,所以锌、铜、铁等微量元素的补充最好不要与钙剂同时服用。

误区4：母乳喂养就不需再补钙

母乳是婴儿最佳的天然食品，母乳的含钙量不恒定，而是因人而异，因时而异。产后3~6个月母乳的钙含量保持最佳水平，6个月后母乳的钙含量开始下降。婴儿的钙需求越来越大，单纯母乳喂养难以维持婴儿足够钙量摄入，应在4~6个月后逐渐添加辅助食品。

误区5：女性补钙会使骨盆"长得硬"，导致难产

难产的主要原因包括：胎位不正，宫缩无力，妊娠高血压；骨盆狭窄；先天性儿童期骨发育不良；缺钙引起的严重佝偻病。难产虽然与补钙无任何关联，但是女性更要补充足够的钙。

误区6：补钙能治愈骨质疏松症

约90%的老年女性可患骨质疏松症，绝经后更易发生，发病年龄比男性提前10年，50%的老年男性患骨质疏松症。钙对于骨骼来说只是基本的需要，单纯补钙不能绝对有效地防治骨质疏松症。内分泌失调、维生素D活性下降及运动量减少都是引发骨质疏松症的主要原因。在治疗骨质疏松症时一定要结合使用促进钙吸收的活性维生素D，严重者甚至需要配合药物治疗，如抑制破骨细胞活性的双膦酸类药物、鲑降钙素、Rank配体的单抗类药物等。

误区7：血钙正常说明不缺钙

99%的钙存在于骨骼中，仅1%分布在细胞外液中，在机体缺钙时随时可刺激甲状旁腺激素，动员骨骼中的钙质，并释放入血液。即使骨钙丢失20%~30%，血钙仍可正常或偏低。相反，血钙过低未必就一定表明体内缺钙，如甲状旁腺功能减退等会引起低钙血症的发生，因此需要进行综合评价。

骨质疏松症标准餐盘 1

总能量 520 kcal			
碳水化合物	全麦面包	80 g	170 kcal
蛋白质	鸡蛋	65 g	70 kcal
	酸奶、乳酪	125 mL	80 kcal
蔬菜	小白菜	250 g	50 kcal
水果	柑橘	60 g	45 kcal
坚果	松子	20 g	100 kcal
饮品	红茶	200 mL	5 kcal

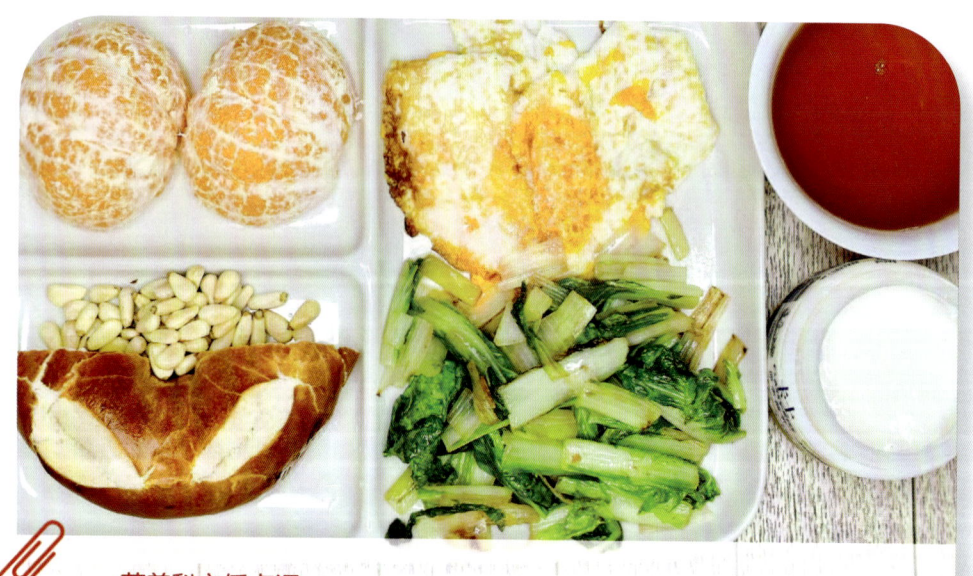

营养科主任点评

亮点：碳水化合物、蛋白质、脂肪齐全，还配有绿叶蔬菜、水果。有酸奶或乳酪等富含钙的食物。碳水为全谷物食物。

建议：酸奶或乳酪最好为低脂成分。

骨质疏松症标准餐盘 2

总能量 410 kcal			
碳水化合物	吐司	70 g	120 kcal
蔬菜	奶白菜	250 g	50 kcal
水果	蓝莓、葡萄、杏	100 g	80 kcal
干果	红枣	20 g	50 kcal
坚果	松子	5 g	25 kcal
蛋白质	酸奶、乳酪	125 mL	80 kcal
饮品	绿茶	200 mL	5 kcal

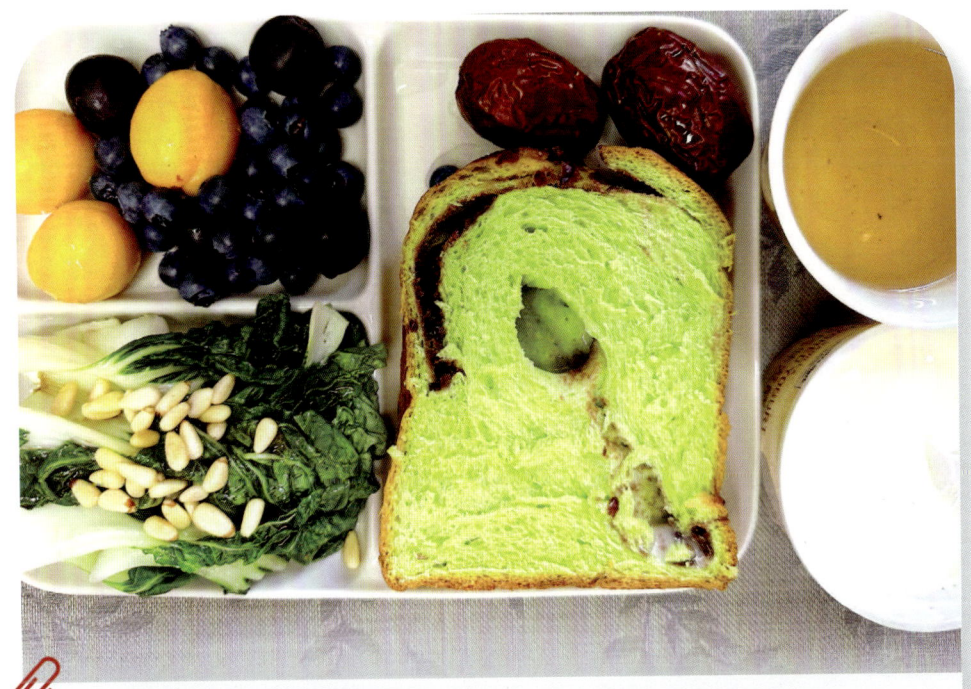

乳制品在骨质疏松症的防治中占重要地位，钙质的补充主要通过各种乳制品，推荐每人每天约 200 mL 牛奶，尤其是中老年女性。

骨质疏松症标准餐盘 3

总能量 425 kcal			
碳水化合物	全麦面包	100 g	190 kcal
蛋白质	酸奶、乳酪	100 mL	60 kcal
蔬菜	油菜	250 g	40 kcal
坚果	松子	8 g	40 kcal
水果	蓝莓、杏	120 g	90 kcal
饮品	红茶	200 mL	5 kcal

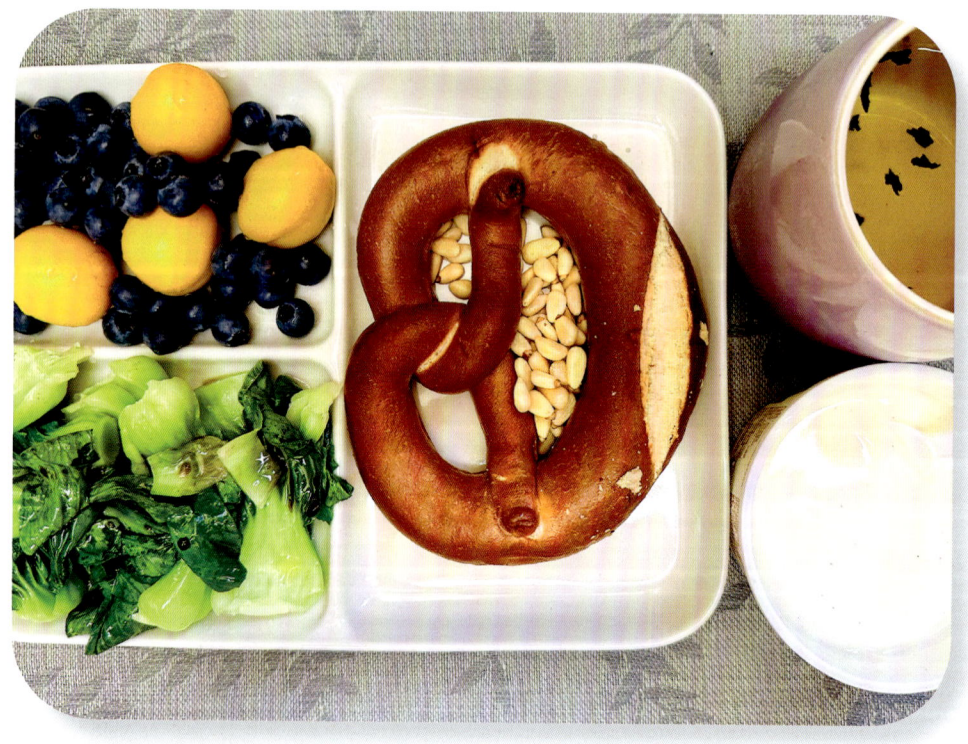

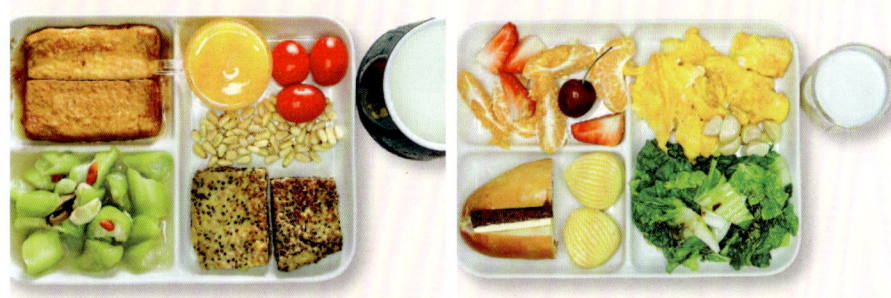

骨质疏松症标准餐盘早餐打卡 ☑

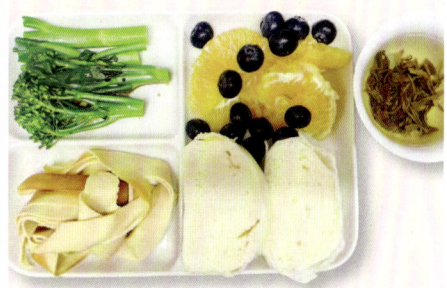

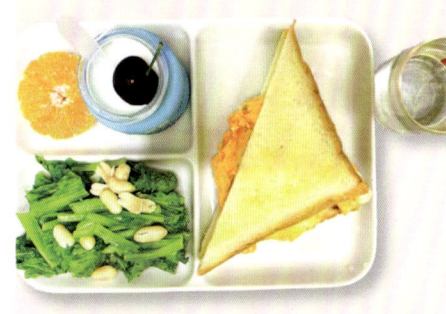
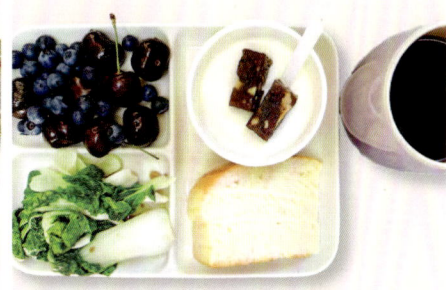

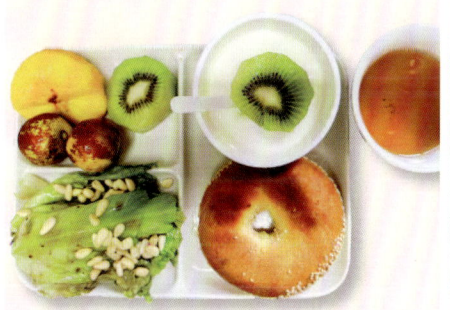
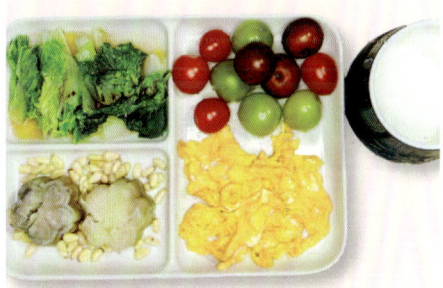

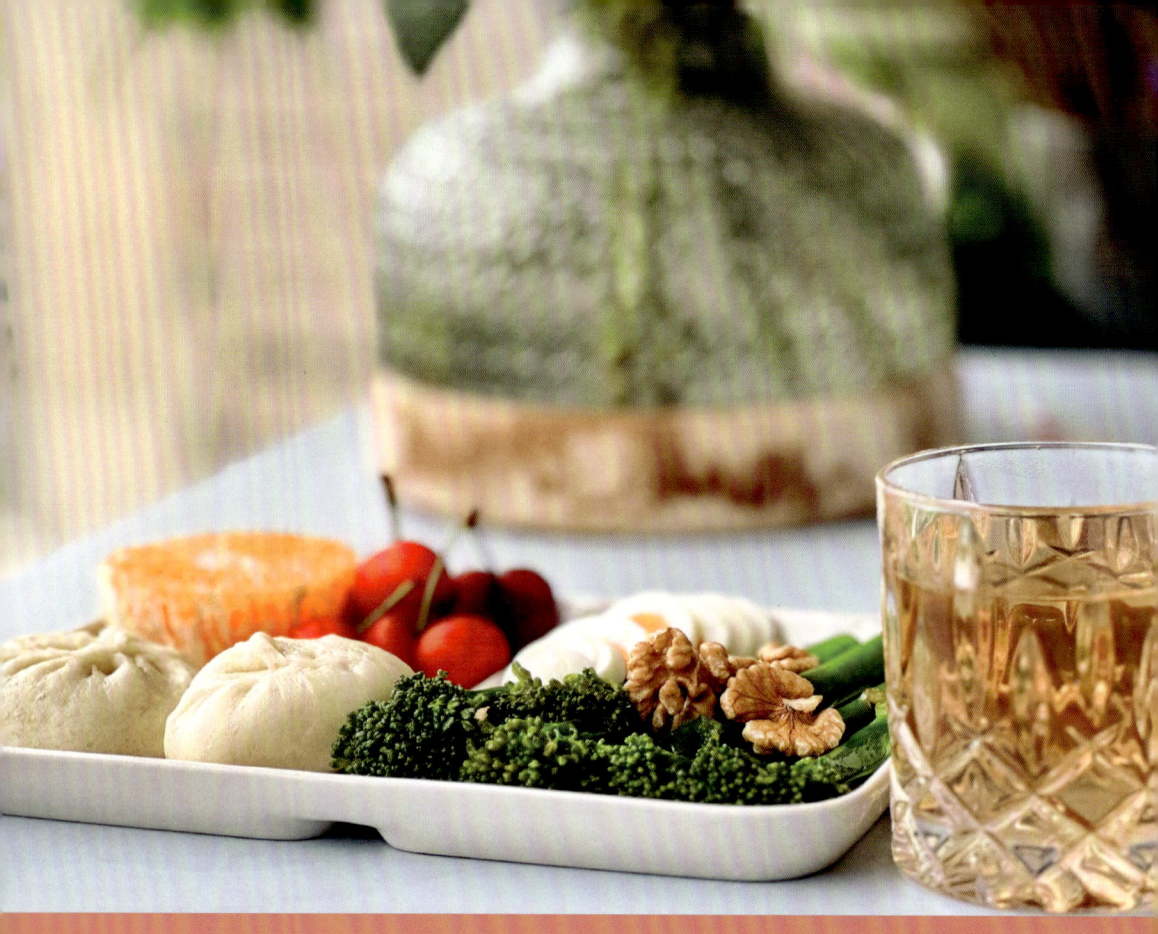

高尿酸血症患者该怎么吃

尿酸为人体内嘌呤代谢的终产物,主要由细胞代谢分解的核酸和其他嘌呤类化合物及食物中的嘌呤经多种代谢酶的作用分解而生成。因此尿酸的来源分为内源性和外源性,其中外源性即每日膳食所摄入的嘌呤占总量的20%。在正常体温37℃时,尿酸的饱和浓度约为420μmol/L。超过此浓度时,尿酸盐便形成结晶,沉积在多种组织中,包括肾脏、关节滑膜和皮下组织,从而引起组织损伤。目前将血尿酸超过420μmol/L定义为高尿酸血症。

高尿酸血症和痛风均是代谢性疾病，据统计，我国居民高尿酸血症人数高达1.77亿，痛风患者接近5000万人，且高尿酸血症和痛风的患病人群年轻化趋势明显，甚至已走入中小学校园，严重威胁大众健康。

虽然高嘌呤饮食并不是所有痛风患者的原发病因，但高嘌呤饮食却是诱发痛风发作的罪魁祸首。因此合理饮食并限制高嘌呤食物的摄入，对高尿酸血症尤其是痛风患者尤为重要。

您需要特别关注您的尿酸水平吗？

☐ 男性或者绝经期女性
☐ 有高尿酸血症或痛风病史或家族史
☐ 有慢性肾脏病病史或家族史
☐ 有甲状腺疾病、糖尿病或胰岛素抵抗病史
☐ 肥胖或体脂率过高
☐ 长期服用抗结核或免疫抑制剂等药物
☐ 肿瘤患者目前在接受化疗

您有以下不良饮食/运动习惯吗？

☐ 喜含糖饮料，包括蔗糖、果糖、甜味奶茶等
☐ 喜饮鲜榨果汁或老火汤
☐ 喜饮酒（啤酒、白酒或过量红酒）
☐ 喜食海鲜（虾蟹贝类、牡蛎、鱼子、沙丁鱼）
☐ 喜食动物内脏
☐ 吃过量牛肉、羊肉、猪肉
☐ 喜食加工肉制品（火腿肠、培根、腌制熏肉）
☐ 钠盐过量
☐ 限制碳水化合物、生酮饮食
☐ 蔬菜、粗粮、奶类摄入过少
☐ 运动过量或不足

高尿酸血症人群的营养治疗原则

限制总热量：男性每日膳食摄入总热量为 2100 kcal，女性为 1800 kcal，体重或尿酸超标者须在此基础上减少 300 ~ 500 kcal，直至降至正常水平。

充足的蛋白质供给量：每日摄入量在 1 g/kg（每千克体重 1 g）如痛风急性发作时，每日摄入量可降至 0.8 g/kg（每千克体重 0.8 g）。

限制嘌呤摄入量：正常成人嘌呤摄入量为每天 600 ~ 1000 mg，高尿酸血症者每日嘌呤摄入量应少于 200 mg。

限制脂肪摄入量：正常成人脂肪摄入量为每天 25 ~ 30 g。因脂肪代谢产生的酮体等酸性物质有阻碍肾脏功能排泄尿酸的作用，故应选用含脂肪少的动物性食品及需油量少的烹调方法。

食物嘌呤含量数据表

低嘌呤食物	每 100 g 食物中含有嘌呤 <50 mg
中嘌呤食物	每 100 g 食物中含有嘌呤 <150 mg
高嘌呤食物	每 100 g 食物中含有嘌呤 >150 mg

常见食物含嘌呤量：

◆ 每 100 g 谷薯类含嘌呤量 /mg

土豆	6.5	香米	34.4
红薯	17.0	大米	34.7
小米	20.0	糯米	53.8
面粉	25.8	荞麦粉	75.9

◆ 每 100 g 坚果及其他类含嘌呤量 /mg

蜂蜜	0.9	南瓜子	60.8
奶酪	5.7	腰果	71.3
红枣	8.2	花生	85.5
杏仁	31.4	蚝油	134.4
山核桃	40.4	啤酒酵母	2995.7

◆ 每 100 g 豆类及其制品含嘌呤量 /mg

四季豆	23.3	豆皮	157.3
蚕豆	35.5	豆粉	167.5
豆浆	63.2	绿豆	195.8
豆腐	67.6	黄豆	218.2

◆ 每 100 g 水产类含嘌呤量 /mg

海参	5.5	泥鳅	136.0
海胆	22.5	金枪鱼	157.4
鱿鱼	59.6	螃蟹	152.2
小龙虾	60	牡蛎	184.5
鱼丸	67.6	基围虾	187.4
安康鱼	70.0	扇贝	193.4
帝王蟹	99.6	刀鱼	208.8
黄花鱼	124.3	沙丁鱼	210.4
草鱼	134.4	虾	237.2
章鱼	137.3	凤尾鱼	363.0

◆ 每 100 g 果蔬类含嘌呤量 /mg

草莓	2.1	香菇（鲜）	20.8
胡萝卜	2.2	豆芽	35.0
洋葱	2.3	秋葵	39.5
姜	2.3	茄子	50.7
香蕉	3.0	竹笋	63.3
西红柿	3.1	菠菜	51.4
卷心菜	7.0	芦笋	55.3
黄瓜	9.4	花椰菜	57.2
苦瓜	9.9	青椒	69.2
柑橘	4.1	西蓝花	70.0
柚子	8.4	木耳	166.2
白萝卜	10.9	猴头菇	177.7
大白菜	11.7	榛蘑（干）	186.0
西葫芦	13.1	西芹	288.9
红萝卜	13.2	香菇（干）	379.5
大蒜	17.0	紫菜（干）	415.3

◆ 每 100 g 肉、内脏类含嘌呤量 /mg

牛胸肉	79.2	鸡翅	137.5
牛肠	88.0	猪臀部肉	137.8
牛肚	83.9	鸡胸肉	141.2
牛舌	90.4	牛肾	174.2
猪舌	104.0	牛心	185.0
羊肉	109.1	猪肾	195.0
马肉	113.1	羊肝	227.8
猪心	119.2	牛肝	250.6
鸡腿	122.9	猪肝	275.2
鸡心	125.4	鸡肝	317.0
牛肉干	127.4	鸭肝	397.9

高尿酸血症患者的饮食建议

1. 碱性食物

如中低嘌呤含量的蔬菜和低果糖类水果，建议每日摄入 300～500 g。

植物来源的嘌呤在胃肠道的水解程度远小于动物来源的嘌呤，对体内的尿酸水平影响较小，且能增加饱腹感。如白萝卜、菠菜、大白菜、胡萝卜、西红柿、黄瓜、西葫芦、花椰菜、香蕉、草莓等。

2. 脱脂牛奶或者乳制品

建议患者每天食用 1 个鸡蛋，饮用 300～500 mL 脱脂或低脂乳类及其制品。

3. 富含维生素 C 食物

研究表明，蘑菇、鲜豌豆、扁豆、芸豆、芦笋、黑木耳等虽含嘌呤较多，但营养价值高，且含有丰富的膳食纤维、叶酸和维生素C，适量食用并不会增加痛风发作的风险，所以在选择每日的蔬菜品种时，尿酸高者不必太刻意回避这些蔬菜。同时它们富含维生素、矿物质，具有抵抗心脑血管硬化的抗氧化作用。

4．多喝水

尤其是矿泉水，早餐饮用适量无糖咖啡。

每天要保证水的摄入充足，有利于尿酸经肾脏排泄，建议成人患者每日饮水3000 mL，为8～10杯水，心肾功能不全的患者要根据病情限制水的摄入量，建议每日饮水2000 mL。宜选用白开水、淡茶水、矿泉水等。浓茶、所有酒精类和高果糖的饮料禁饮用。

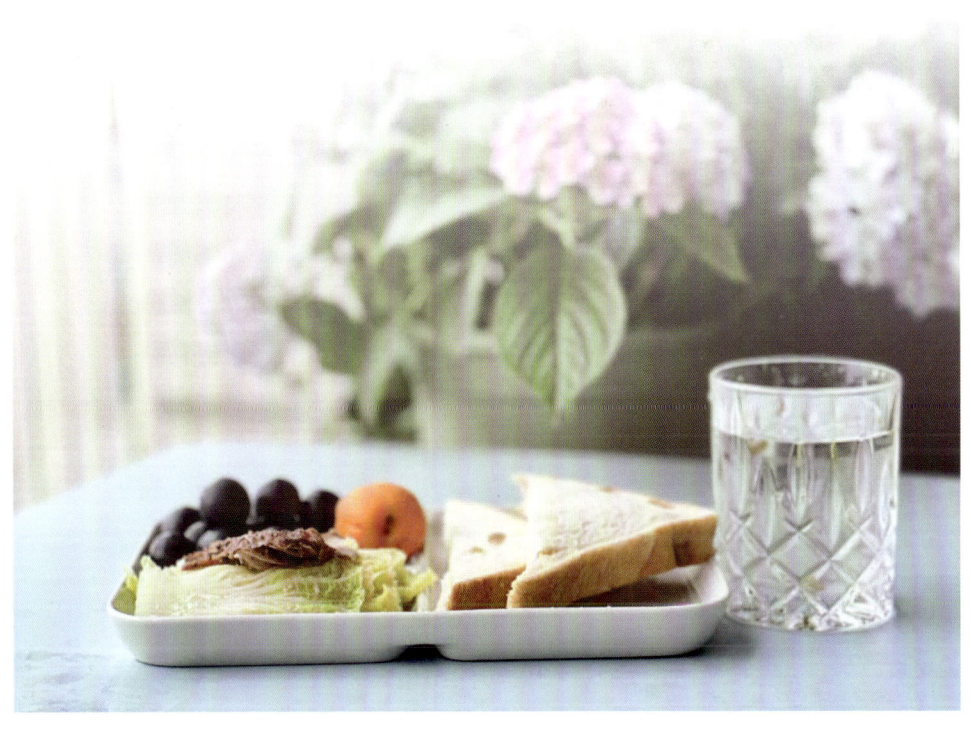

不适合高尿酸血症患者食用的食物

· **海鲜类**

如刀鱼、虾蟹及贝壳类为嘌呤含量高的食物,少量食用即可引起尿酸水平的明显升高,尽量避免食用或少食用。

· **脂肪含量过高的食物**

高尿酸血症患者体形多肥胖,且脂肪代谢过程中会减少尿酸的排泄,建议少摄入脂肪含量过高的食物,每日烹调油的用量不应超过 20 g,尽量少吃或不吃油脂含量高的食物。

· **辛辣刺激或高钠盐摄入**

建议饮食清淡,保证口味的同时,尽可能少盐、少辣。

· **动物内脏类**

动物的肝脏如猪肝、羊肝、鸭肝等属于高胆固醇、高嘌呤类食物,尽量避免食用。

· **饮酒或含果糖的饮料**

酒精可抑制尿酸的排泄,同时饮酒通常伴随大量的高脂肪、高胆固醇、高蛋白类食物的摄入,强烈建议高尿酸血症患者戒酒,同时避免含果糖的饮品摄入。

痛风发作期怎么吃

在急性痛风发作期，禁食动物内脏、海鲜、牛肉、羊肉、火锅、各种笋类、海藻、海草、海带等；禁止饮用老火汤、含糖/果糖饮料，如各种烹饪时间超过半小时的炖汤类、玉米汁、碳酸饮料、奶茶、啤酒等。

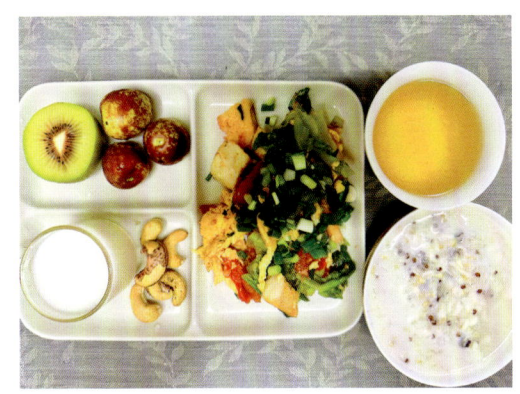

建议患者多食用低嘌呤的蔬菜，每日 300～500 g 以上，如茭白、芋头或者土豆、大量绿叶蔬菜等。

增加每日的饮水量，保持每日饮水量在 2000～3000 mL。

痛风缓解期怎么吃

在保证每日蛋白摄入量的同时，建议少量、多样中嘌呤食物搭配足量低嘌呤食物食用，例如牛肉、豆制品、小米粥、足量蔬菜和水果。

保证饮水量，为增加口感，可适量饮用淡茶、无糖咖啡等饮品。

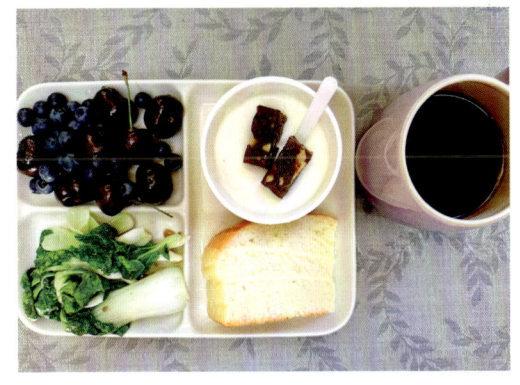

高尿酸血症患者的常见饮食误区

误区1：饮食控制过于宽松——远离海鲜和啤酒即可

动物内脏尤其是肝脏类含嘌呤极高，在发作期须避免食用。海参、部分淡水鱼嘌呤含量并不高，可以适量食用。

误区2：饮食控制过于严格——痛风发作不能吃肉和所有海鲜

不推荐过于严格的低嘌呤饮食，营养要均衡，不超推荐分量即可。

误区3：只限制嘌呤，不限制脂肪及热量

对于高尿酸血症患者尤其是合并肥胖者，不仅要限制高嘌呤食物，还要控制每日的总热量，坚持低脂肪饮食及适当运动，积极控制体重，避免因体脂过高引起代谢紊乱及血尿酸升高。

误区4：豆制品大多嘌呤含量高，不能吃

研究发现大豆里含的是植物嘌呤，它比肉类嘌呤造成痛风的风险要低很多，而且豆类在加工成豆制品的过程当中，会造成大量嘌呤类物质丢失，因此，豆制品里的嘌呤含量并不是很高，且较少引起痛风发作。因此，痛风患者可以适当吃豆制品。

误区5：所有蔬菜都是低嘌呤食物，可以多吃

大多数蔬菜属于低嘌呤食物，但也有些蔬菜例外，如蘑菇、香菇、豆苗、紫菜等嘌呤含量就比较高。因此，痛风患者不仅要限制嘌呤含量高的动物性食物，对嘌呤含量较高的蔬菜也应适当限制。

误区6：某些碳酸饮料是碱性的，可以多喝

市面上碳酸饮料多数含糖量过高，大量饮用不仅会增加血糖负担，还可能成为痛风发作的重要诱因。

高尿酸血症标准餐盘 1

总能量 320 kcal			
碳水化合物	八宝粥	300 g	120 kcal
蛋白质	鸡蛋	65 g	70 kcal
蔬菜	油麦菜	250 g	50 kcal
水果	草莓、蓝莓	50 g	80 kcal
饮品	矿泉水/白开水	200 mL	0 kcal

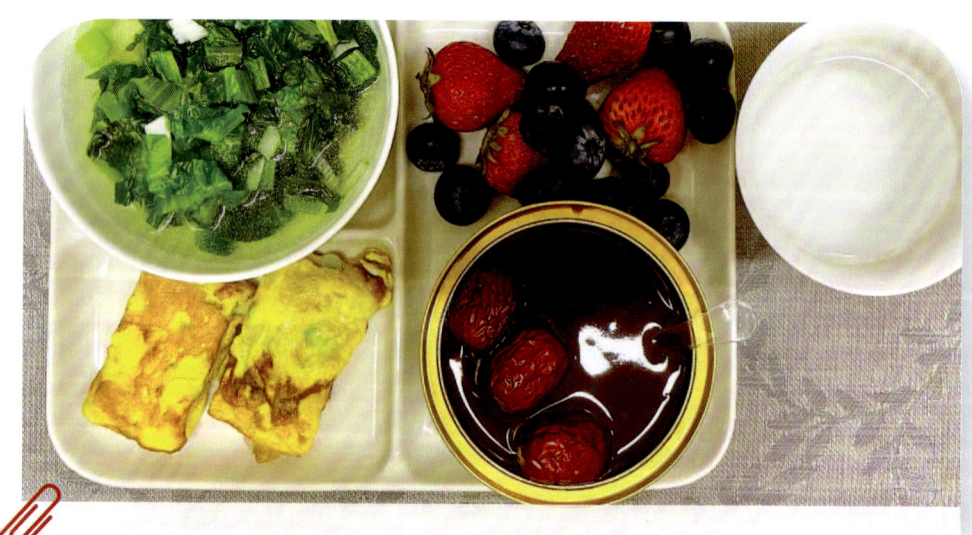

八宝粥做法参考：

食材：糯米 40 g，黑米 15 g，花生 10 g，红枣 3 颗，莲子 20 g，薏米 10 g，红豆 10 g。

做法：清洗、浸泡除红枣以外的食材 2 小时，把所有食材全部倒入电饭锅中加入 600 mL 的水，选择煮粥 40 分钟即可。根据此配方，粥软糯香甜。

备注：此处列举食材为一人份，可根据具体家庭人口数量适量增减。

高尿酸血症标准餐盘 2

总能量 395 kcal			
碳水化合物	吐司	50 g	80 kcal
蛋白质	鸡蛋	65 g	70 kcal
蔬菜	西红柿	100 g	20 kcal
	菠菜	100 g	25 kcal
甜品	红枣糕	50 g	100 kcal
水果	猕猴桃、蓝莓	80 g	100 kcal
饮品	矿泉水/白开水	200 mL	0 kcal

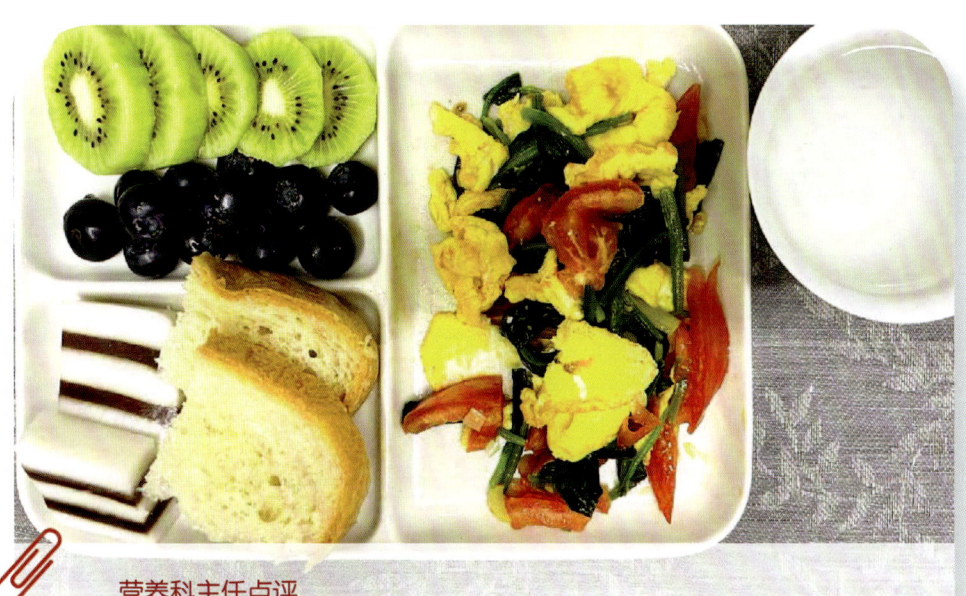

营养科主任点评

亮点：碳水化合物、蛋白质、脂肪齐全，蔬菜品种丰富，还配有水果。

建议：碳水化合物最好为全谷物食物，另增加 1 杯脱脂奶。

高尿酸血症标准餐盘 3

总能量 485 kcal			
碳水化合物	包子	60 g	150 kcal
蛋白质	鸡蛋	65 g	70 kcal
蔬菜	韭菜	60 g	15 kcal
甜品	蓝莓酸奶	100 g	80 kcal
水果	枇杷、荔枝、葡萄	50 g	60 kcal
坚果	松子	20 g	100 kcal
饮品	淡绿茶	200 mL	10 kcal

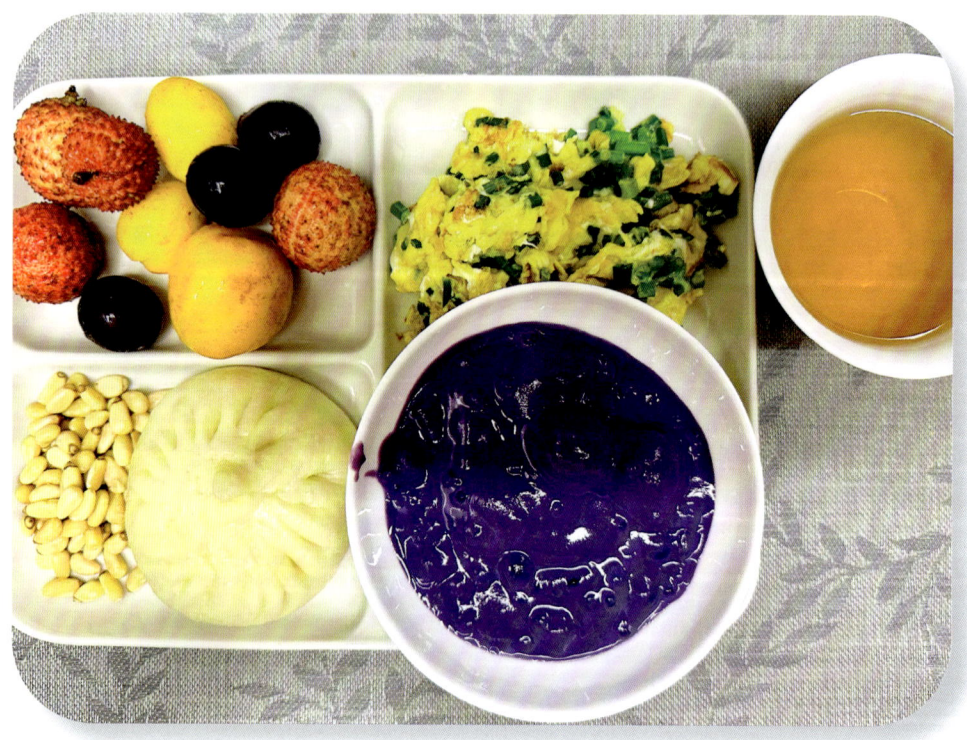

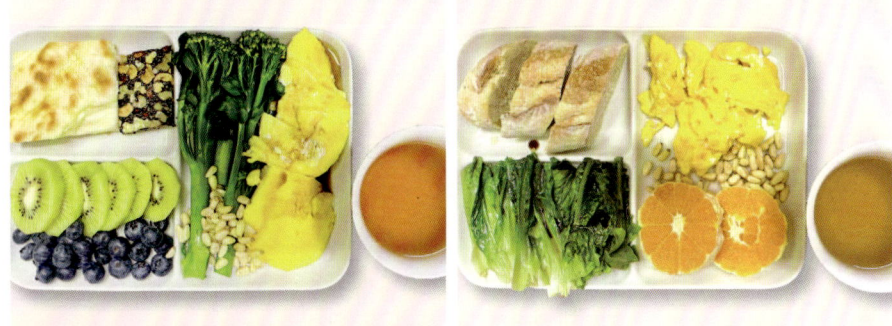

高尿酸血症标准餐盘早餐打卡 ☑

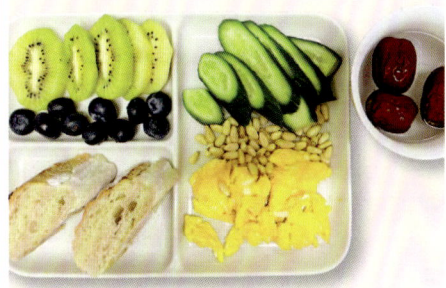

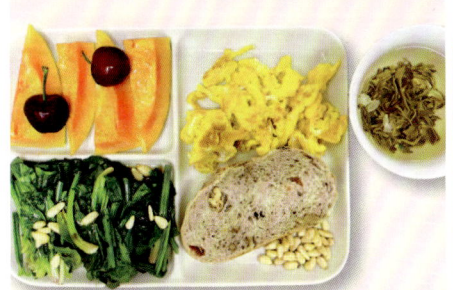
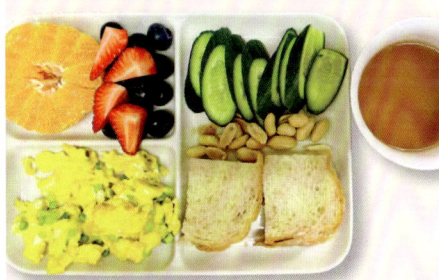

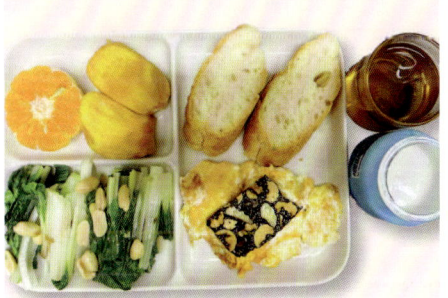
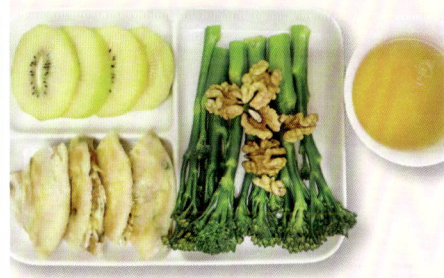

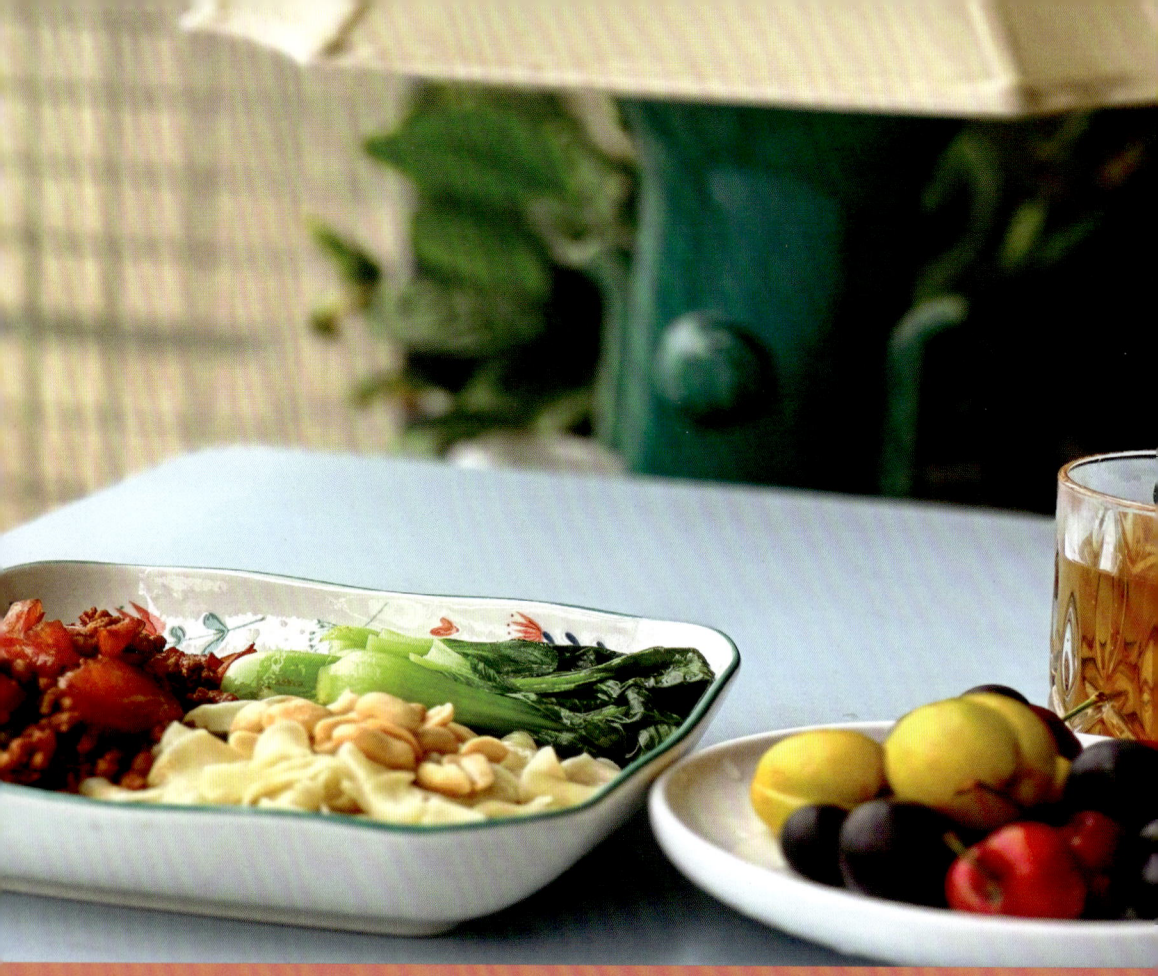

慢性阻塞性肺疾病患者该怎么吃

慢性阻塞性肺疾病（以下简称慢阻肺）是一种异质性肺部状态，以慢性呼吸道症状（呼吸困难、咳嗽、咳痰、急性加重）为特征，是由气道疾病（支气管炎、细支气管炎）和/或肺泡异常（肺气肿）所导致的持续性、进行性气流阻塞。

慢阻肺严重危害人类健康,是导致死亡的重要病因,且会给患者、患者家庭及社会带来沉重的经济负担。

随着慢阻肺发病率的逐年上升,预测至2060年死于慢阻肺及其相关疾病患者数超过每年540万人。由于消耗增加、缺氧、炎症和药物使用等因素,慢阻肺患者中普遍营养不良。

研究显示,在处于慢阻肺稳定期的患者中,25%~40%存在体重下降,25%的中重度慢阻肺患者和35%的极重度慢阻肺患者存在去脂体重降低。慢阻肺患者的营养状况与其活动能力、生命质量死亡率和预后都密切相关。

由于慢阻肺患者气道阻塞和肺泡弹性回缩力降低,多呼吸肌参与呼吸运动,所以基础能量消耗大于正常人。另外,慢阻肺患者长期缺氧,合并心功能障碍,胃肠道淤血,以及长期服用药物,影响胃肠道吸收功能。长期服用药物会对胃黏膜产生刺激,影响患者的食欲及胃肠功能,进而影响患者正常进食,导致营养不良。

慢阻肺患者如何保证充足的能量供应,减少肌肉的流失,是其营养支持治疗的首要目的。

为了保证健康均衡的饮食,慢阻肺患者应遵循以下几个原则:摄入充足的蛋白质,合理的脂肪摄入,限制碳水化合物的摄取,适量补充维生素、微量元素及矿物质,补充膳食纤维。少食多餐,适量饮水。但是对于一些肥胖型慢阻肺患者,建议适当减重,给予低热卡、高蛋白、低脂肪的饮食。

· **摄入充足的蛋白质**

摄入充足的蛋白质对慢阻肺患者尤为重要。适当摄入蛋白质可缓解慢阻肺患者的负氮平衡状态及骨骼肌的损耗。但过量的蛋白质摄入,将加重低氧血症及高碳酸血症,从而增加每分通气量及氧的消耗。建议蛋白质摄入量为 1.2～1.5 g/(kg·d)。选择优质蛋白为主的食物,如鸡蛋、鱼肉、牛肉、瘦猪肉、鸡肉。

· **合理的脂肪摄入**

脂肪的呼吸商低,即可在为患者产生大量非蛋白质能量的同时产出较少的二氧化碳。适当提高脂肪在食物中的占比,为日常摄入总能量的 20%～30%,减少二氧

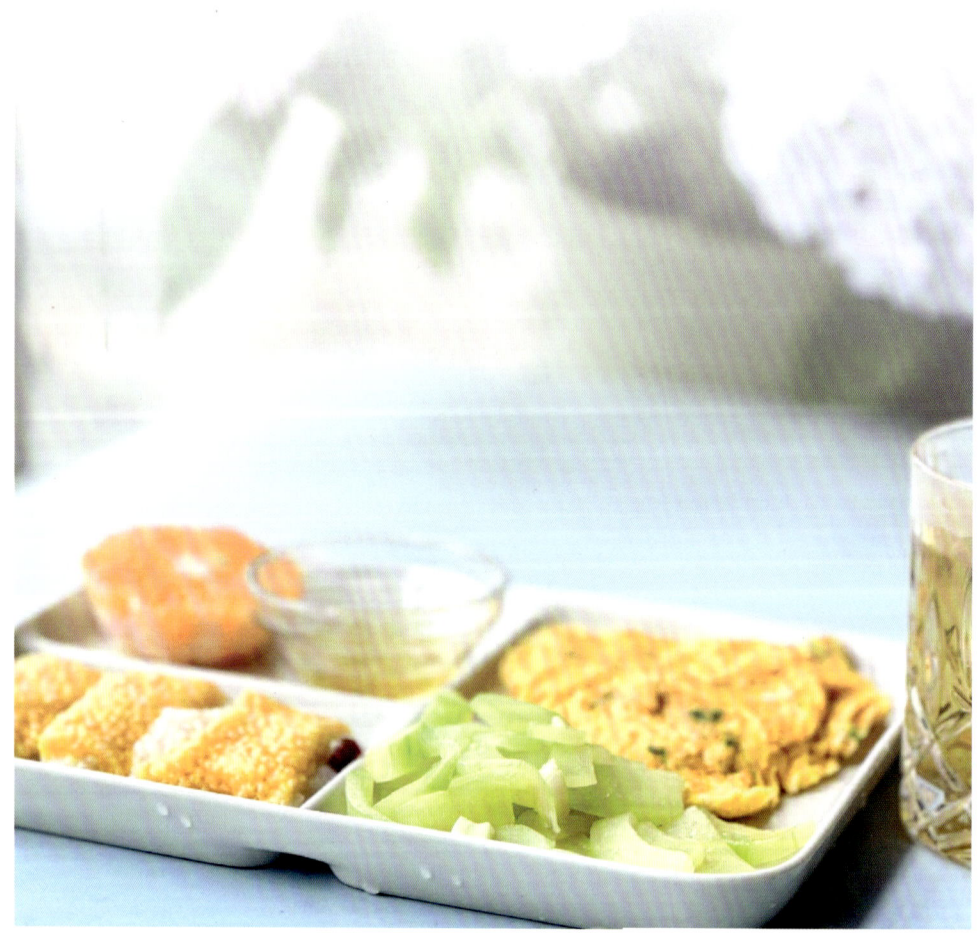

化碳的产生。注意调整脂肪酸的构成，避免过多饱和脂肪酸的摄入，保证富含必需脂肪酸和不饱和脂肪酸的摄入量。适当添加中链脂肪酸（MCT），以期取得节氮效应。建议烹调时可选择亚麻籽油、山茶油，可适当食用深海鱼类。

·碳水化合物

过高的碳水化合物摄入易引起二氧化碳累积。合并高碳酸血症的患者应适当控制饮食中碳水化合物的比例。但过度限制可能会引起酮症，影响健康。故碳水化合物占总摄入能量的 35%～50% 为宜。

·适量补充维生素、微量元素及矿物质

慢阻肺患者缺乏各种维生素、微量元素及矿物质，尤其是维生素 D、维生素 C、维生素 E、磷、钙、钾、镁等，容易造成氧自由基对机体的损伤或影响各种物质的能量代谢，进一步加重呼吸肌无力。

总之，对于慢阻肺患者，应该提倡健康均衡的饮食，充足蛋白质，合理的脂肪摄入，限制碳水化合物的摄取，适量补充矿物质、维生素，补充膳食纤维。少食多餐。

慢阻肺患者饮食建议

- **清淡饮食，避免油腻**

  烹饪方法以蒸、煮、炖为主，避免煎、炸、烤等。减少辛辣食物的摄入。

- **避免食用易产气食物**

  慢阻肺患者胃肠胀气多见，避免食用易产气的食物，如洋葱、薯类、板栗、碳酸饮料等。限制糖的摄入，尽量避免含糖较高的果汁、饮料。

- **每餐不宜过饱**

  慢阻肺患者每日进食4~5餐，每餐间隔2~3小时为宜。

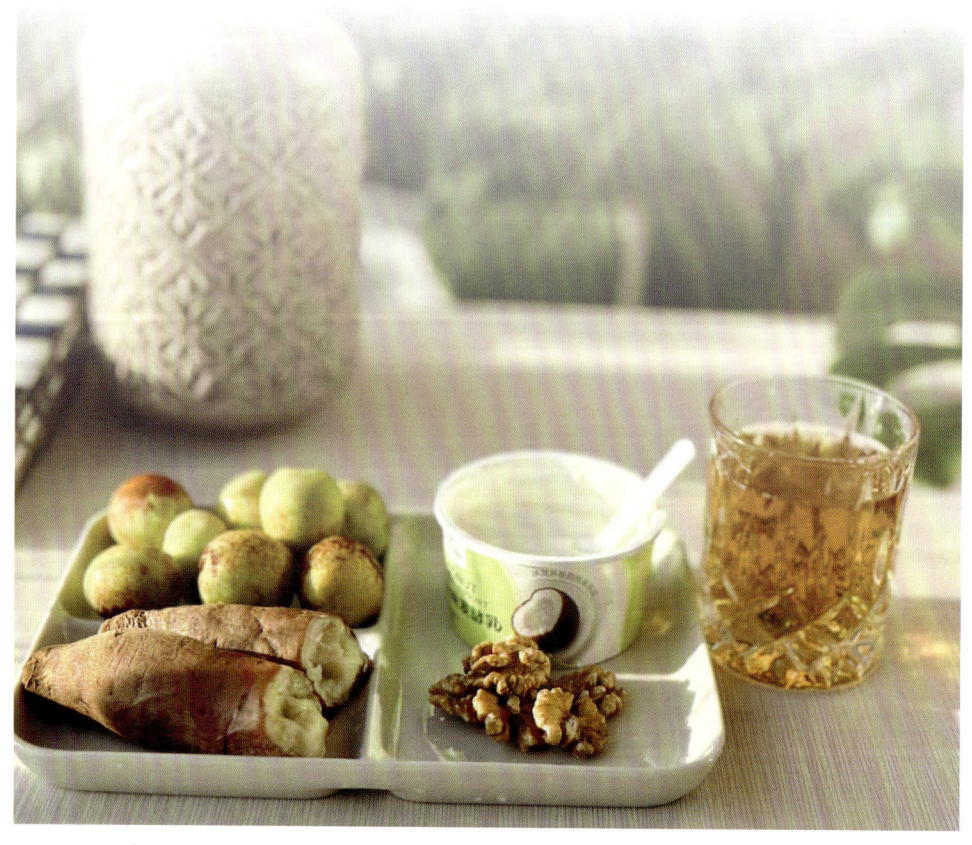

针对本类疾病特别推荐的食物

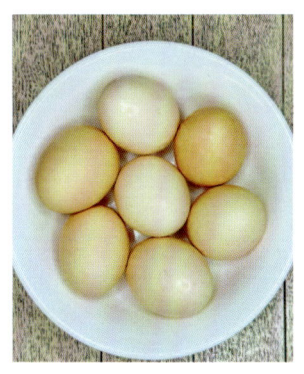

鸡蛋

蛋白质补充以优质蛋白为主，如鸡蛋、牛奶、鱼肉、鸡肉、豆制品等。鸡蛋是营养丰富、性价比高的优质动物蛋白。每 100 g 鸡蛋含 13.1 g 蛋白质，而且其蛋白质中含氨基酸构成接近人体需要，在人体内的吸收率高达 99.5%。蛋黄中富含的不饱和脂肪酸，是慢阻肺患者的首选食物。建议慢阻肺患者每天食用 1～2 个鸡蛋。

总能量 139.0 kcal（每 100 g 可食部）			
蛋白质	13.1 g	维生素 D	2.0 μg
脂肪	8.6 g	钙	56.0 mg
胆固醇	648.0 mg	钾	154.0 mg
不饱和脂肪酸	2.4 g	镁	10.0 mg
维生素 A	255.0 μg	锌	0.89 mg
维生素 E	1.14 mg	硒	13.96 μg
维生素 B_1	0.09 mg	磷	130.0 mg
维生素 B_2	0.3 mg	铁	1.6 mg

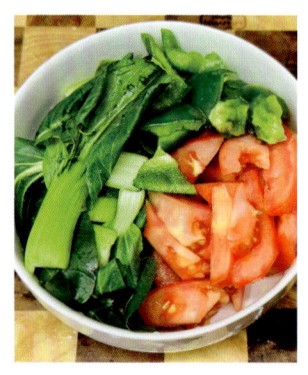

蔬菜

建议每日蔬菜摄入量为 300 ~ 500 g，以绿叶蔬菜等深色蔬菜为主。慢阻肺患者尤其适宜摄入一些富含纤维素的大叶类蔬菜，如菠菜、大白菜、菜心等。

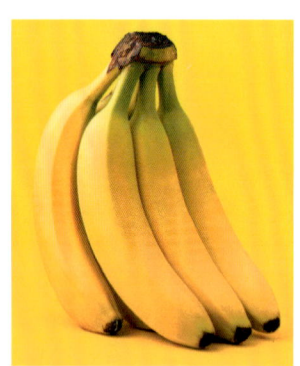

水果

建议每天吃新鲜水果 200 ~ 400 g。蔬菜和水果各有优势，不能完全相互替代。若慢阻肺患者未合并糖尿病，推荐患者食用适量香蕉。慢阻肺患者长期用药且食欲缺乏，易引起低钾血症，同时易合并腹胀、大便秘结，香蕉含丰富的钾及膳食纤维，有补钾及通便的功效。

总能量 93.0 kcal（每 100 g 可食部）			
蛋白质	1.4 g	钾	256.0 mg
碳水化合物	22.0 g	钙	7.0 mg
膳食纤维	1.2 g	镁	43.0 mg
维生素 C	8.0 mg	锌	0.18 mg
维生素 A	5.0 mg	硒	0.87 mg
维生素 E	0.24 mg	铜	0.14 mg

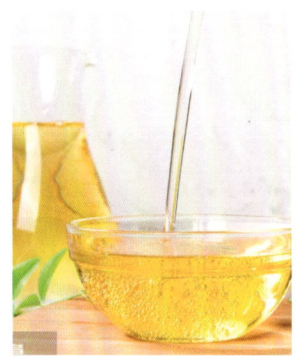

油类

对于营养不良的慢阻肺患者,建议食用中链脂肪酸,如椰子油,及以 ω-3 多不饱和脂肪酸为来源的植物油,如亚麻籽油、山茶油、核桃油、紫苏籽油、菜籽油。可适量在汤中及菜中加入中链脂肪酸额外补充。以下为各类食用油中不饱和脂肪酸的含量表,可根据自身情况选用。

名称	不饱和脂肪酸 %	饱和脂肪酸 %
紫苏籽油	93.3	6.6
菜籽油	92.8	7.145
亚麻籽油	89.75	10.25
葵花籽油	89.45	10.5
油茶籽油	88.605	11.4
橄榄油	85.625	14.15
玉米油	85.6	14.35
花生油	84.85	15.1
牛油果油	83.95	15.85
大豆油	83.95	16.1
稻米油	80.25	19.75

慢阻肺标准餐盘 1

总能量 330 kcal			
碳水化合物	杂粮面包	70 g	150 kcal
蛋白质	鸡蛋	65 g	70 kcal
	酸奶	100 mL	80 kcal
蔬菜	生菜	100 g	20 kcal
饮品	茶	100 mL	10 kcal

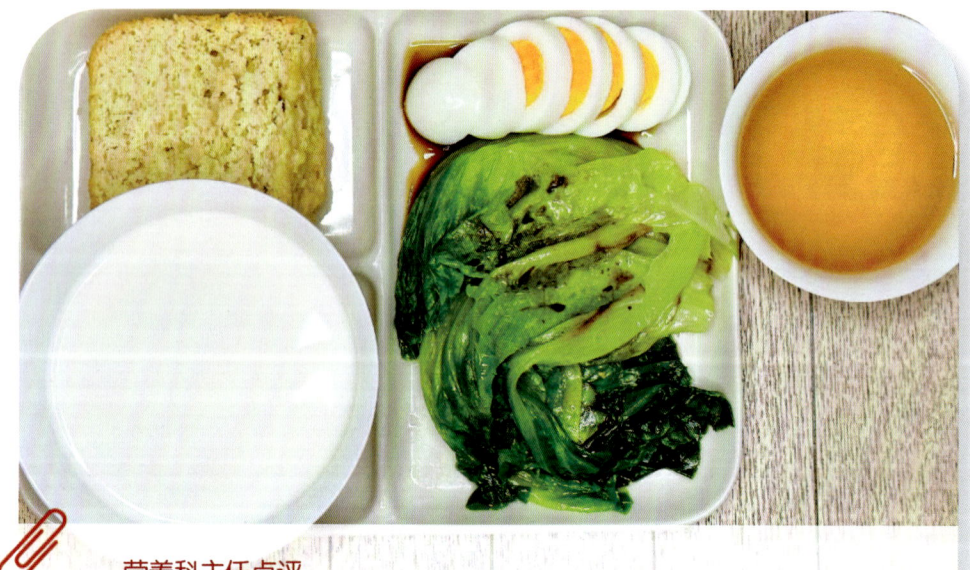

营养科主任点评

亮点：碳水化合物、蛋白质、脂肪齐全，还配有绿叶蔬菜。碳水化合物为全谷物食物。

建议：酸奶最好为低脂酸奶。

慢阻肺标准餐盘 2

总能量 460 kcal			
碳水化合物	玉米馒头	75 g	200 kcal
蛋白质	鸡蛋	65 g	70 kcal
蔬菜	生菜	100 g	20 kcal
水果	木瓜、樱桃	100 g	70 kcal
坚果	松子	20 g	85 kcal
饮品	茶	100 mL	15 kcal

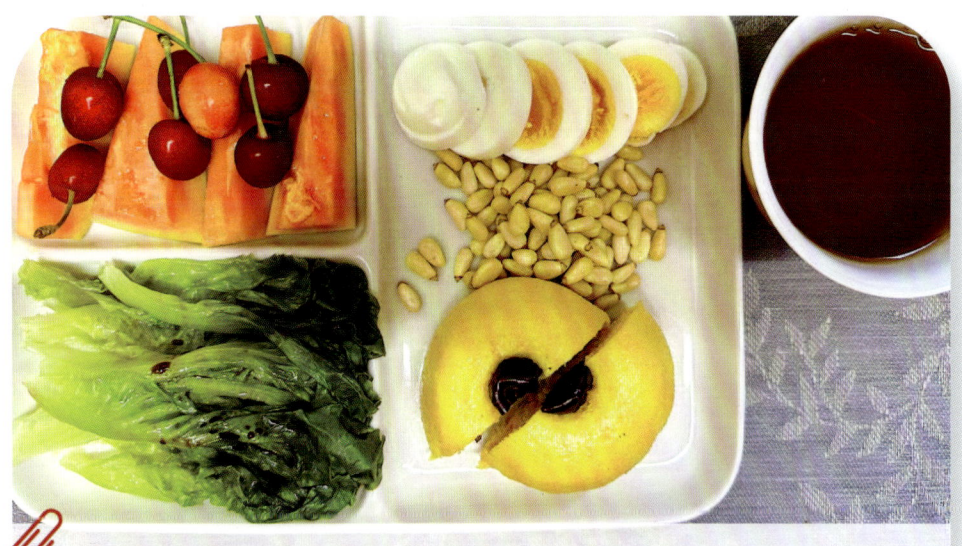

玉米面是由玉米粒研磨成粉而制成的，除含碳水化合物外，还含有丰富的纤维素，可以刺激胃肠蠕动，改善便秘。同时玉米面还含有多种维生素，如维生素E、B族维生素及矿物质如钾、镁等。慢阻肺合并心脑血管等疾病的患者可适当选择玉米面作为早餐碳水的供应。松子富含多种维生素、矿物质及植物化学成分，有增强身体免疫力的功能，还含有大量的多不饱和脂肪酸，尤其适合慢阻肺患者食用。

慢阻肺标准餐盘 3

总能量 465 kcal			
碳水化合物	小米粥	120 g	200 kcal
	面包	30 g	60 kcal
蛋白质	西红柿炒鸡蛋	100 g	100 kcal
蔬菜	油麦菜	100 g	35 kcal
坚果	松子	15 g	55 kcal
饮品	茶	100 mL	15 kcal

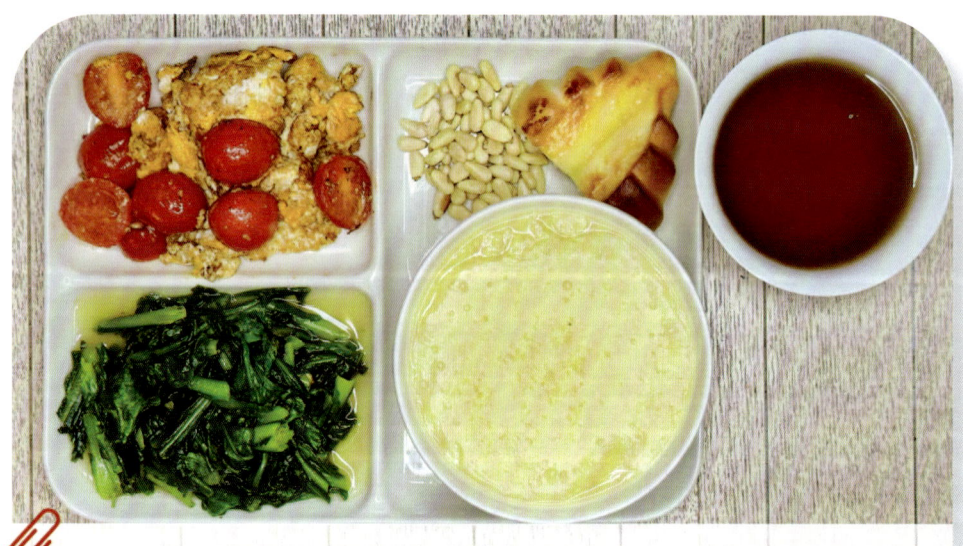

小米营养价值高，蛋白质含量高，所含氨基酸种类齐全。小米中含有多种维生素及矿物质，尤其是铁的含量丰富，作为粗粮食用还有养生保健的作用。《本草纲目》记载，小米煮粥食可益丹田，补虚损，开肠胃。同时小米中富含色氨酸和蛋氨酸，可改善睡眠，提高睡眠质量，对于缓解慢阻肺患者消化不良、食欲缺乏、失眠是一个非常好的食疗选择。

慢阻肺标准餐盘 4

总能量 426 kcal			
碳水化合物	手擀面	100 g	284 kcal
蛋白质	鸡蛋1个	65 g	70 kcal
蔬菜	生菜	100 g	12 kcal
水果	葡萄	50 g	25 kcal
	鲜枣	30 g	35 kcal

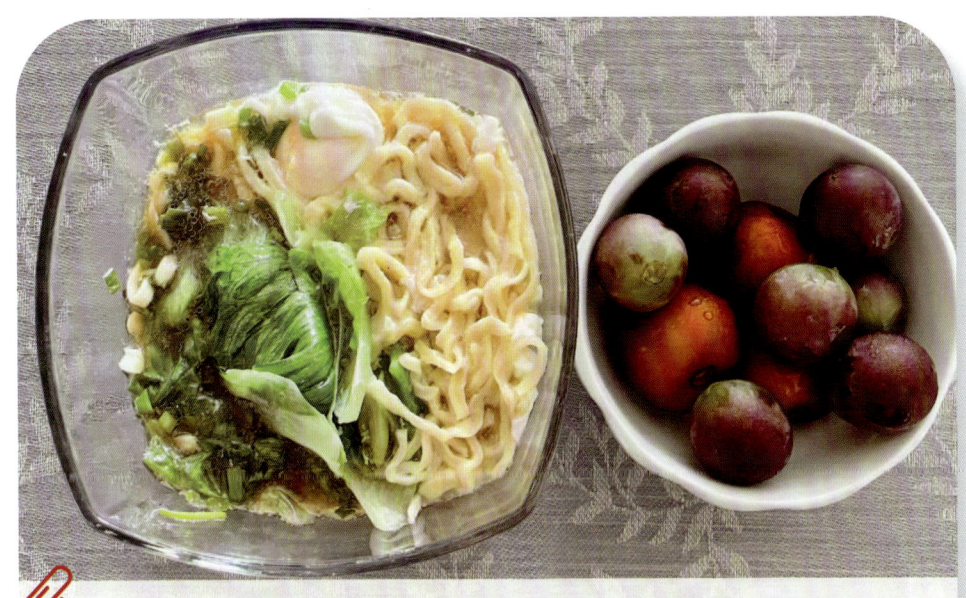

面条的主要营养成分是碳水化合物，另外还含有适量的蛋白质、维生素和矿物质。面条有利于吸收，更易消化，减轻胃肠道负担，尤其适合慢阻肺患者食用。搭配鸡蛋，在补充碳水化合物的同时兼顾了蛋白质的补充。选择面条作为早餐时，可以选择牛奶作为加餐，增加蛋白质的摄入。面条的烹饪方法尽量选择水煮。

慢阻肺标准餐盘 5

	总能量 500 kcal		
碳水化合物	燕麦面包	70 g	161 kcal
蛋白质	鸡蛋1个	65 g	70 kcal
蔬菜	小白菜 + 小番茄	100 g+3 个	24 kcal
水果	葡萄 + 橙子	3 个 +100 g	60 kcal
坚果	松子	15 g	105 kcal
饮品	牛奶	200 mL	70 kcal
	茶	100 mL	10 kcal

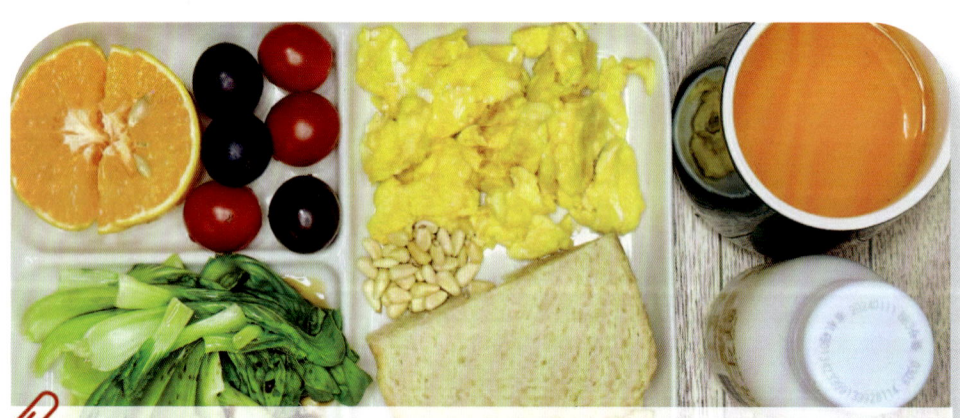

　　燕麦是营养价值非常高的粗粮，不仅富含赖氨酸，还含有丰富的维生素 B、维生素 E 及钙、磷、铁、锌等微量元素，且蛋白质利用率较其他谷物高。同时燕麦富含膳食纤维，其中所含的不溶性膳食纤维能够加速肠道蠕动，促进排便。此外，燕麦中的 β – 葡聚糖不仅可增强胰岛素的敏感性，还可以延缓食物排空速度，维持血糖平稳，尤其适合慢阻肺合并糖尿病的患者。尽量选择纯天然燕麦。

　　早餐尽量丰富多样，可以选择杂粮面条配青菜及鸡蛋，再搭配几颗小西红柿；也可以选择各种面点加鸡蛋、牛奶，或豆浆、酸奶，酸奶中可加入少量坚果。加餐可以选择牛奶、鸡蛋，也可选择水果，如橙子、香蕉、猕猴桃、火龙果等。

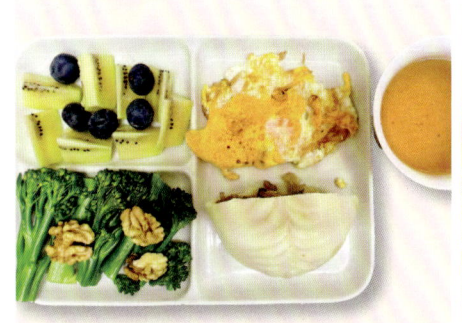
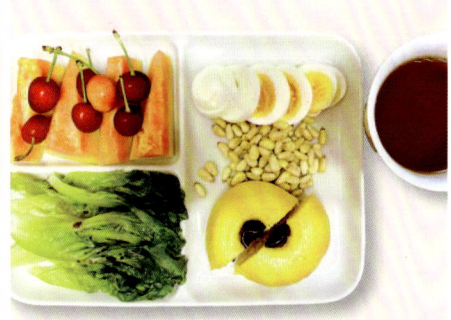

慢阻肺标准餐盘
早餐打卡 ☑

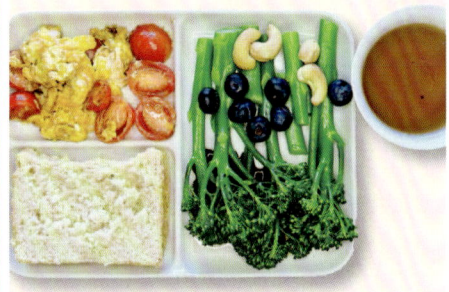

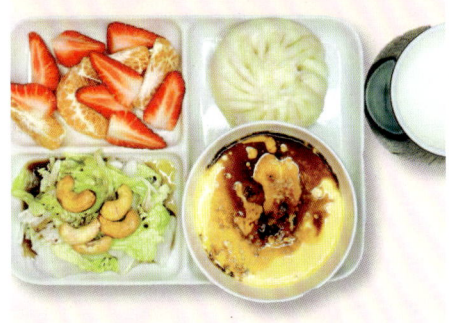
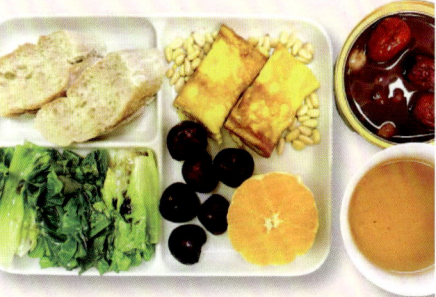

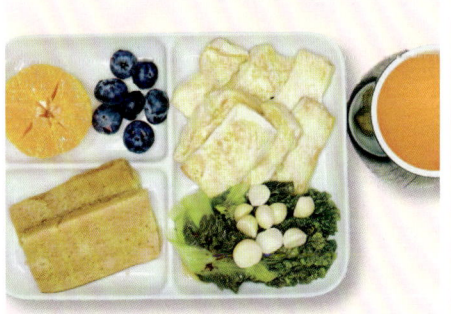
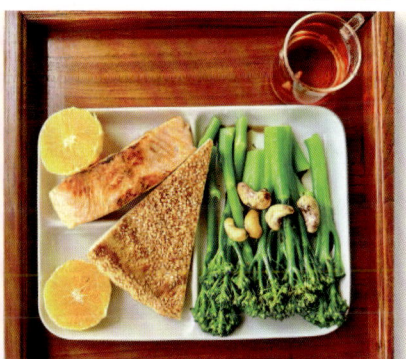

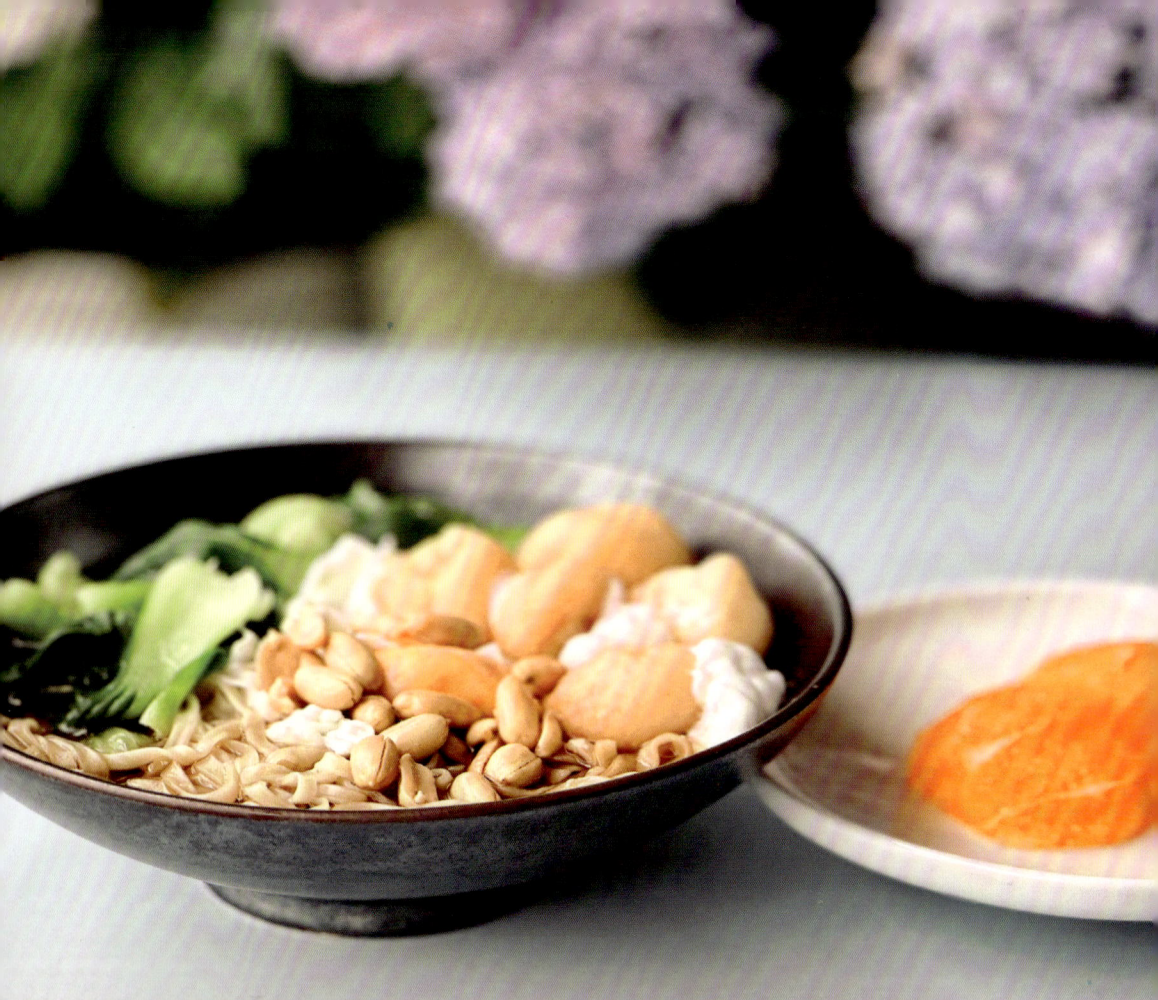

慢性胃炎患者该怎么吃

慢性胃炎是指不同病因引起的各种慢性胃黏膜炎性病变,是一种非常多见的消化系统疾病,发病率在各类胃部疾病中居首位。

导致慢性胃炎的病因非常多，包括以下几个。

1．细菌、病毒或其他毒素感染

多见于致病因素感染急性胃炎之后，胃黏膜病变经久不愈而发展为慢性胃炎，其中最常见的是幽门螺杆菌感染。

2．刺激性物质

长期饮用大量酒、浓茶、浓咖啡等刺激性物质，可导致胃黏膜保护屏障被破坏，久而久之发展为慢性胃炎。

3．药物

某些常见的药物有非甾体抗炎药（如布洛芬、阿司匹林等）及洋地黄等，可引起慢性胃黏膜损伤，从而导致慢性胃炎。

4．胆汁反流

正常情况下，胆汁应分泌到小肠帮助消化食物。如果胆汁由小肠反流到胃内，因其中含有胆盐，可导致胃黏膜保护屏障被破坏，使胃液中的氢离子反弥散进入胃黏膜，从而引起慢性炎症。

5．X 线辐射

如果因为各种原因导致胃部长期深度暴露于 X 线照射下，亦可引起胃黏膜损伤，引发胃炎。

6．环境变化

如环境改变、气候变化、身体尚不能在短时间内进行适应性调整，就可引起支配胃的神经功能紊乱，使胃液分泌和胃的运动不协调，引发胃炎。

7．长期精神紧张

长期精神紧张会导致脑肠轴功能紊乱，引起胃动力障碍，从而引发慢性胃炎。

8．其他病变的影响

如尿毒症、溃疡性结肠炎等均可引发慢性胃炎。

根据是否存在腺体萎缩，慢性胃炎分为慢性非萎缩性胃炎和慢性萎缩性胃炎。慢性非萎缩性胃炎，病变可累及胃的各个部位，以胃窦部最为常见，多表现为反酸、嗳气、上腹痛、餐后早饱、恶心等。而慢性萎缩性胃炎的特点是胃黏膜固有层腺体萎缩，常伴有肠上皮化生，临床上有胃内游离盐酸减少或缺乏，常见症状有腹胀、腹痛、消化不良、上腹不适或钝痛，甚至因为造血因子吸收障碍导致贫血等。

如何判断自己是否患有慢性胃炎

既然慢性胃炎如此常见，那么如何判断自己是否患有慢性胃炎呢？

一般来说，要正确诊断慢性胃炎需要结合临床症状及相关检查来综合评估。如前所述，慢性胃炎的症状多样，而且缺乏特异性，常见的症状包括上腹疼痛、反酸、嗳气、消化不良、胃胀气、早饱感、恶心等。有些患者可能还会出现食欲缺乏、体重下降及贫血等症状。此时就需要结合相应的检查进行评估，其中胃镜检查是诊断慢性胃炎的金标准。通过胃镜可以直接观察胃黏膜的情况，包括充血、水肿、腺体萎缩、糜烂、溃疡等。还可通过活检病理学检查进一步明确病变的活动程度、类型，是否合并肠上皮化生等。有时还需要进行幽门螺杆菌检查，幽门螺杆菌是导致慢性胃炎的重要原因之一。

慢性胃炎患者的饮食建议

慢性胃炎的发生、发展与饮食习惯密切相关，如长期大量饮酒、喝咖啡和浓茶、食用辛辣食物等。不合理的饮食习惯也是导致慢性胃炎的主要原因之一，比如不按时进餐，因时间匆忙不进食早餐，或因减肥需要而盲目节食，或暴饮暴食。因此合理的饮食习惯对防治慢性胃炎极其重要。

慢性胃炎有哪些饮食原则呢？

● 饮食应定时定量,不宜过饱,正餐之间可适量加餐。

● 多食用易消化食物。

● 保持食材新鲜、清淡,注意烹饪方法,症状加重时留意饮食禁忌。

● 进餐时注意细嚼慢咽。

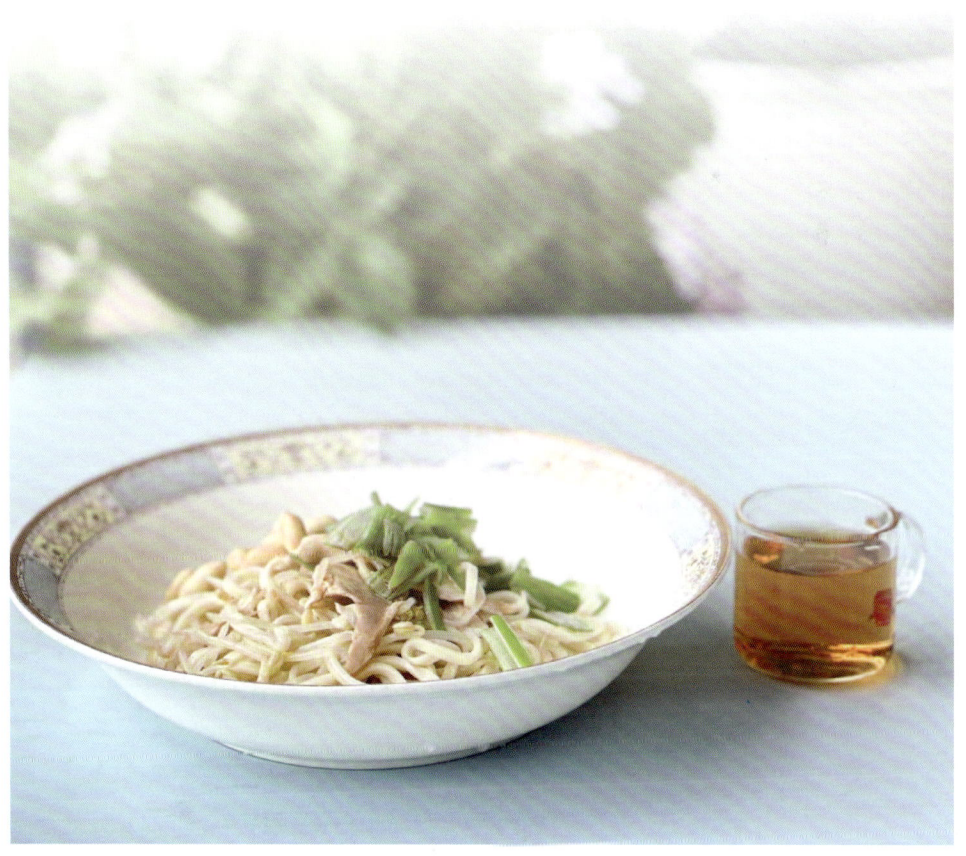

适合慢性胃炎患者食用的食物

慢性胃炎患者平时适合进食哪些食物有助于改善症状、促进康复呢？总体来说，慢性胃炎患者易食用新鲜、易消化的食物，避免食用腌制品。以下为适合慢性胃炎患者食用的食物。

牛奶

牛奶中含有丰富的蛋白质、矿物质、无机盐、乳糖及各种微量元素，包括钙、磷、铁、锌、铜、锰等，这些物质及成分有助于保护胃黏膜，避免其受到刺激。患者可以每天早晨喝1杯牛奶，在补充能量的同时还起到养胃的效果。当然，如果本身存在乳糖不耐受或者腹胀严重的情况，就要避免饮用牛奶，否则会导致胃肠不适甚至加重腹胀症状，患者可选择无乳糖或低乳糖牛奶，甚至酸奶来代替。

白萝卜

在我国传统医学中，白萝卜的药用价值也非常高，不仅能起到清热顺气的作用，还能达到健胃消食的效果。慢性胃炎患者可以常吃白萝卜来帮助缓解病情。白萝卜的营养丰富，含有植物蛋白、淀粉酶、粗纤维、维生素C和叶酸等营养成分，这些成分能促进胃肠蠕动，调节胃酸分泌，帮助食物消化吸收，增强食欲。

薏米

薏米的口感虽然与我们经常吃的大米差不多，但是它的营养价值远高于大米。除了有优质蛋白质、粗纤维、淀粉、烟酸及各种微量元素外，薏米还含有丰富的多糖、脂肪酸及其酯类化合物，以及多种活性成分，这些物质可以促进人体新陈代谢。食用薏米粥，有一定的养胃作用，还能提高免疫力。

山药

山药属于药食同源的食物,含有丰富的淀粉酶和多酚氧化酶,其味道甘甜,具有很高的营养价值。对于胃炎,山药有不错的辅助治疗效果,不仅可以促进消化,还能起到保护胃黏膜的作用。

红枣

红枣富含维生素 C,能够提高免疫力。慢性胃炎患者每天吃几颗红枣,不仅能帮助养胃,还可以促进消化,但是一定要控制食用量,因其过于甘甜,吃多了易引发胃酸分泌。

洋葱

洋葱也被称作玉葱、洋葱头等,是一种比较常见的食物。洋葱的营养丰富,含有蛋白质、纤维素、碳水化合物、维生素 C、钾、叶酸、锌、硒等营养物质。洋葱能够刺激胃酸分泌,增加食欲,促进消化。对于胃动力不足,消化不良及萎缩性胃炎,能够起到一定的辅助性治疗作用。建议食用熟洋葱,且适量食用。

莲子

莲子是植物莲的成熟果实,具有很不错的药用价值,含有丰富的蛋白质、脂肪和碳水化合物,而且钙、磷和钾含量也非常丰富,不仅能清热降火,降血压,促进睡眠,还能促进胃肠蠕动,辅助治疗以消化不良为主的慢性胃炎。

面条

面条是碳水化合物的主要来源,含有大量的微量元素及 B 族维生素。煮熟的面条易消化,慢性胃炎患者以面条为主食,在补充能量的同时可以改善饱胀不适等消化不良症状。

不适合慢性胃炎患者食用的食物

一般来说,通常不建议慢性胃炎患者食用以下几类食物。

生冷食物

生冷食物因为温度低、未能充分加热熟制,进食后会刺激胃内平滑肌收缩,引发腹痛等不适,也不利于胃部炎症的恢复。此类食物包括雪糕、冰激凌、冰冻饮料,以及海鲜类如螃蟹、贝类等。

辛辣食物

食用辛辣食物会刺激胃黏膜,还会诱发胃酸分泌过多,加重糜烂、充血、炎症等,使病情恶化。此类食物包括胡椒粉、生姜、大蒜、辣椒、芥末、韭菜、花椒、八角等。

高脂食物

进食高脂食物会加重胃的消化负担,导致消化不良、腹胀等症状加重。如炸鸡、煎鱼、油条、肥肉、动物内脏等。

高糖食物

高糖食物会刺激胃酸分泌，抑制胃蠕动，从而加重反酸、腹痛、腹胀、消化不良等症状。此类食物包括巧克力、糖果、奶油蛋糕等。

高盐食物

高盐食物尤其是腌制品类，含有大量盐分及亚硝酸盐，一方面刺激胃黏膜，另一方面还会引起胃癌的发生。此类食物包括泡菜、咸菜、腌菜、凉拌菜等。

慢性胃炎早餐搭配公式

公式一：1份粥 +1个蛋类 +1份蔬菜 +1份水果

举例：

搭配1：总能量353 kcal		
小米南瓜粥	200 g	120 kcal
鸡蛋	100 g	150 kcal
清炒莴笋	100 g	30 kcal
苹果	100 g	53 kcal

搭配 2：总能量 385 kcal		
瘦肉粥	150 g	135 kcal
蒸蛋	100 g	105 kcal
清炒西蓝花	100 g	45 kcal
水果	90 g	100 kcal

公式二：1 份饼 +1 杯乳制品 +1 份蔬菜 +1 份坚果

搭配 1：总能量 400 kcal		
香葱鸡蛋饼	100 g	180 kcal
牛奶	150 g	100 kcal
小黄瓜	120 g	20 kcal
坚果	90 g	100 kcal

搭配 2：总能量 355 kcal		
西葫芦鸡蛋饼	150 g	180 kcal
豆浆	100 g	30 kcal
炒菠菜	100 g	45 kcal
坚果	90 g	100 kcal

公式三：1 份面条 +1 份乳制品 +1 份坚果 +1 份水果

搭配 1：总能量 370 kcal		
青菜肉丝面	150 g	150 kcal
酸奶	100 g	70 kcal
坚果	90 g	100 kcal
橙子	100 g	50 kcal

搭配 2：总能量 450 kcal		
鲜虾蘑菇面	150 g	200 kcal
牛奶	150 g	100 kcal
坚果	90 g	100 kcal
蓝莓	100 g	50 kcal

慢性胃炎患者如何养胃

养胃其实是中医的术语。所谓养胃，即清养胃阴，是一种治疗胃燥津伤、胃阴不足的养生方法。最常见的就是食疗，即在平时的饮食中选用对胃有益的食物，达到促进胃病康复的作用。俗话说胃病"三分治，七分养"，七分养应该以三分治为基础，即经过专业医生的全面评估后，再在系统治疗的基础上配合饮食疗法，以达到理想的治疗效果。

常见的养胃食物有以下种类。

1．粳米

又名大米，补中益气，健脾和胃，除烦止渴。一般肠胃不好的人应经常用其煮粥食用。

2．玉米

别名苞谷、苞米，其食疗保健作用为众多食物所不及。中医认为，玉米性味甘、平，入脾、胃经，有健脾和胃的功效。

3．菌类

蘑菇、香菇、银耳等，入胃、肺经，有健胃开脾的功效。如果以腹胀、早饱等消化不良为主要症状，可用鲜蘑菇 150 g 炒熟食用。

4．蔬菜类

叶菜类蔬菜中最常见的当数白菜，它有通利肠胃、养胃和中的功效，清炒、水煮等均有益。还有一种名叫甘蓝，又名莲花椰菜、卷心菜，具有和胃的功效。茼蒿有治疗脾胃不和的功效，生活中也应该多食用。

在非叶菜类蔬菜中，胡萝卜也有治疗消化不良、健脾的功效。胡萝卜与猪肝一起炒食，有增加食欲的功效。白萝卜有消积滞的功效，主治食积胀满，但脾胃虚寒者勿食。

5．肉类

在平日进食的肉类中，羊肉是比较见效的养胃食物，羊肉甘、温，入脾、胃经，温中暖下，主治腹痛、反胃。用生姜和羊肉熬汤食用，吃肉饮汤具有暖胃的功效。某些动物内脏，如牛肚、猪肚有补脾胃、强筋骨的功效。牛肚是比较实用的药膳备料，具有治疗脾胃虚弱、消化不良、餐后腹胀，以及补虚损、健脾胃的功效。有些平日不常吃的肉类，如鹅肉也具有一定的养胃功效。鹅肉甘、平、咸，具有治疗脾胃虚弱、中气不足、倦怠乏力、少食的功效。最常见的鸡肉亦是强壮筋骨、开胃的好食材。

6. 调料类

大多数调料因辛辣，不适合慢性胃炎患者食用。然而某些特定情况下短期服用，也是可以用来养胃的。比如大蒜，味道辛辣，但性温，行滞气，暖脾胃，消食，能够治疗饮食积滞、胃脘冷痛。蜂蜜有补中润燥、补中益气、通便、暖胃的作用。每日早晨起床后喝一杯蜂蜜水，有通便、暖胃、排毒的功效。

胃寒怎么办

胃寒，是中医术语，是指脾胃阳气虚衰，或寒邪直中所致阴寒凝滞胃脘的证候，常见症状为胃脘疼痛，得温痛减，呕吐清涎，口淡喜热饮，食不化，舌淡苔白滑，脉沉迟。治疗上需要温胃散寒。

胃寒的主要病因与饮食习惯有关，如饮食不规律、无节制，喜欢进食生冷食物或者冷热食物一起吃，吃饭不按时或者饥饱不均，久而久之就会造成胃寒。中医认为本证的形成原因主要有：脾胃阳气虚衰；腹部受凉；过食生冷；劳倦伤中，复感寒邪。因此患者常因天气变冷、感寒食冷而引发腹痛，并伴有胃部寒凉感。

对于患者来说，以下是比较适合的几类食物。

（1）主食类：米饭、小麦等制品。

（2）蔬菜类：扁豆、青菜、黄芽菜、芥菜、香菜、辣椒、韭菜、南瓜、蒜苗、蒜薹、大葱、藕、白萝卜。

（3）肉类（蛋白质）：羊肉、狗肉、黄鳝、河虾、海虾、鹅蛋、猪肝。

（4）奶及乳制品类：牛奶、奶酪等。

（5）水果类：荔枝、龙眼、桃、鲜枣、杨梅、杏、柑橘、樱桃、枊果、红毛丹、椰子肉、金橘、李。

（6）坚果类：栗子、核桃、葵花子。

（7）调料类：酒、醋、酒酿、红糖、黑糖、茴香、桂花等。

除了饮食以外，胃病患者还应该戒烟戒酒，因为烟和酒都会影响胃黏膜的血液供应及胃黏膜细胞的修复和再生。天气变冷时，胃病患者还应该防寒，注意腹部保暖，避免受凉。

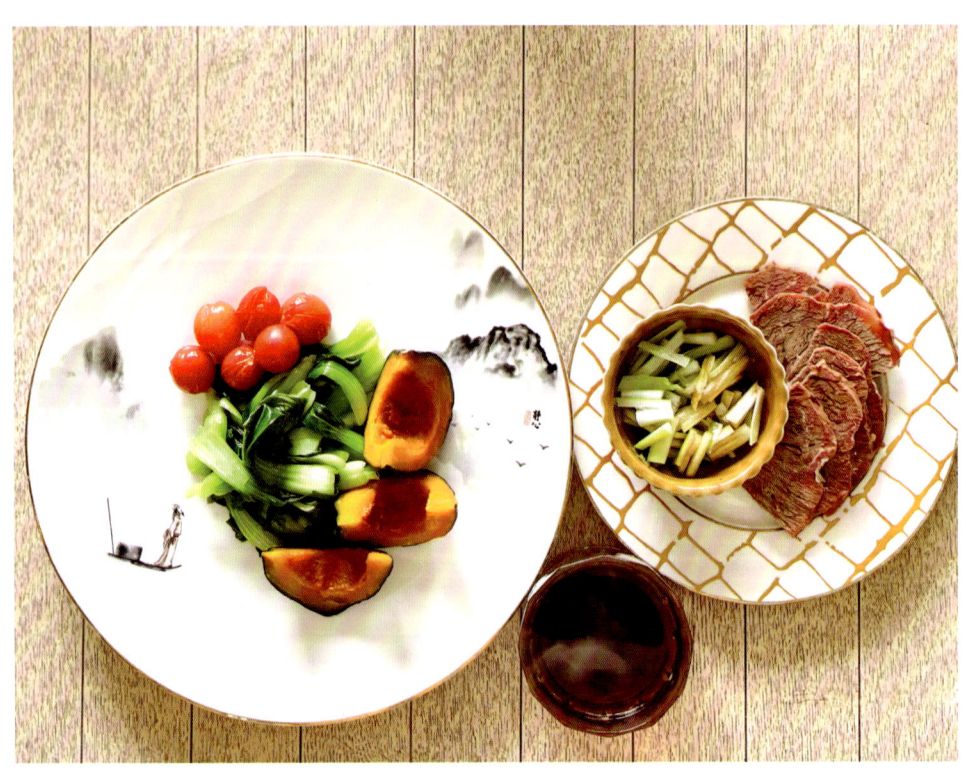

慢性胃炎患者常见的饮食误区

误区1：少食多餐

慢性胃炎患者并不一定需要少食多餐，定时定餐才更符合生理特征。如果反复多次进食，反复刺激胃酸分泌，反而不利于胃黏膜修复及胃功能的维护。

误区2：喝粥养胃

不少患者认为喝粥养胃，粥容易消化吸收，于是一日三餐均吃粥，没有粥时甚至用水泡饭或汤泡饭，其实这种习惯并不健康。早餐偶尔以粥作为主食是可以的，但长期以粥为主食，进食时缺少了食物在口腔中咀嚼消化的步骤，容易导致唾液淀粉酶无法有效地分解食物，粥直接进入胃内，稀释胃液。长期如此，反而会导致消化能力下降。

误区3：热姜暖胃

很多人饮用生姜水或红糖生姜汤，以暖胃驱寒。生姜能发散风寒，偶尔饮用姜汤可以暖胃、止呕，但并不适合长期饮用。因为生姜本身属于刺激性食物，慢性胃炎患者若大量饮用生姜水，会刺激胃黏膜，分泌过多胃酸，从而加重胃部不适的症状。

慢性胃炎标准餐盘 1

总能量 520 kcal			
碳水化合物	韭菜猪肉饺	100 g	180 kcal
蛋白质	炒鸡蛋	70 g	100 kcal
蔬菜	生菜	200 g	25 kcal
水果	圣女果	30 g	10 kcal
	鲜枣	50 g	60 kcal
坚果	核桃	30 g	80 kcal
饮品	牛奶	100 mL	65 kcal

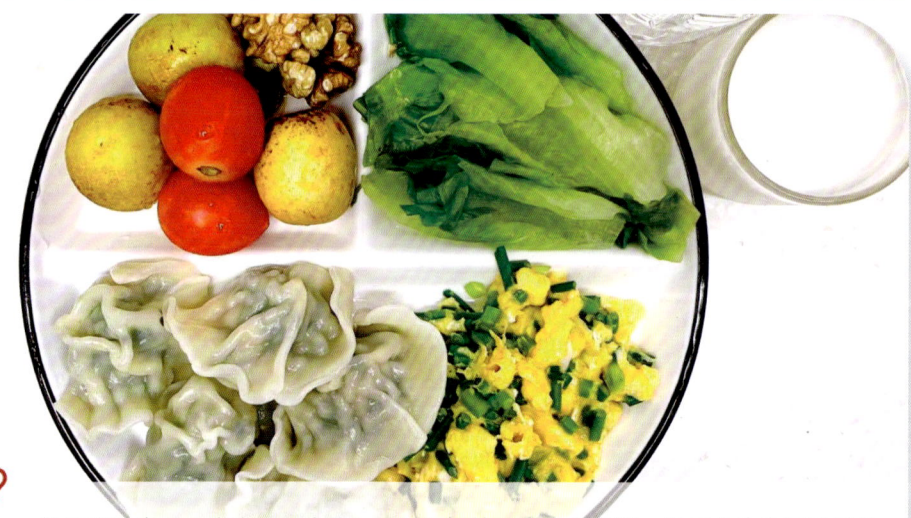

俗话说胃病"三分治,七分养",对于慢性胃炎患者来说,平日的饮食习惯是非常重要的。建议多食容易消化、富含蛋白质和纤维素的食物。韭菜猪肉饺作为该餐盘的主食,集蛋白质、碳水化合物及纤维素于一体,外皮由小麦粉制作,扮演了碳水化合物的角色,但不会像馒头等主食容易超标,其中的肉类作为优质蛋白质,已均匀剁烂,更利于慢性胃炎患者消化吸收,还有搭配的韭菜作为调味,是慢性胃炎患者早餐较优的选择。患者可以根据个人口味更换饺子馅的成分。

慢性胃炎标准餐盘 2

总能量 430 kcal			
碳水化合物	面包	60 g	180 kcal
蛋白质	鸡蛋	65 g	70 kcal
蔬菜	杭白菜	100 g	15 kcal
坚果	核桃	70 g	80 kcal
水果	猕猴桃	50 g	40 kcal
	柑橘	50 g	30 kcal
饮品	乌龙茶	100 mL	15 kcal

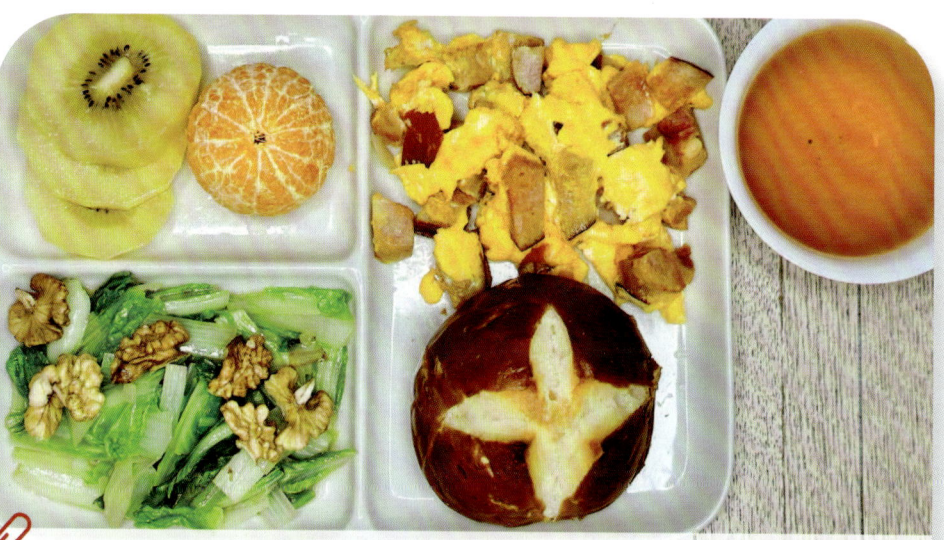

面包属于高热量食物，一个中等大的面包约 60 g，其热量大约为 180 kcal。每 60 g 面包中脂肪含量大约为 3 g，碳水化合物大约为 35 g，蛋白质大约为 5 g，适当进食一般不会影响体重。面包作为小麦制品，最大的优势在于易消化吸收，对于以消化不良为主要症状的慢性胃炎患者非常友好，但正因为它易消化吸收，所以人容易在短时间内感到饥饿，因此早餐还需搭配鸡蛋及蔬菜、水果类食物，既补充了维生素，又增加了饱腹感。

慢性胃炎标准餐盘 3

总能量 440 kcal			
碳水化合物	煎饼	100 g	180 kcal
蛋白质	牛奶	150 g	100 kcal
蔬菜	上海青	100 g	15 kcal
坚果	核桃	70 g	80 kcal
水果	橙子	100 g	50 kcal
饮品	乌龙茶	100 mL	15 kcal

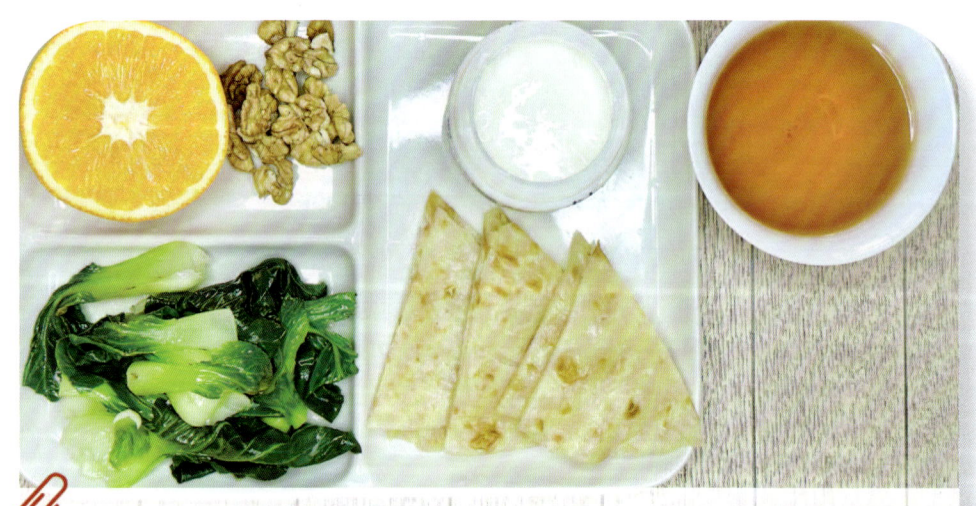

牛奶作为早餐最佳饮品备受喜爱。每 100 g 牛奶含有蛋白质 18 g，脂肪 52 g，碳水化合物 30 g，能为机体提供易吸收的蛋白质及钙元素。对于慢性胃炎患者，尤其是以酸分泌增多相关症状，如反酸、胃灼烧为主的患者，牛奶能起到中和胃酸、保护胃黏膜的作用。然而部分慢性胃炎患者可能同时存在肠道相关疾患，如合并乳糖不耐受、易腹泻或腹胀，该类患者应尽量避免采用牛奶作为早餐饮品，可换成酸奶。酸奶中含有益生菌，能有效改善肠功能紊乱相关症状。

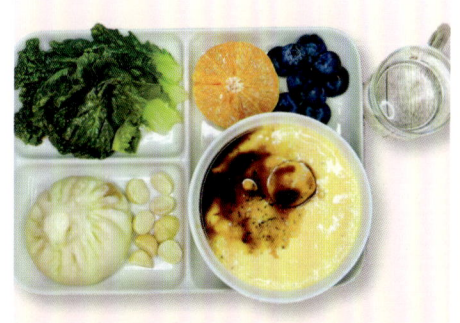
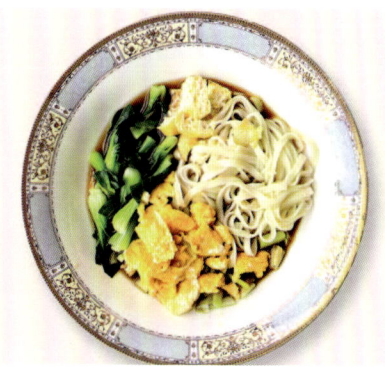

慢性胃炎标准餐盘早餐打卡 ☑

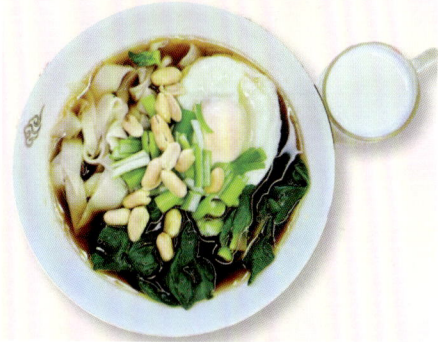
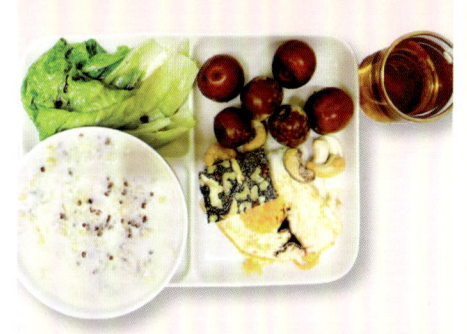
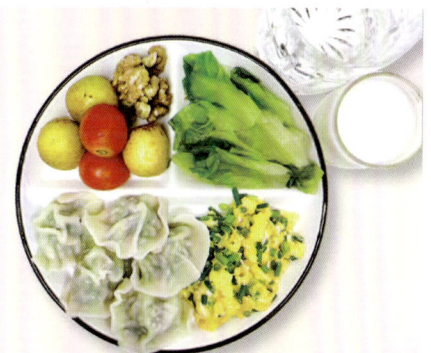
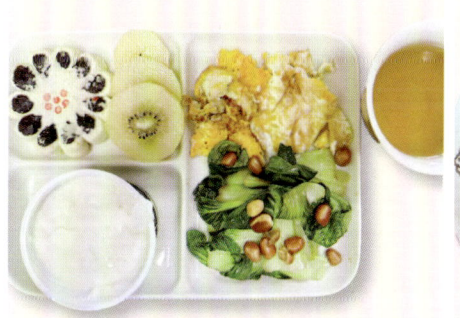
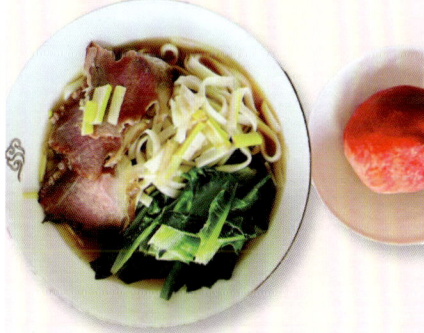

04

Part 4

关于餐盘，
我想说的是

优质蛋白怎么补

为了补充蛋白质,每天吃 10 个鸡蛋

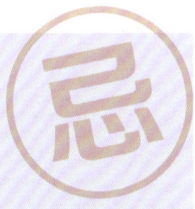

鸡蛋虽含有优质蛋白,但摄入过多,会伴随较多的胆固醇摄入,长期下来会危害心血管健康。

我们经常说,单一的食物不能满足人体所需的各种营养素,因此提倡食物多样化。

正确做法是,动物蛋白和植物蛋白搭配食用、相互补充,更有利于提高整体膳食中蛋白质的营养价值。

补充蛋白质,吃蛋白粉更有效

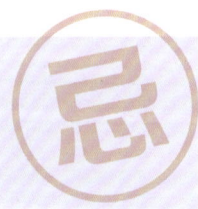

所谓蛋白粉,一般是采用提纯的大豆蛋白(或酪蛋白,或乳清蛋白,或这几种蛋白的组合体)构成的粉剂,它主要是为疾病状态下或特定生理阶段的个体补充蛋白质。

对于健康人而言,均衡的饮食完全可以满足人体对蛋白质的需要,没有必要通过蛋白粉来补充。

健身人士可在平常饮食的基础上多吃 50～100 g 瘦肉和 1～2 个鸡蛋。若想补充蛋白粉,须在医师或营养师的指导下服用,切不可为了增肌而盲目补充。

标准餐盘的可行性

掌握了标准餐盘的基础知识,在准备食材的时候就会兼顾各种营养成分,也能够根据季节、地区、个人体质及所处状态进行调整。其实,从购买食品开始,坚持标准餐盘的原则,可行性就很强了。下图是一次从超市中购买的食品,可供参考。

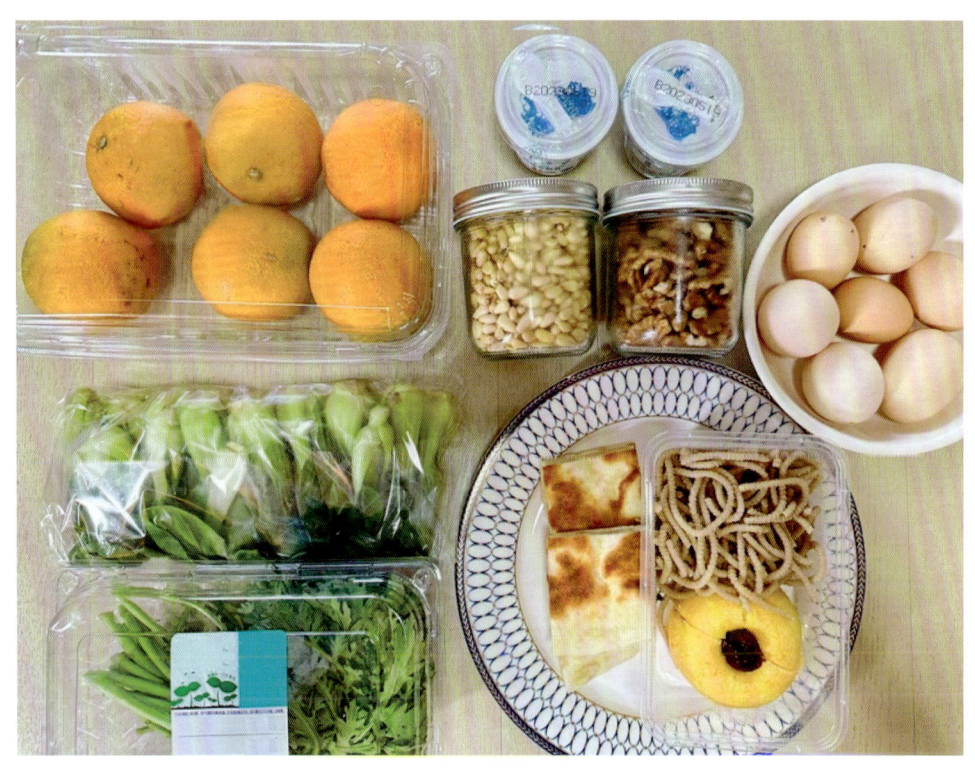

常见饮食的误区

◆ 水果越甜，糖分越高

水果是深受人们喜爱的食物，口味酸甜，还含有丰富的维生素和水分。很多人说，水果越甜，葡萄糖含量越高。显然，这种说法是错的。我们平常吃的百香果是酸酸的，但实际上它含糖量很高。夏天我们最喜爱的水果——西瓜，它很甜，也有很多水分，但它的含糖量不高。水果的甜度和本身含糖量没有直接联系，部分水果自身含糖量就比较低，部分水果含有大量的水分，稀释了果汁中的糖分含量。另外，如橙、苹果等水果的膳食纤维含量高，可以减缓糖分的吸收和消化过程。

◆ 糖尿病患者不能吃水果

经常听糖尿病患者讨论，患有糖尿病不能吃水果，不然血糖越来越高。那么，糖尿病患者可以吃水果吗？其实，糖尿病患者不能吃水果是不正确的，因为水果中含有膳食纤维、维生素等物质，对糖尿病患者是有益的。水果中的糖分有葡萄糖、果糖和蔗糖，其中葡萄糖是最基本的单糖，能够迅速被吸收并转化为能量，从而快速升高血糖水平；果糖需要在肝脏中进行代谢，不需要胰岛素参与；蔗糖是由葡萄糖和果糖组成的二糖，它需要被肠道内的酶分解成单糖才能被吸收。因此，果糖、蔗糖的升血糖速度相对较慢。再者，水果中含糖量多寡不一，糖尿病患者可以视自身血糖情况，选择葡萄糖含量较低的水果，如西瓜、橙、桃、枇杷等。

◆不吃早餐，只需要午餐和晚餐吃饱就行

有些人因为时间紧张或想要减肥而不吃早餐，这是一个不良的习惯。早餐是一天中最重要的一餐，不吃早餐可能会带来一些不利的影响。①降低能量水平。早餐是为身体提供能量的重要来源。如果不吃早餐，你可能会在上午感到疲倦和乏力，影响工作和学习效率。②影响专注力和注意力。吃早餐有助于提高大脑的功能，改善专注力、注意力和记忆力。如果没有吃早餐，你可能会感到迟钝和难以集中注意力。③导致过度进食。不吃早餐会导致你在午餐或晚餐时感到非常饥饿，进而可能过度进食。这可能影响你的体重管理和健康。④影响代谢率。不吃早餐会降低早上的代谢率，吃早餐可以激活代谢，并帮助身体更有效地消化和吸收食物中的营养物质。

◆只吃单一类型的食物

有些人可能只吃一种食物，如只吃面包或水果。一个健康的早餐应该包含蛋白质、脂肪、碳水化合物和膳食纤维。多样性的早餐能够提供更多的营养素。

饺子、包子、粽子之类的包裹食物总体算碳水化合物类，其能量较高，容易被当作营养均衡的食物，馅料的制作往往多油、多盐或多糖，饺子、包子肉馅中也是肥肉较多。糖尿病为例，一份正餐主食的量是 5 个左右的饺子，这个也是颠覆大家的认知的。

◆不渴不喝水

国内曾经做过相关调查，结果显示约有 70% 接受调查的人员觉得渴了才喝水。但实际上口渴是身体发出的信号，表明这时候身体已经处于脱水的状态。如果我们等口渴了再喝水，可能会导致身体缺水，影响身体的代谢和健康。一般来说，成人每日饮水量应该在 1.5～2 L，但这也取决于个人情况。我们应该经常喝水，保持身体水分的平衡状态，帮助身体代谢废物和维持身体正常的功能。

◆ 早餐只吃蛋白质

很多白领因为工作繁忙，嫌做早餐太麻烦，就在上班路上买个鸡蛋加牛奶或者豆浆加鸡蛋简单应付。研究表明，牛奶加鸡蛋并不是完美的早餐选择，尽管牛奶和鸡蛋中都含有丰富的蛋白质，但是其碳水化合物的含量极少，而碳水化合物恰恰是提供能量的主要物质，单纯只吃蛋白质，会导致碳水化合物供应不足，身体动用蛋白质提供能量，人很快就会感到饥饿，并且牛奶和鸡蛋中的营养成分也不易被充分吸收，造成浪费。

◆ 没有咸味的食物就不含盐

咸味只是盐的一种呈现方式，而盐分则是指任何含有钠的化合物。许多加工食品、罐装食品和快餐食品中有高含量的钠，但并不一定有明显的咸味，因此如果只关注咸味的话，可能会忽略很多高盐的食物。为了降低钠的摄入量，最好选择新鲜、自制食品，少食加工食品，并适量使用低钠盐或者其他调味品调节口味。同时，多食用富含钾、镁等矿物质的食品，如蔬菜、水果、坚果和全谷类食品，这样也有助于平衡体内的电解质，保持健康。

◆ 只吃水果，不吃蔬菜

很多人认为水果汁水丰富，味道鲜美，营养比样貌平平的蔬菜更丰富，更有的人用水果代替蔬菜。其实正好相反，蔬菜中的维生素及矿物质要比水果更丰富。水果和蔬菜的营养成分和价值不同，水果富含维生素C、钾、镁等，蔬菜富含维生素C、胡萝卜素、钾、镁和叶酸等，而且蔬菜（深色蔬菜）的维生素、矿物质、膳食纤维和植物化学物质的含量远高于水果，种类也比水果多，因此水果不能代替蔬菜。

◆ 主食只吃粗粮，主食吃得越少越好

很多人认为现在比较推荐的饮食是多吃粗粮、少吃碳水，但事实上这是一个常见的饮食误区。首先，长期大量吃粗粮，会增加胃肠道负担；其次，碳水化合物是人体重要的营养物质之一，可提供能量并维持身体正常运转，如果长期不吃碳水化合物，会导致疲劳、体重下降、肌肉流失和营养不良等问题，不利于身体健康。

> 由于工作原因，健康宣教我，想做的是大家能看得懂、接地气的健康宣教，过程中也在不断地总结和反思。

先是从思想意识上对营养早餐的认识不断深化。最早的营养早餐工作是从照顾术后恢复的家人开始的，自发地晨起熬粥、炒青菜、蒸鸡蛋，准备新鲜水果，剥核桃，姐姐忙得不亦乐乎，我在一边旁观，觉得好复杂，但也认同这样的早餐营养均衡、新鲜可口。自己外出进修后，工作生活相对简单和规律，每日自己准备早餐。为了照顾好自己和长身体的小朋友，我认真地学习了营养搭配，并坚持了下来。

在这个过程中，总是有家人、同事和好友关切地问，这么复杂，能坚持吗，有必要吗？有趣的是，朋友圈中很多不算熟识的朋友和患者积极性反而更高，并常常跟图。

在不同时期做了不同反思，与大家共勉。

反思一：从思想意识和科学认知上接受这件事是整个过程的关键。

多数慢性疾病早期无症状，很多人年轻时或到中年的时候并未意识到未来5～10年患高危因素疾病（高血压、冠心病、糖尿病、肿瘤等）的概率并不低，但等疾病已经找上门的时候再进行管理和治疗，往往效果不佳或者已显得稍迟。随着逐渐衰老，人体器官功能的下降和老化是不争的事实，减慢器官功能下降和老化的速度或者使器官功能保持在较好的水平是防治慢性疾病的关键。当疾病发展到了中晚期，医生也没有太好的办法，只能吃药和不断地往返医院。我的营养早餐开始于家人患病，加固于工作和自我健康需求，您的营养早餐应该开始于对健康管理的正确认识。人都会变老、生病，怎样让这个过程延缓，使损失变得最小，一顿营养均衡的早餐是妙招之一。

反思二：不能坚持也是难题。

一时兴起吃个这样的早餐不是问题，天天如是、年年如是很难，这也是大多数还处在中年忙碌期的人无法做到的。在这一点上，已经进入老年，注重饮食健康和科学运动的朋友们做得不错。不能坚持源于对慢性疾病的认识不足，也源于多数人认为得某种疾病的这个"球"不一定会砸到自己头上，但是真砸了，才觉得疼。其实，坚持标准餐盘也不是乏味枯燥或者一成不变的，餐盘的内容可变，只要保证营养均衡、热量不超标的大原则就好。偶尔放松吃一餐自己喜欢的重口味也可以，生活的乐趣也要兼顾，简单易行才能长久执行，而不是只靠所谓的坚持。

分享心路历程，希望您从中受益，掌握更多的营养知识，找到适合自己的餐盘模式并保持生活乐趣。

个体化均衡饮食和科学运动才能持之以恒

健康宣教，我做了多年，一直信心满满，但途中也遇到过瓶颈。随着年龄增长，很多人都有体力下降、各种疼痛等亚健康症状表现，开始怀疑坚持健康生活方式的意义和效果。但如果生活方式不健康，体能可能比现在更差，或许已经疾病缠身。因此，慢性疾病患者还需结合自身条件，饮食不必过于严苛死板，运动也不必操之过急。好的效果也要 10～20 年后才能很好地体现。下面举几个反面例子供大家参考。

多年前收治过一例 26 岁男性原发性高血压患者，至今令我印象深刻。患者体形稍胖，是长期夜班工人，12 岁开始打电子游戏，高血压三级，经外院及我院多项检查后，综合考虑原发性高血压（也就是大家最常见的普通型高血压），且已合并高血压心脏病，心肌肥厚明显，心力衰竭，有高脂血症。但在住院期间，医生查房时患者仍抱着电脑不放，经常见到患者满脸通红地在打电子游戏，即时测血压 200/120 mmHg（已经给予降压治疗）。患者依从性差，且对疾病的理解程度也差，非常希望可以通过某种手术一次性治好疾病，但这显然是不能的，即使能换一颗好的心脏，如果不改变生活方式，这颗好心脏在患者的新土壤中可能仍然难以避免心肌肥厚/心衰的结局。

另一位患者的情况也比较典型，46 岁男性，职业原因每周 5～6 次晚上外出就餐且饮酒，因突发一侧肢体乏力，外院诊断脑梗死（亚急性期）来诊。经详细检查，排除继发性高血压，诊断为原发性高血压、高血压心脏病、心房颤动，心力衰竭，脑梗死亚急性期，高脂血症。本例患者为典型的长期过量饮食、饮酒、熬夜、不运动（不健康生活方式的典型）导致的代谢综合征且发生了脑梗死的靶器官病变，需长期服用多种药物，且再中风的风险非常高。

以上两例患者都拥有年轻或者相对年轻的外表，但心脏已经相当于 60 岁及以上的功能程度，甚至很多老年人的心脏功能比他们好许多。他们未来脑卒中、心肌梗死、心脏功能衰竭、肾衰竭等的风险比普通人高很多倍，我们应引以为戒。

那么，不同生活方式的一家人又是怎样呢？反差明显，这是我第一次见到这对夫妇时的强烈感受。

一位先生是刚退休的建筑工程师，因高血压肾病需透析治疗，其一日三餐食量是常人的3倍，体重严重超标。形成鲜明对比的是他的太太，这位55岁的女性走进病房的一瞬间，令人感到惊艳，身穿无袖健身衣，一身肌肉，体质量指数是超级理想的 $21\ kg/m^2$。询问家族史，原来太太的母亲有糖尿病，为了避免自己也患上糖尿病，太太很早就开始进行健康管理。同是一家人，生活方式的反差如此明显，也值得我们深思。

现代生活方式节奏快，压力大，容易导致心脑血管相关慢性疾病的发生。在日常生活中坚持规律作息、均衡营养的饮食习惯、适当运动等是十分必要且有益的。说者易，做者难，持之以恒更加难，希望你我共勉。

经过短期休息、减轻工作及生活压力的调整，本人的亚健康状态也有所好转。

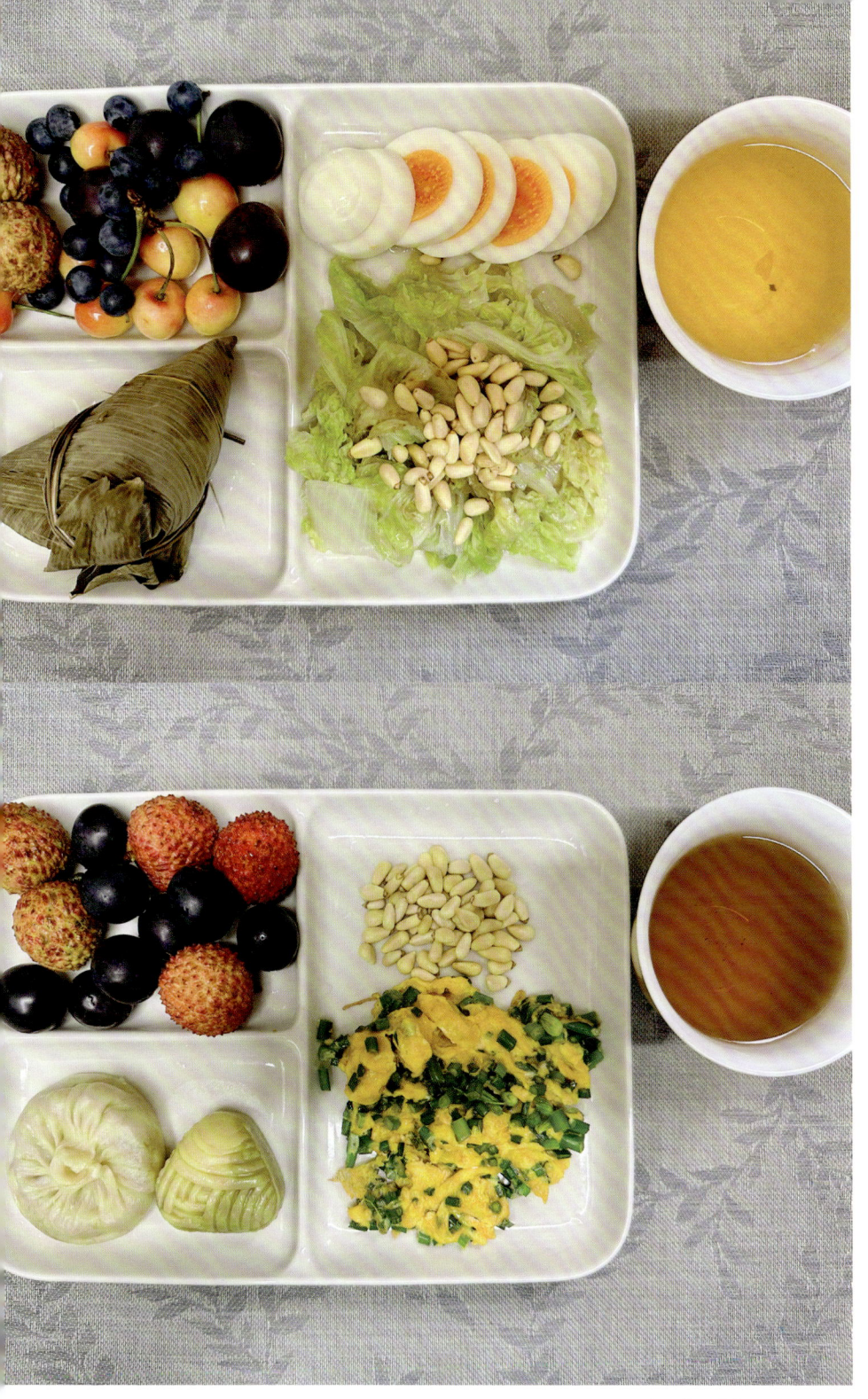

节日 标准餐盘早餐

端午节 / 标准餐盘

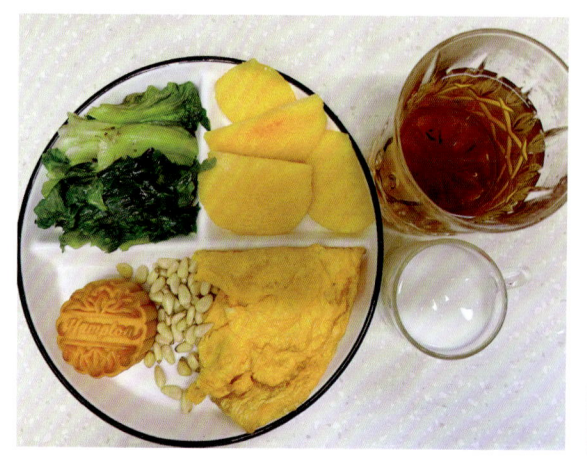
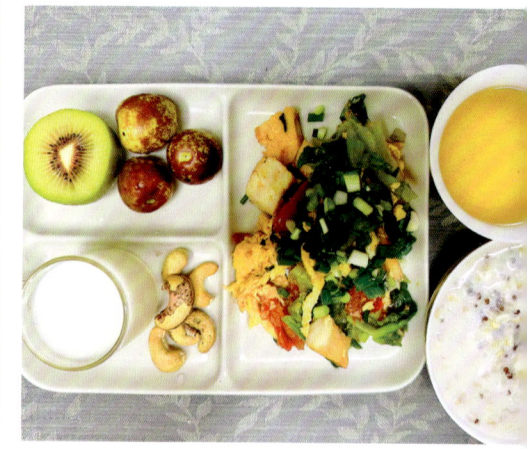

暑假旅行 / 标准餐盘

中秋节 / 标准餐盘

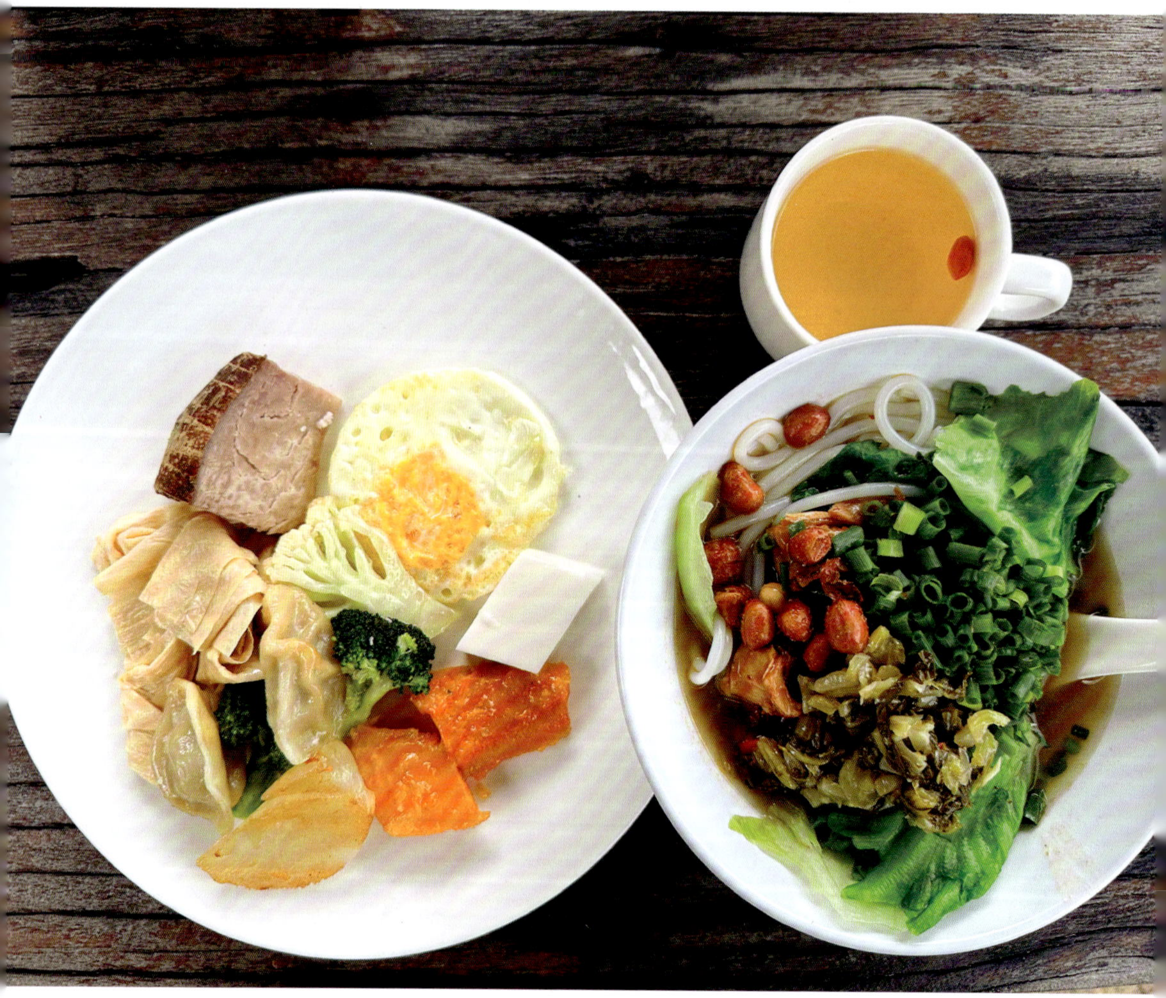

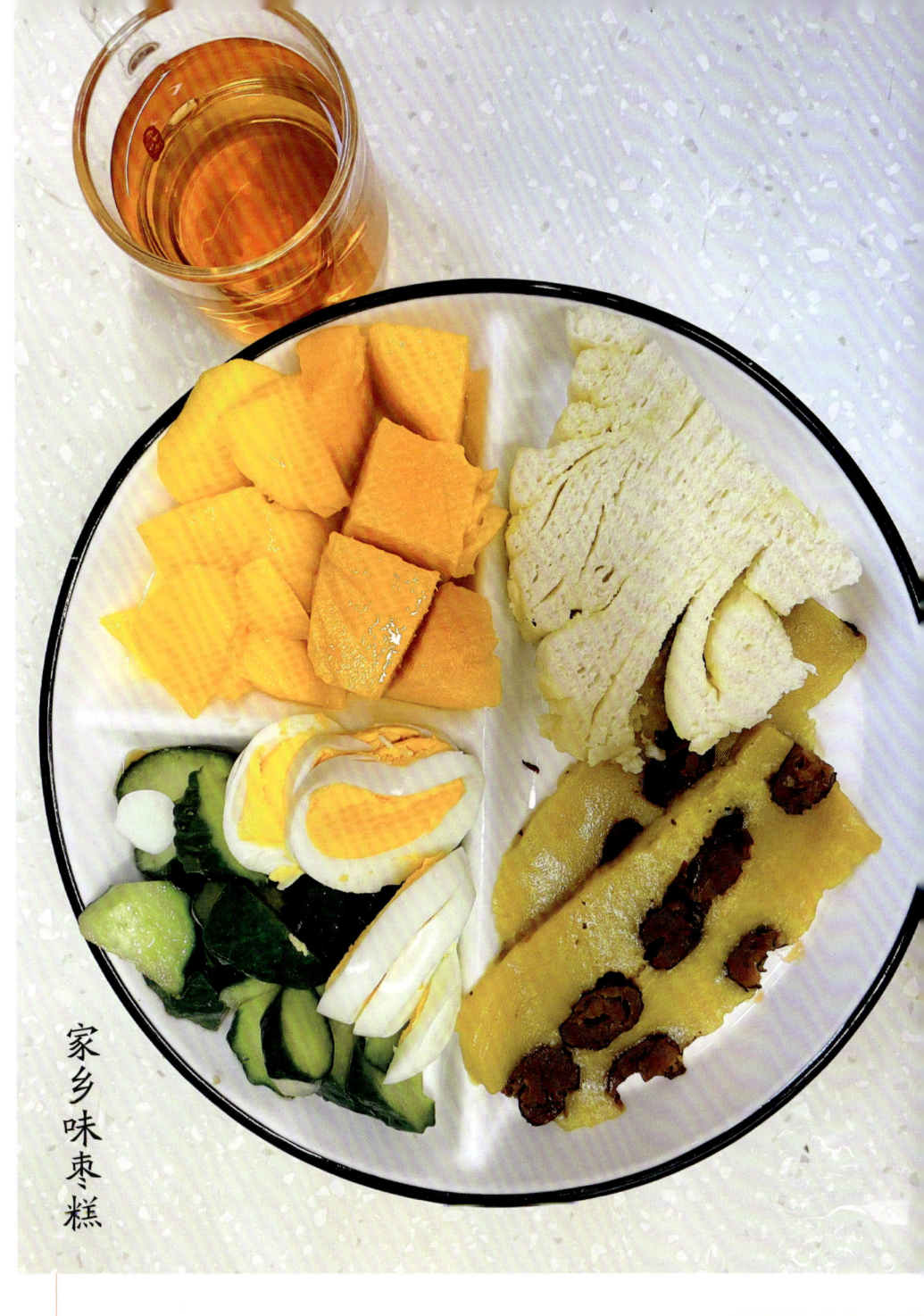

家乡味枣糕

注：高能量应季食物可在早餐吃

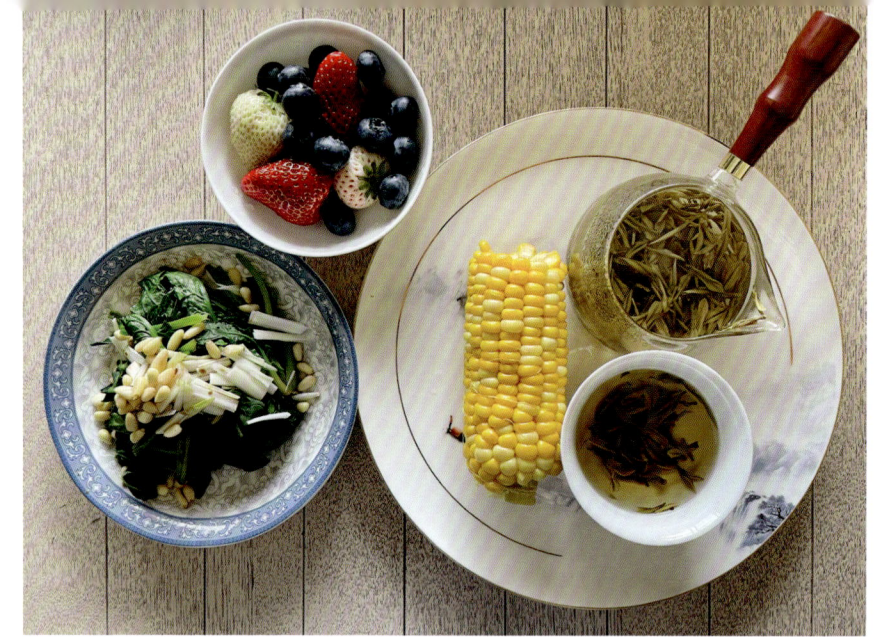

减脂晚餐

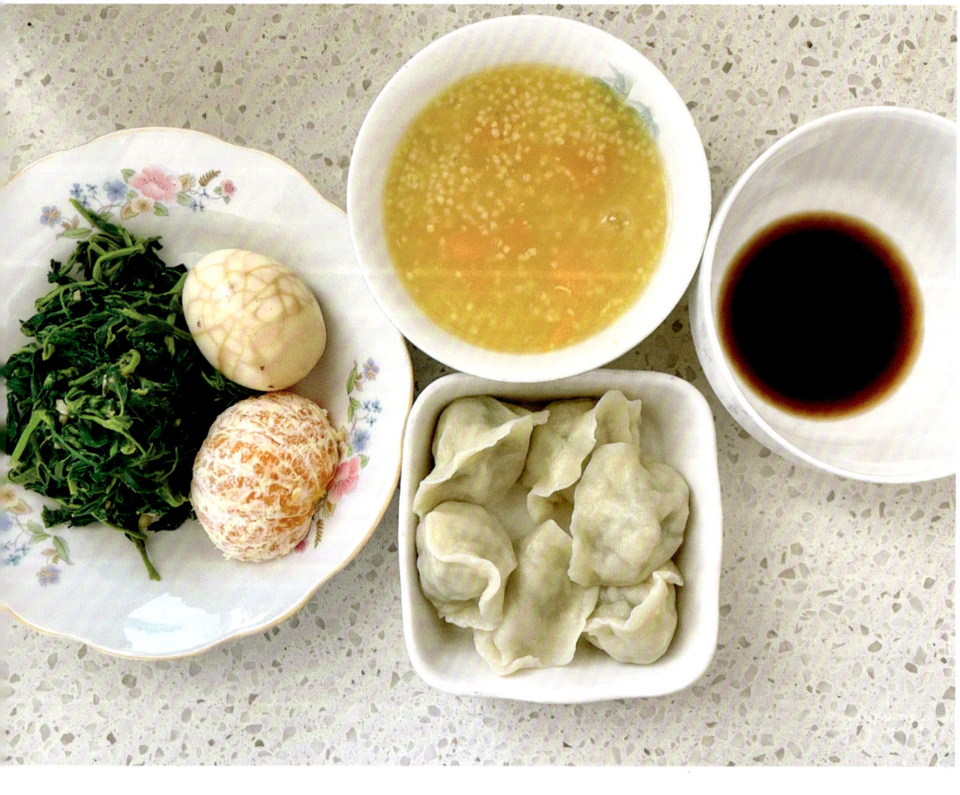

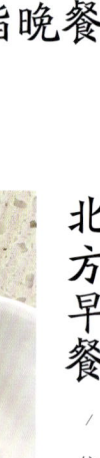

北方早餐 / 饺子不超过6个

宽松的标准餐盘

减脂晚餐 / 如果喜欢粥,推荐小米粥

三人份

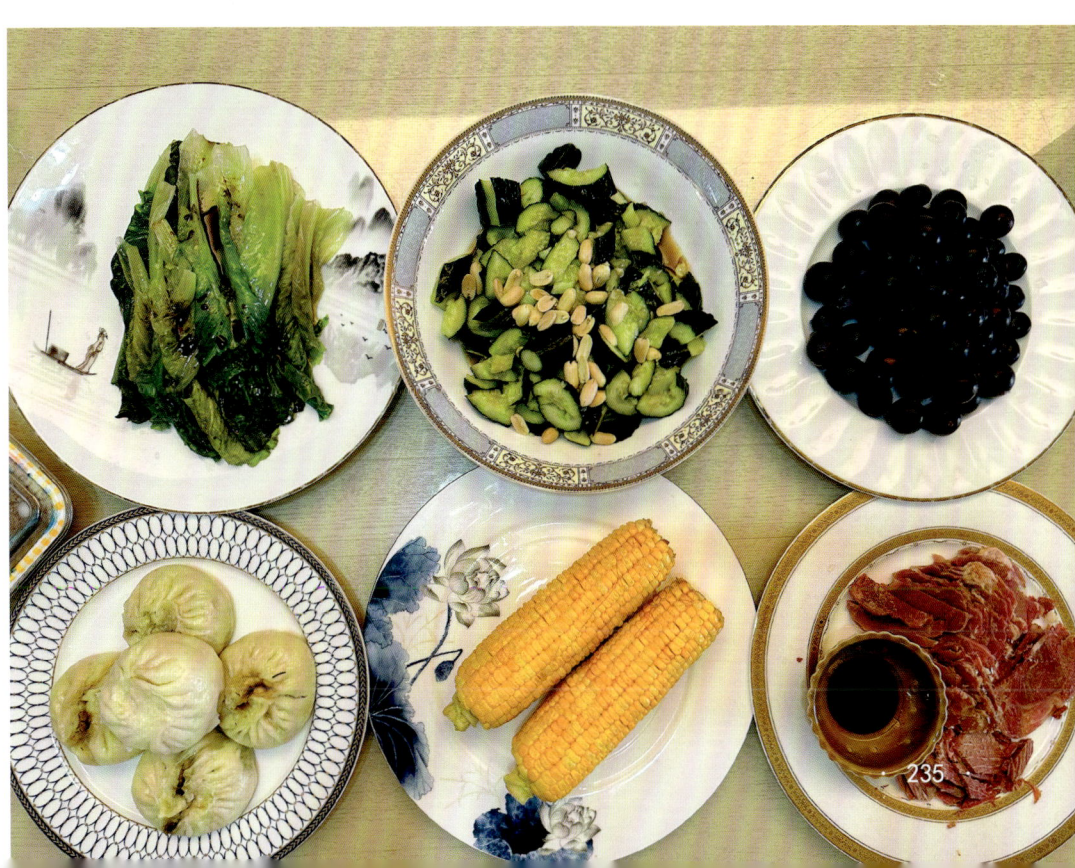

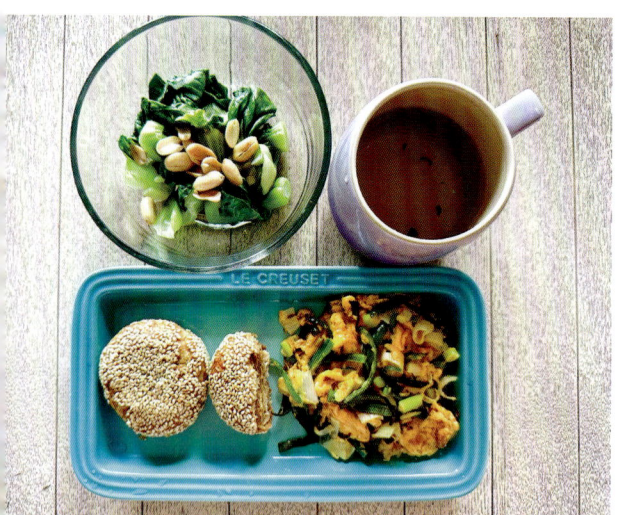

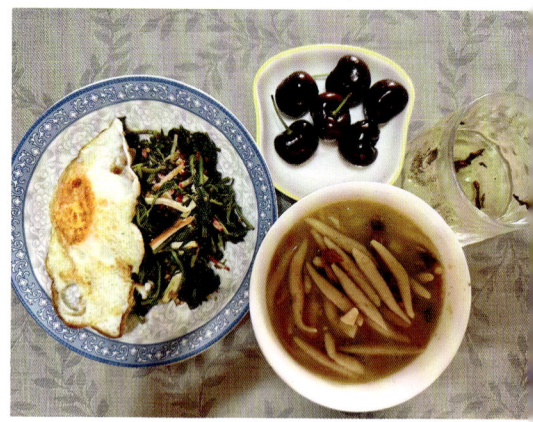

外带 / 粗粮

换个盘子

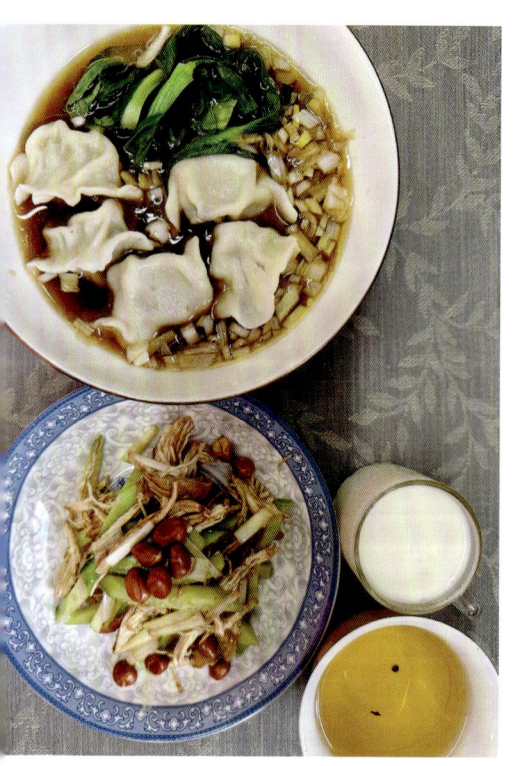

宽松的餐盘 / 饺子不超过5个

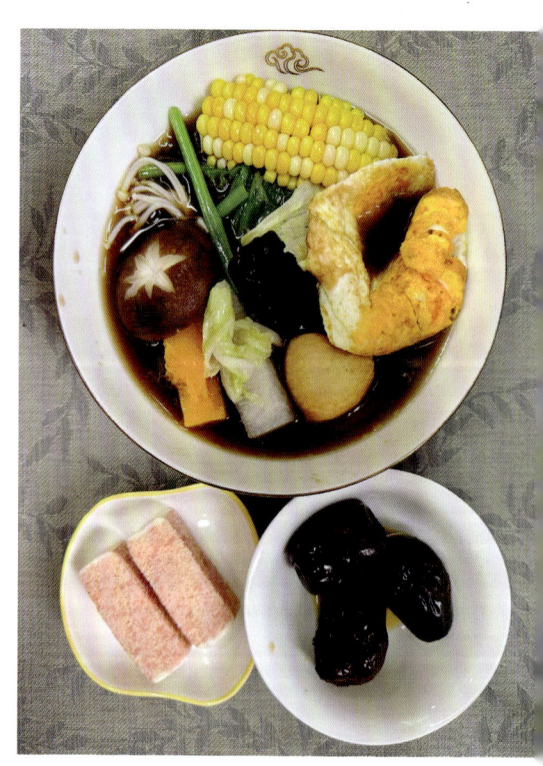

外带 / 杂菜

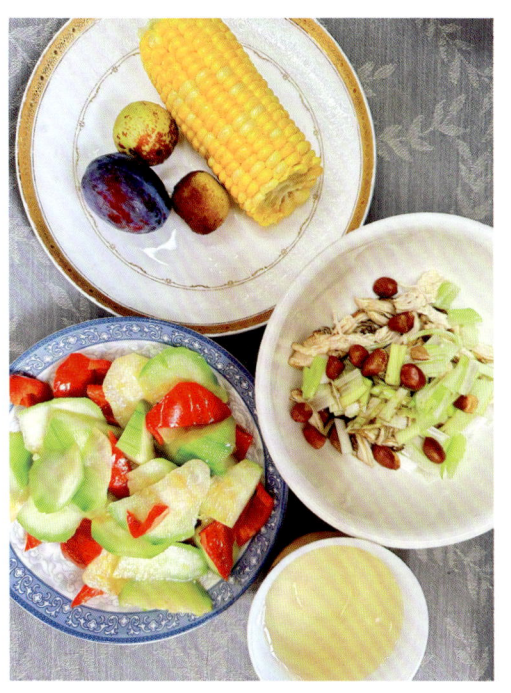

宽松的餐盘 / 粗粮和杂菜

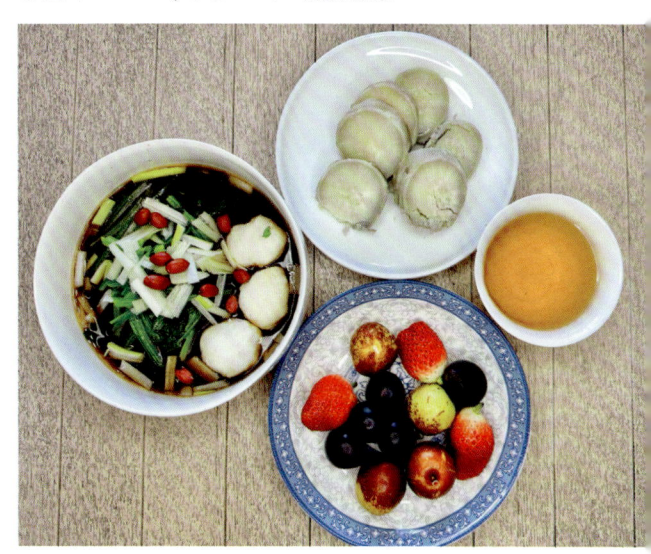

减脂三宝 / 杂菜、玉米、鸡胸肉

杂菜

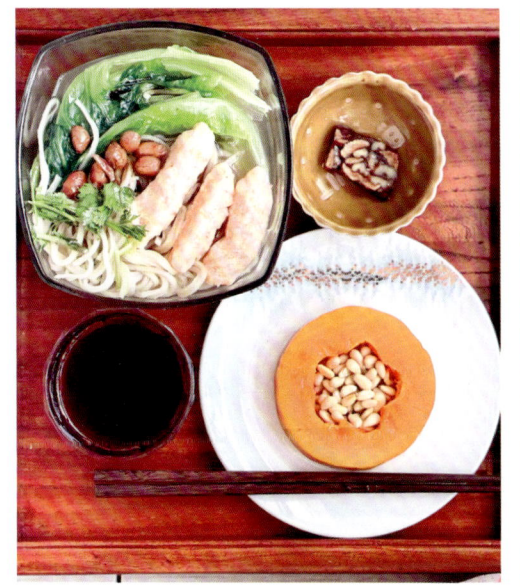

生菜、虾枣、中式面条

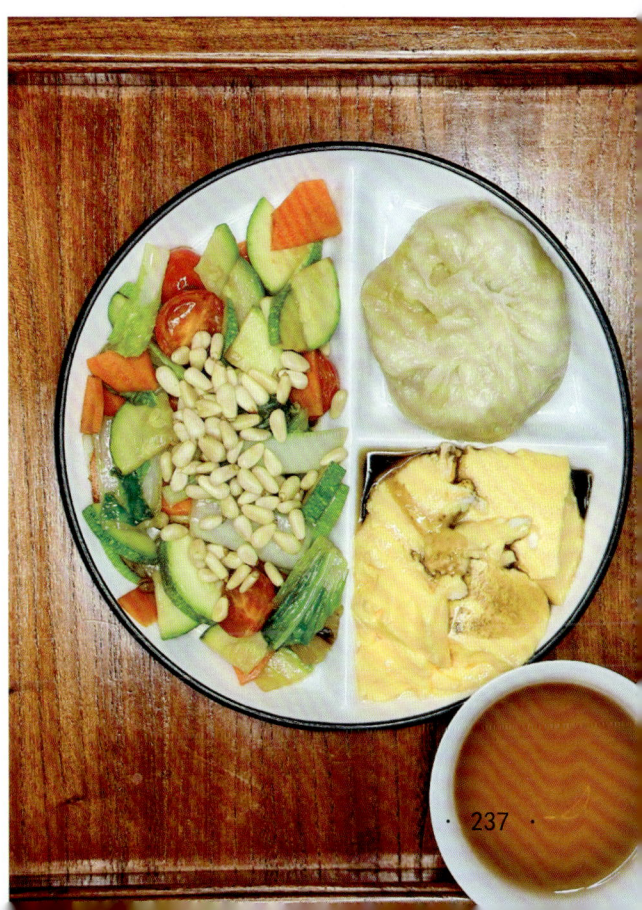

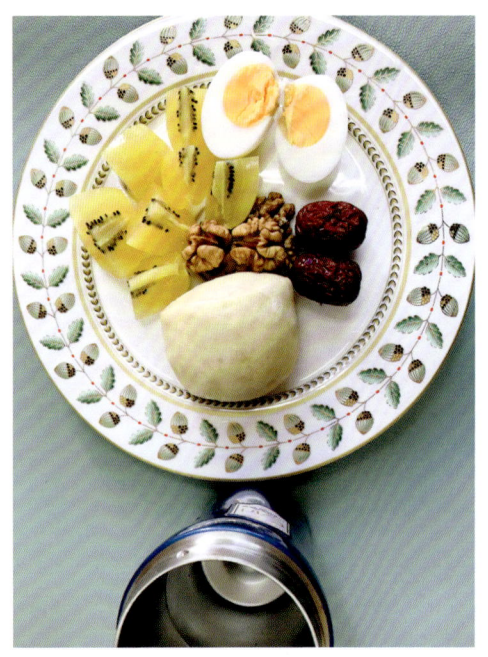
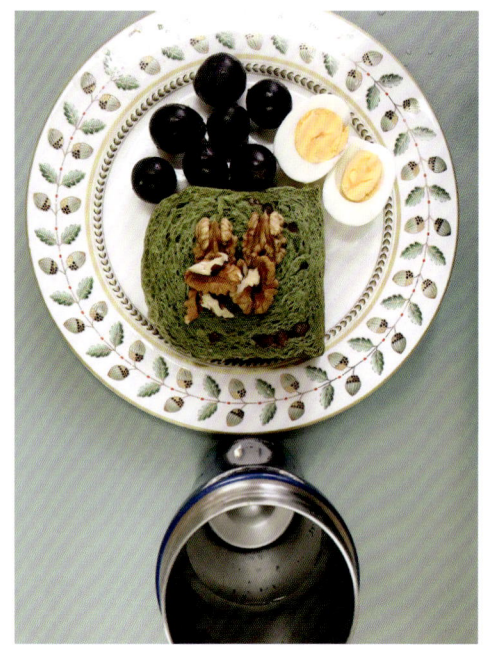
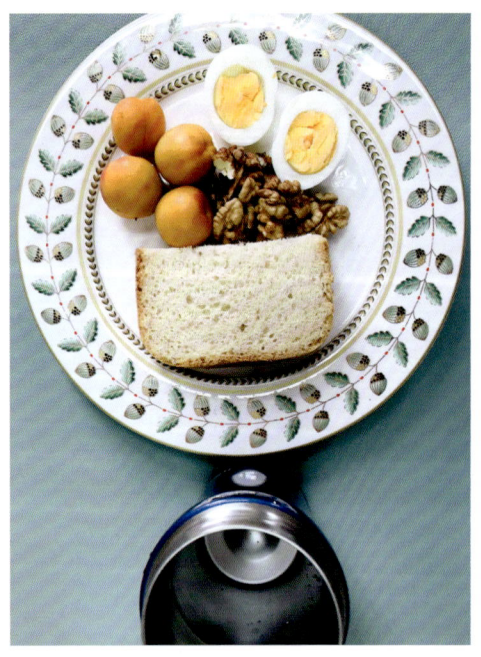
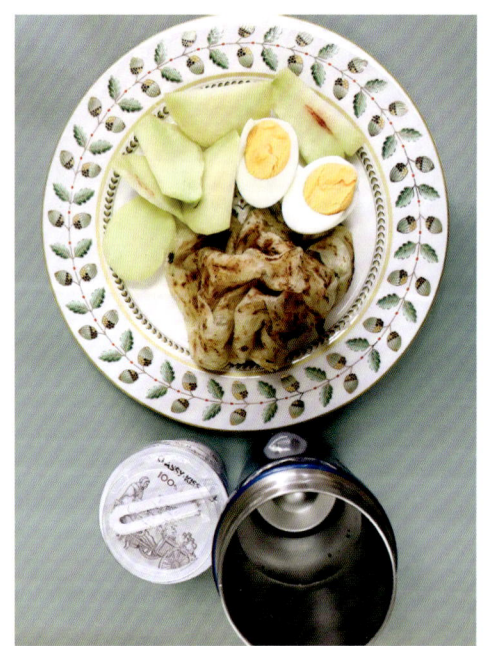

外带版

标准餐盘早餐

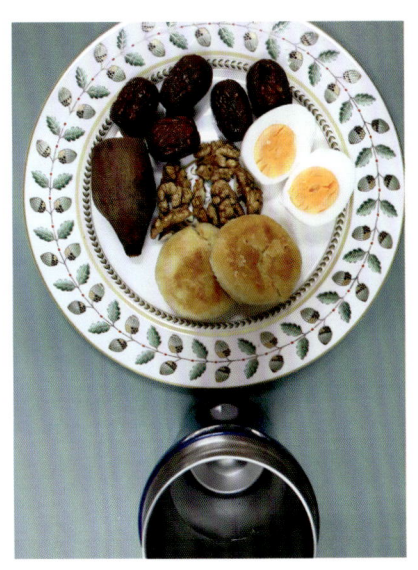
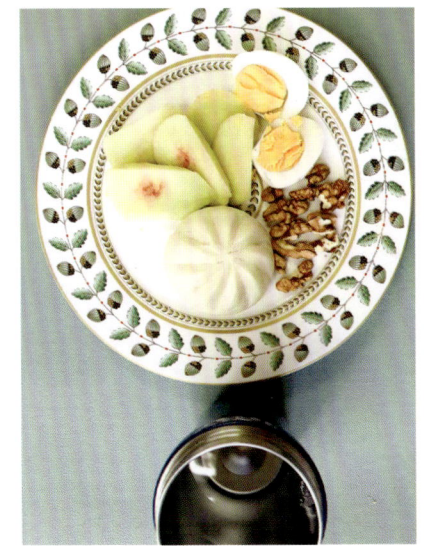
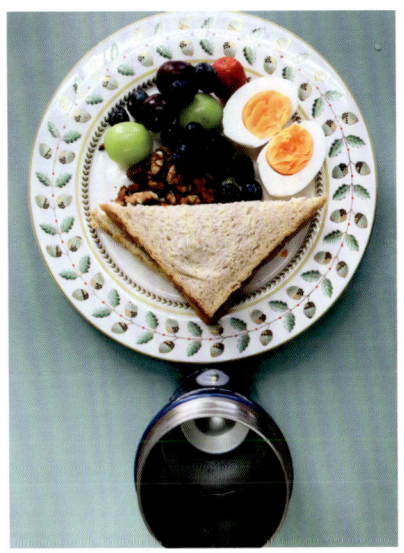
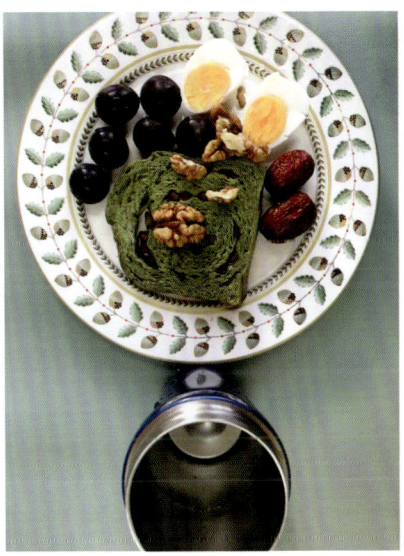

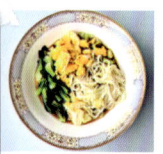

食物集成图

显示进阶过程

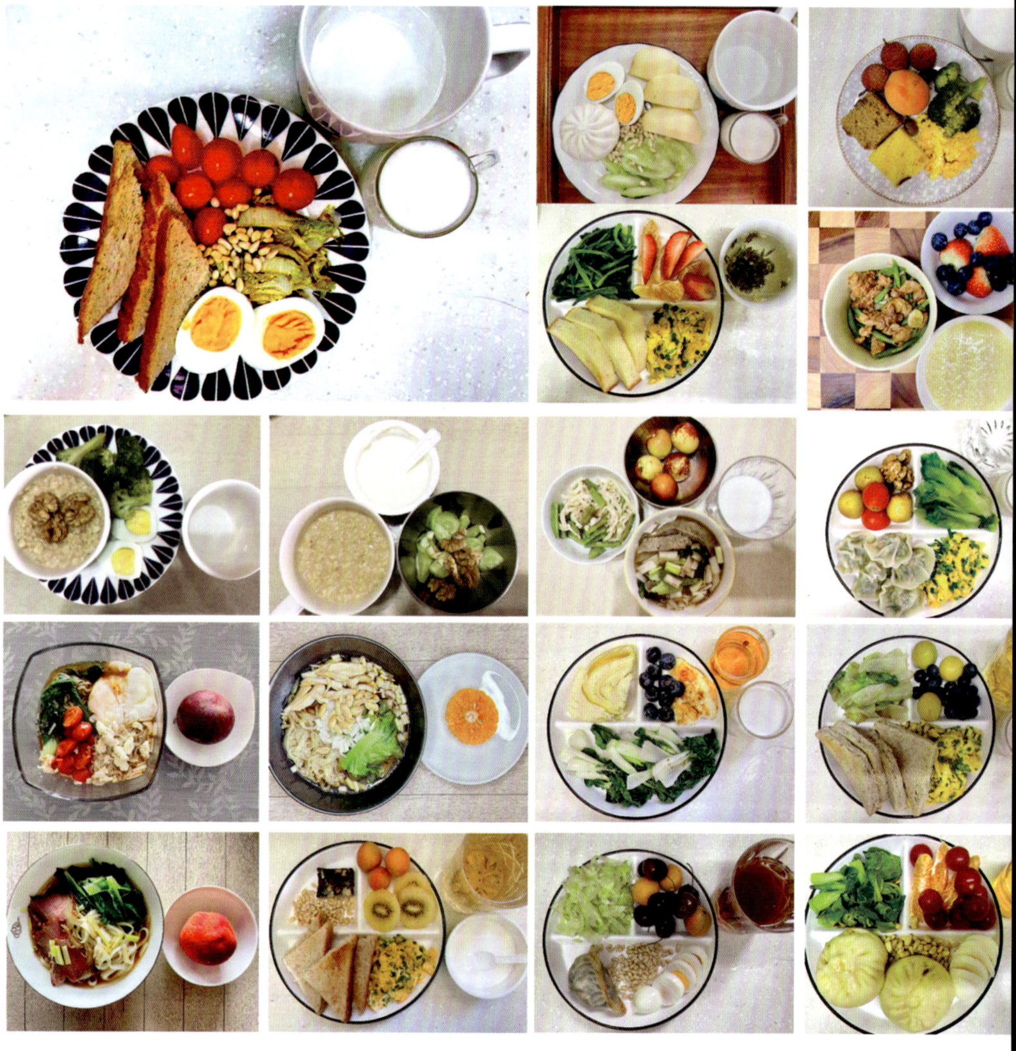

早期的标准餐盘图,曾经为了糖尿病患者专门吃了麦片、花椰菜、水煮鸡蛋的组合早餐,真心不太好吃,就让患者这样吃吗?人生乐趣何在?

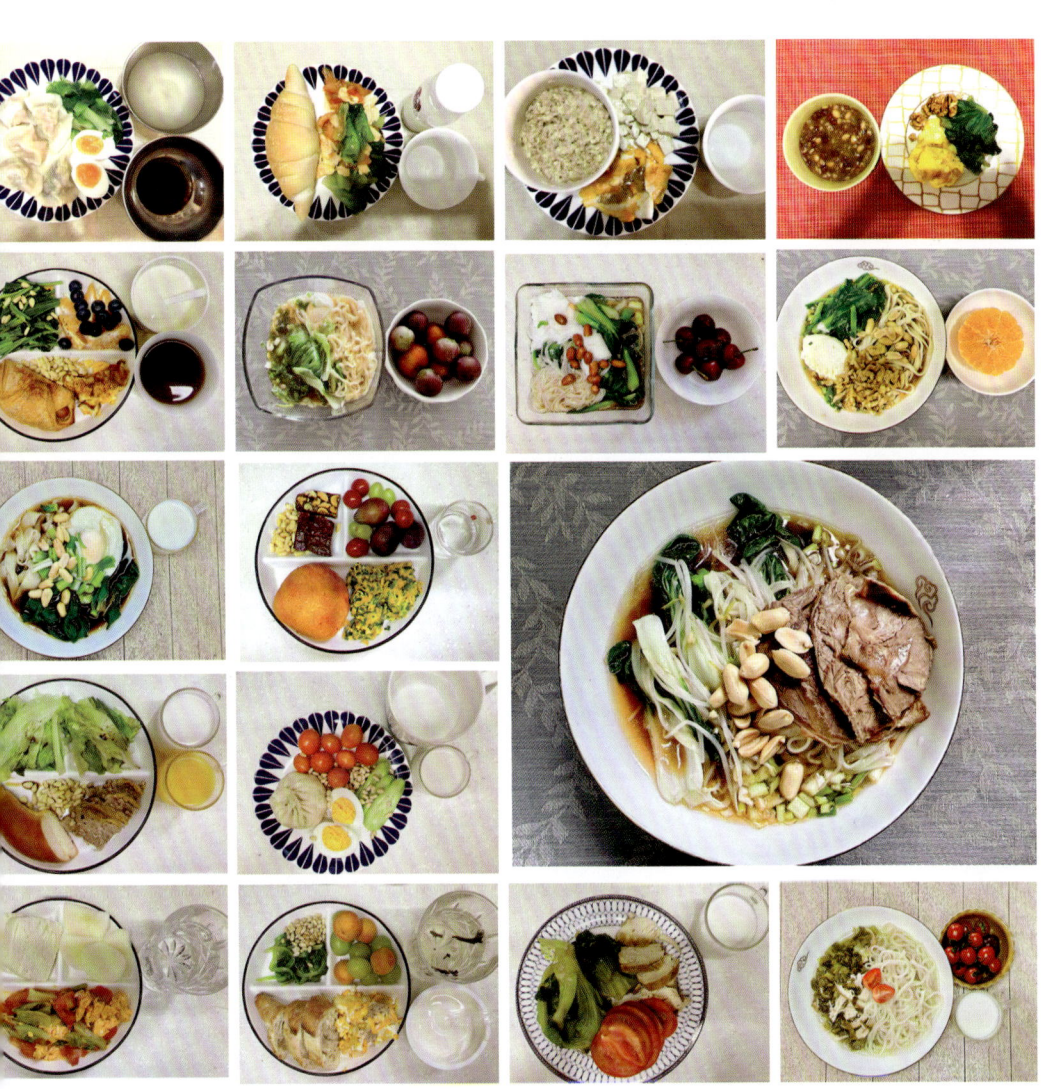

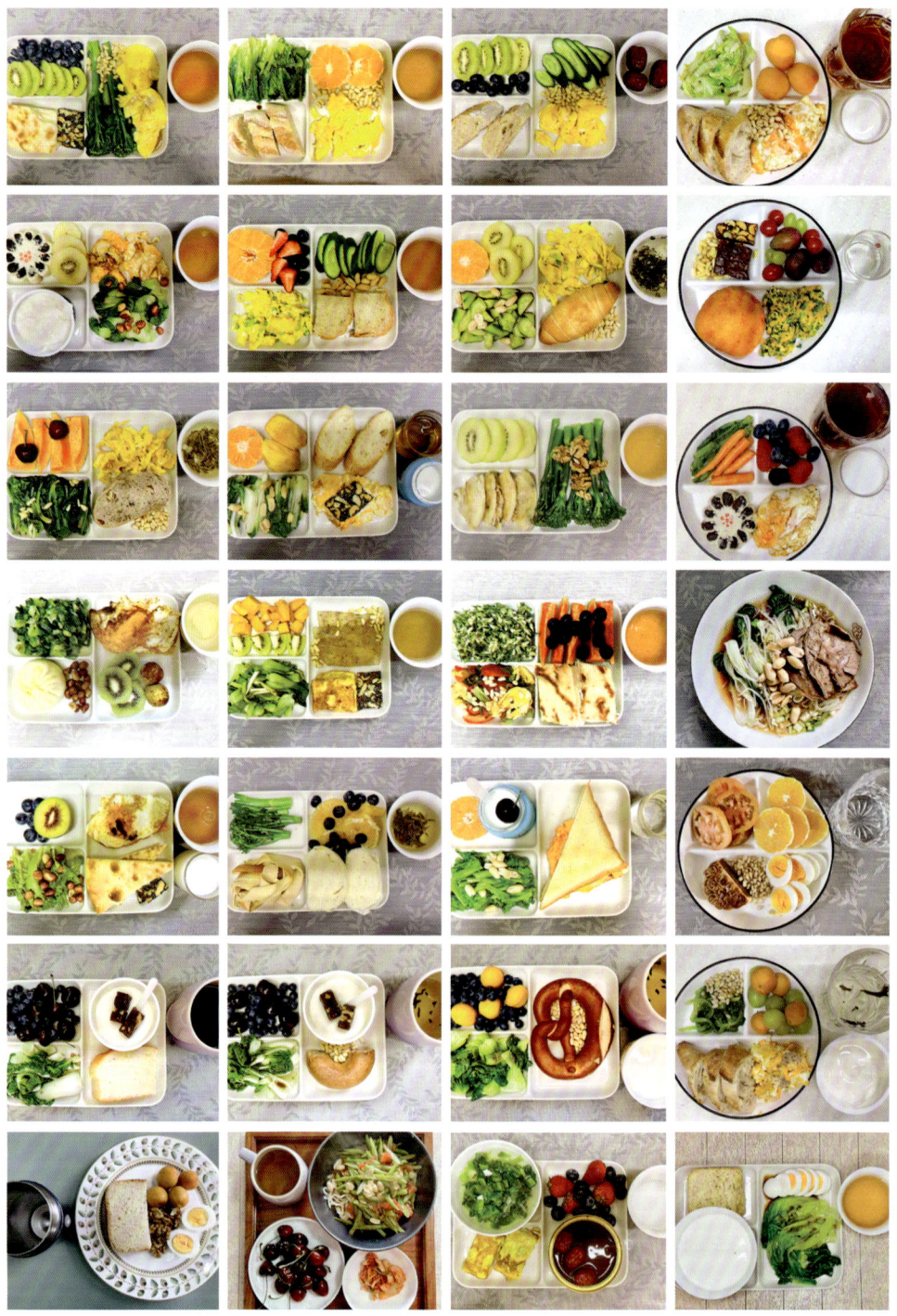

· 242 ·

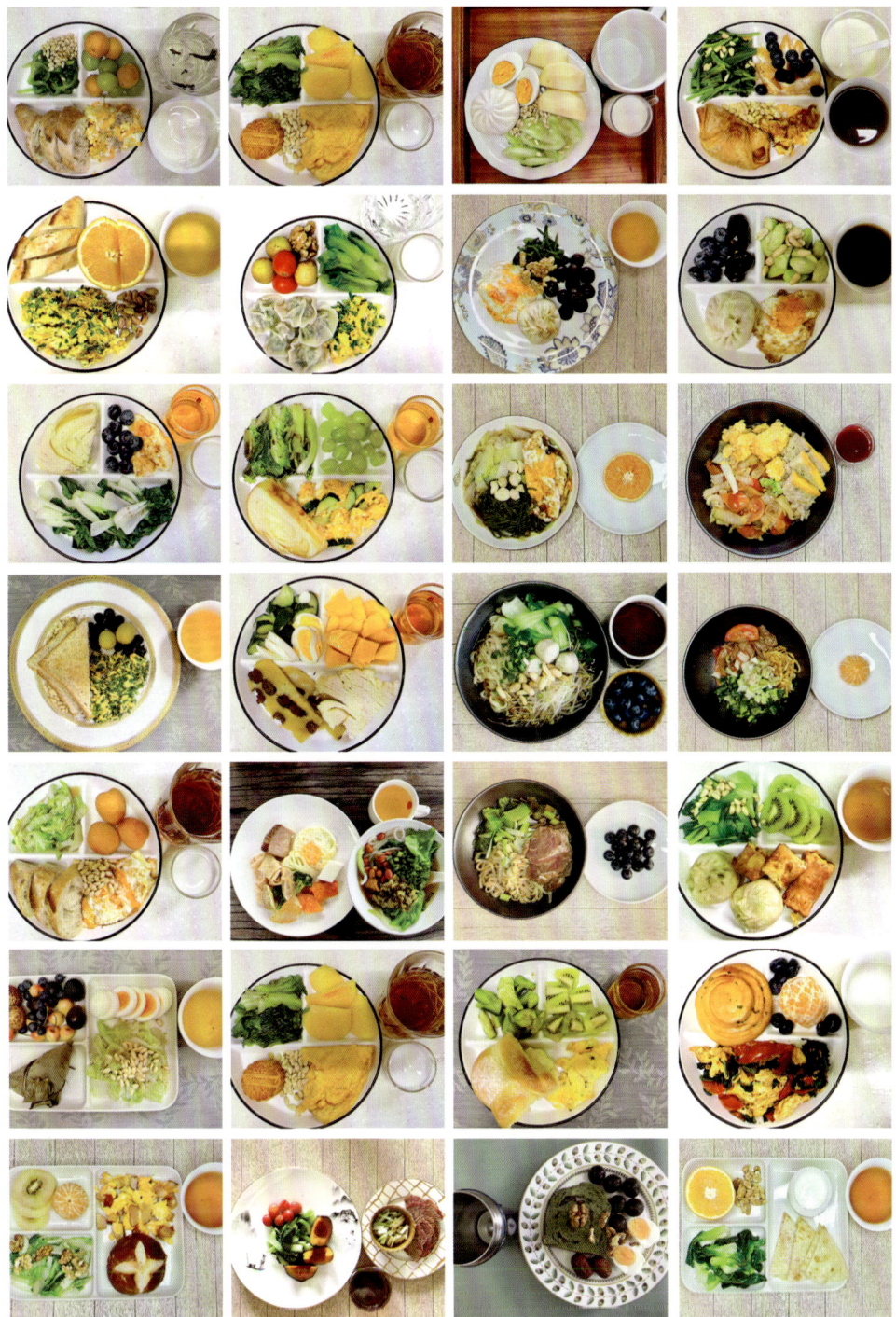

· 243 ·

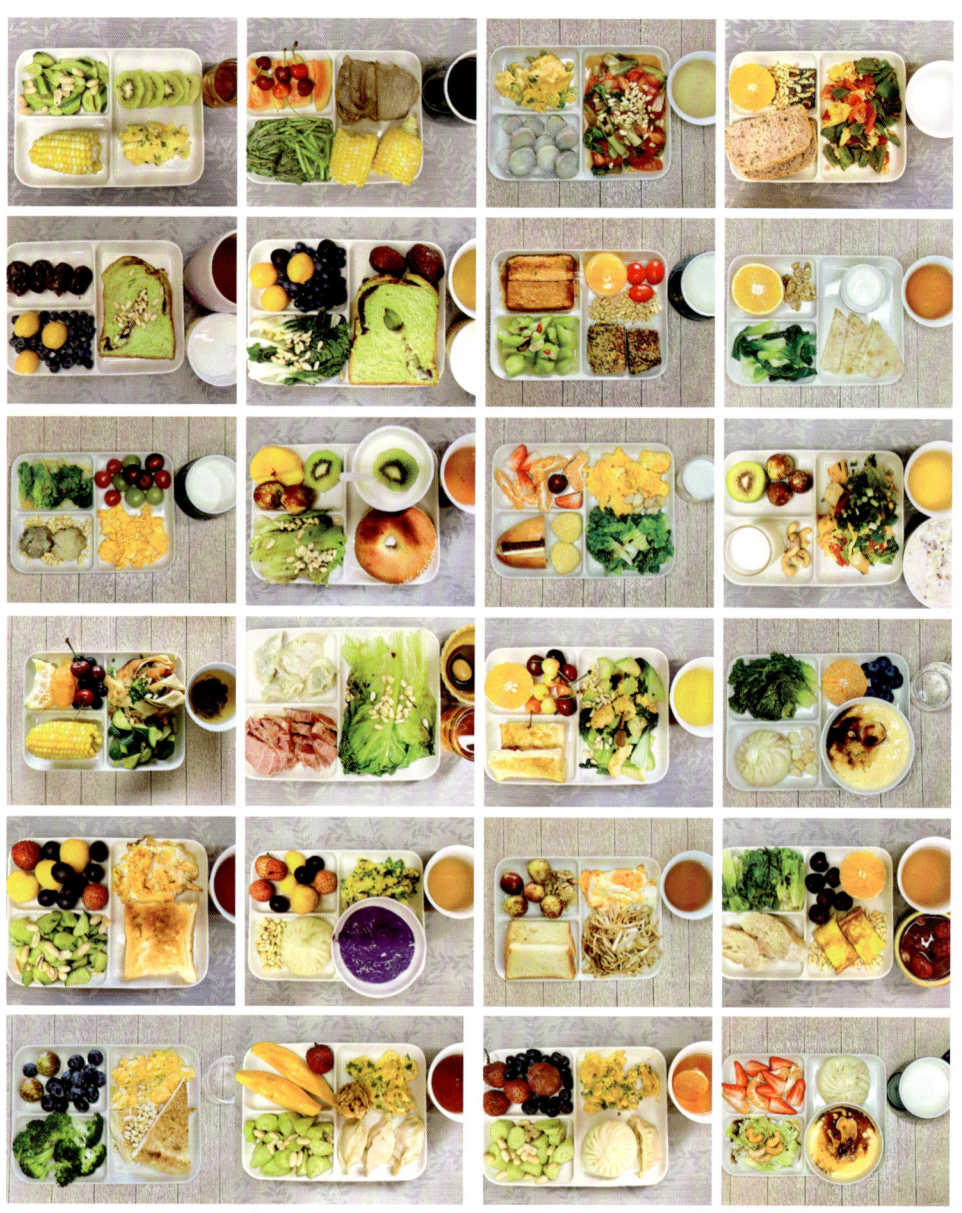

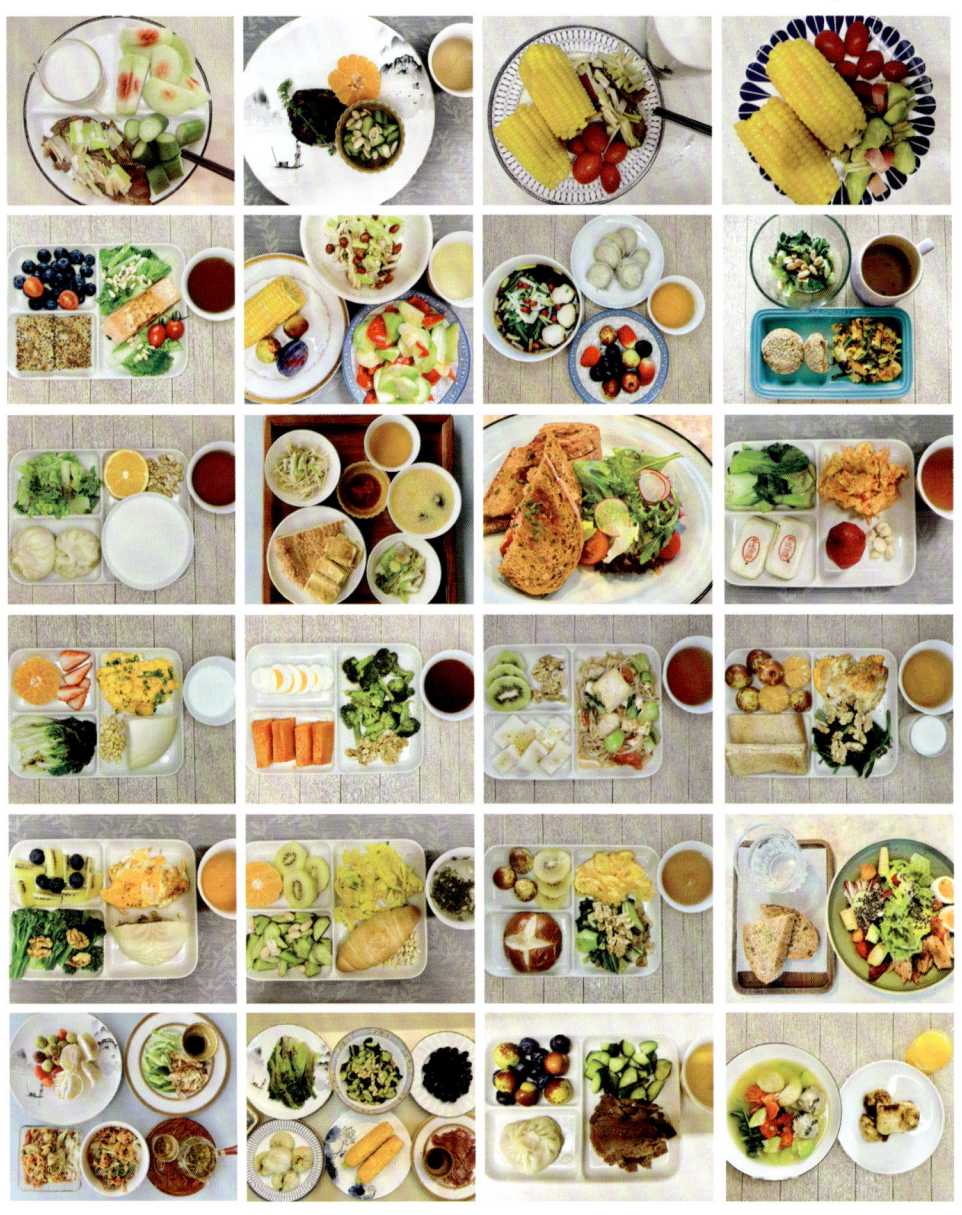

本文中关于个人感悟及临床举例部分,仅代表个人观点和经验分享,仅供参考。(所有图片及图片中内容均为本人原创出品)。

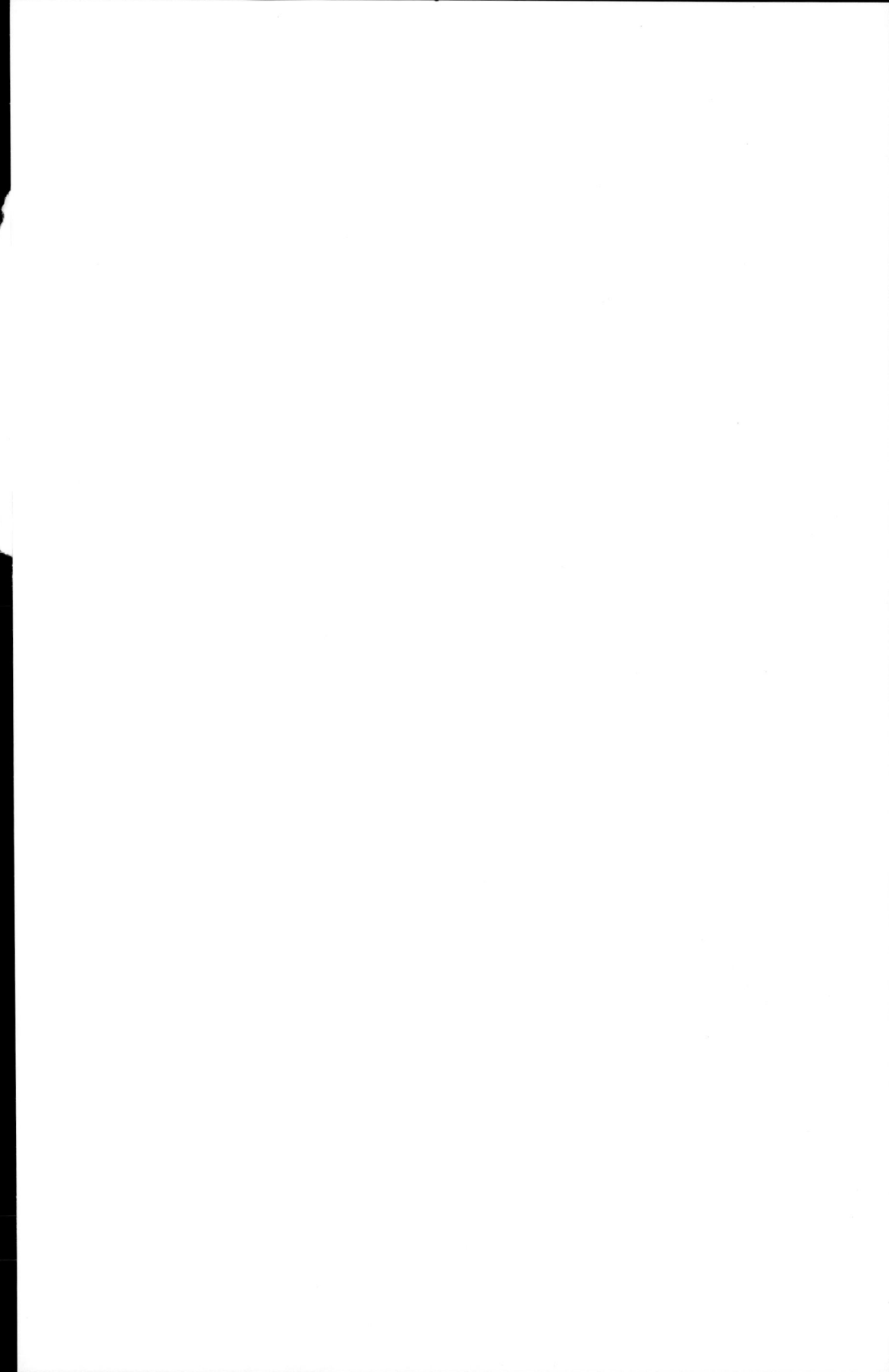